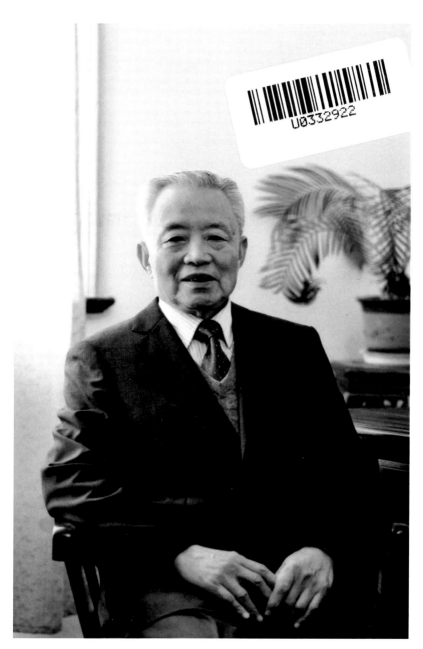

叶景华教授摄于2015年

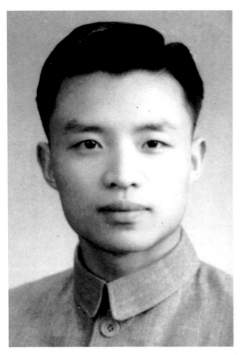 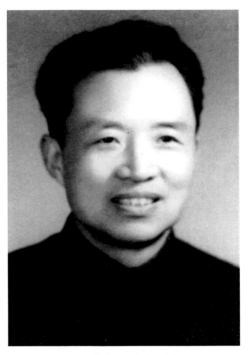

叶景华教授青年时期　　　　　　　　　　　叶景华教授中年时期

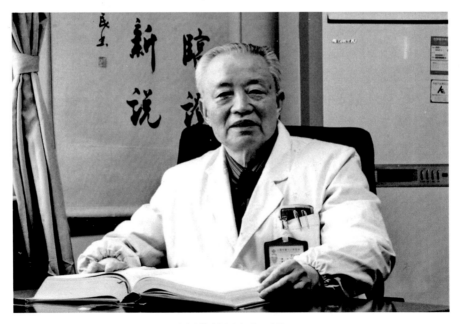

叶景华教授老年时期

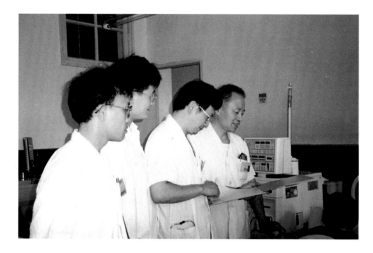

叶景华教授查房中

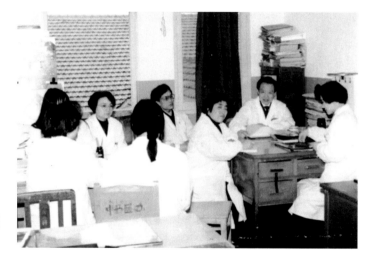

叶景华教授主持病例
讨论

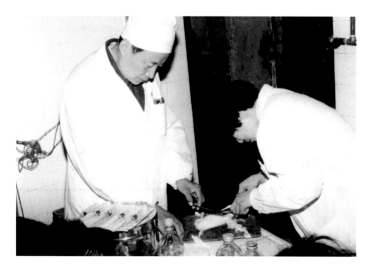

叶景华教授进行动物
实验

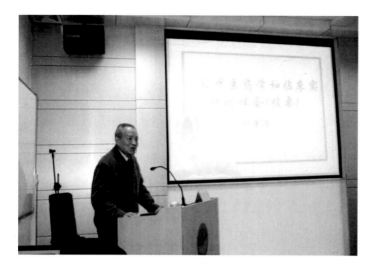

叶景华教授为全国传承班讲课

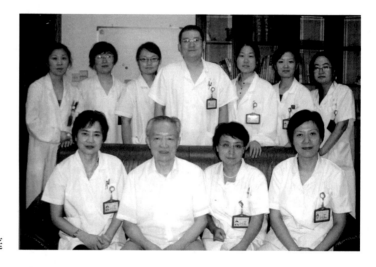

中医科大家庭

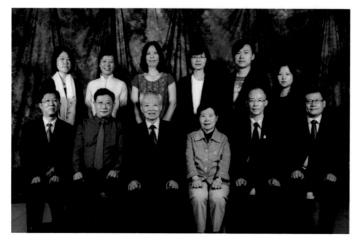

叶景华全国名老中医传承工作室部分成员

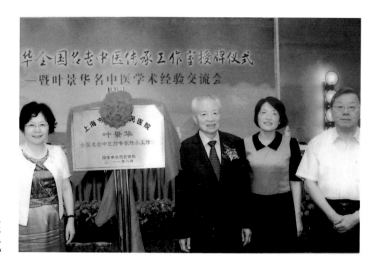

叶景华全国名老中医
传承工作室揭牌仪式

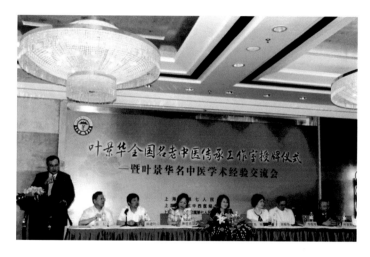

叶景华全国名老中医
传承工作室授牌会议

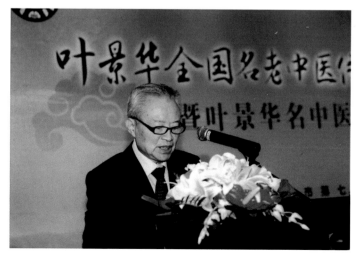

在叶景华全国名老中
医传承工作室授牌仪
式上讲话

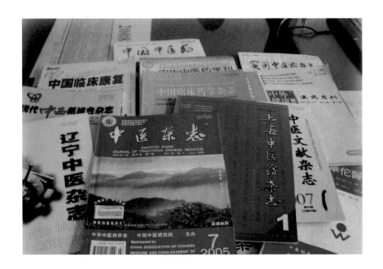

徐先生　四十岁　二〇〇二年十月十六日

头痛且重如裹二月,感受都毒风邪,
十六经多种治疗未见好转,邪郁日久
化热四平便秘舌红苔腻,脉数浮以祛
风化湿法越止痛

羌活六克　製苍术十克　黄芩十克
荆防风各十克　夏枯子十克　里山栀十克
蔓荆子十克　川芎六克　威灵仙十克
白芷六克　製半夏十克　徐长卿十克
　　　　　　　　甘草四克

叶景华

叶景华教授所书写
医案

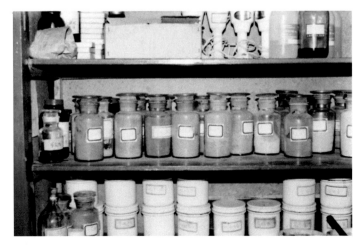

叶景华教授所发表
杂志文章

叶景华教授研制的
院内制剂

《叶景华临证经验集粹》
编委名单

主 编

叶景华

副主编

叶 进

编 委

叶景华全国名老中医传承工作室成员

前　言

上海市名中医、全国名老中医药专家学术经验继承工作指导老师叶景华主任医师行医六十余年，熟读经典，勤于临床，发皇古义，创立新说，对中医药有深刻的理解和体悟。

在长期的临床实践中，叶老对外感热病和内伤疑难杂症的诊治有独特的见解和治法，尤其以治疗肾病著称。治疗慢性肾炎提出益肾清利，活血祛风法，对慢性肾功能衰竭的治疗，提出扶正解毒，化瘀泄浊利湿法，不仅在临床上取得疗效，而且开展实验研究进行深入探究，获得原上海市卫生局中医药科技进步奖。

叶老诊治各类疾病，强调要注重辨证与辨病相结合，宏观辨证和微观辨证相结合，辨证论治与专方专药相结合，内治外治相结合，形成了自己的学术风格。叶老将自己辨证论治的经验总结为"五要"：一要在证候错综复杂的情况下抓住主证；二要分清主次，把握虚实先后；三要在共性中找出个性；四要注意病变的阶段性；五要全面考虑局部和整体情况。在长期临床实践的基础上，叶老创制出多首疗效确切的经验方，对临床颇有指导意义和实用价值。

叶老治学严谨而勤奋，耄耋之年仍亲自整理病案，总结经验，笔耕不辍。先后著有《叶景华医技精选》《简明中医临床诊治手册》《叶景华诊治肾病经验集》等。

叶老以传播和振兴中医药为己任，善于因材施教，培养和造就了一批优秀的中医人才。

叶老医德高尚,视患者如亲人,认为医生应以患者和患者家属的心情来关心他们。因而受到广大患者的信任与尊敬。正是这样的仁者情怀,成就了一位德艺双馨的名医。

本书较为全面地总结叶老的成长过程、学术思想及临床经验,相信其为人、行医、养生等诸多方面心得必会给读者以启迪。

本书所有病例均为叶老亲自筛选、整理和撰写按语。有些医案,尤其是肾病病例,因病程较长,跟踪达数年之久,资料记录亦持续不断,较为完整、客观地呈现整个诊治过程。按语也是案例要点及叶老诊治思路的真实反映,颇有学习和借鉴价值。因原始资料较多,整理颇费时间,历时近4年才完成编写。由于水平有限,书中难免有错误之处,望读者不吝指正。

本书编写过程中,得到上海中医药大学附属第七人民医院领导的关心、支持以及本院肾内科有关同志的帮助,在此表示衷心的感谢!

叶景华全国名老中医传承工作室

2017年8月

内 容 简 介

本书主要介绍了上海市名中医、全国名老中医药专家学术经验继承工作指导老师叶景华主任医师的从医之路、学术思想、医案集锦等。尤为可贵的是,本书所有医案均为叶老亲自筛选、整理和撰写按语。所选医案,资料记录较为完整,客观地呈现诊治过程及疗效情况,按语也实事求是地反映诊治思路,颇有学习和借鉴价值。适于中医临床工作者及中医爱好者阅读。

图书在版编目(CIP)数据

叶景华临证经验集粹 / 叶景华主编 . —北京:科学出版社,2018.1
(名老中医临证经验医案系列丛书)
ISBN 978-7-03-054181-9

Ⅰ.①叶… Ⅱ.①叶… Ⅲ.①中医临床-经验-中国-现代 Ⅳ.① R249.7

中国版本图书馆 CIP 数据核字(2017)第 199132 号

责任编辑:黄金花
责任印制:谭宏宇 / 封面设计:殷 靓

科学出版社 出版
北京东黄城根北街 16 号
邮政编码:100717
http:// www.sciencep.com
南京展望文化发展有限公司排版
北京虎彩文化传播有限公司印刷
科学出版社发行 各地新华书店经销

*

2018 年 1 月第 一 版 开本:B5(720×1000)
2018 年 11 月第二次印刷 印张:15 插页:3
字数:280 000
定价:80.00 元
(如有印装质量问题,我社负责调换)

名老中医临证经验医案系列丛书

叶景华临证经验集粹

叶景华　主编

科学出版社

北京

叶景华教授简介

　　叶景华，上海市人，主任医师，上海市名中医。1929年出生于中医之家，父亲是擅长内科、妇科的中医师。四五岁开始识汉字、读经典，受到中国传统文化的熏陶。同时也开始读《医学心悟》《汤头歌诀》《药性赋》等中医入门书籍。稍长，随父学习诊治患者及配中药。1945年进入上海中医学院，师从名医丁济万，学习了《内经》《神农本草经》《伤寒论》《金匮要略》等经典著作及有关课程，得获薪传，师古融新。毕业后，在父亲诊所协助处理诊务。1952年参加上海市卫生局主办的医学进修班，系统地学习了西医学理论，拓展了专业知识面。1954年结业，分配至上海市第七人民医院内科做住院医生，掌握了内科常见病的诊断和治疗方法。1956年医院开设中医科，从事中医工作至今。叶教授在临床诊治工作中，既按中医理论辨证施治，亦不忽视现代科技手段的运用，对疾病进行深入的观察研究。在长期的临床实践中，提倡辨病与辨证相结合，内治与外治并用，唯疗效是重。叶教授从事中医内科临床工作60余年，学识益精，经验益富，对肾病的研究尤有独到见解，临床疗效显著，受到患者的赞誉、同行的肯定。曾任上海市第七人民医院副院长、上海中医药学会常务理事、中医药肾病专业委员会主任委员、全国中医肾病学会委员。1978年被评为上海市卫生先进工作者，1988年评为全国卫生先进工作者，1993年被评为有贡献的专家，享受国务院特殊津贴。1995年上海市卫生局、人事局授予"上海市名中医"称号，2006年成立上海市名中医叶景华工作室，2011年成立叶景华全国名老中医传承工作室，1996年被聘为上海市名中医学术经验传承班指导老师，2006年被聘为上海市名中医药专家学术继承发展研修班导师，2003年及2008年被评定为第三、第四批全国老中医药专家学术经验继承工作指导老师。

多年来，叶教授不断临床实践，同时也重视经验总结，编写了《叶景华医技精选》《叶景华诊治肾病经验集》《简明中医临床诊治手册》，发表学术论文数十篇。

叶教授还培养了一批既掌握中医辨证论治方法，又掌握现代医学知识和常用技术的中青年中医，能用中西医两种方法抢救危重病人。叶教授注重医德，律己及人，用"做医先做人，修术先修德"的理念，关心患者，要求学生，得到患者的一致好评。

目　录

从 医 之 路

　　笔者出生于中医世家,父亲是一位中医内科、妇科医生,并开设一家中药房,自幼受中医药的影响。早年父亲请他的一位好友,是前清的秀才先生教笔者读《三字经》《千字文》《孟子》《论语》等,以及《汤头歌诀》《药性赋》《脉学》《医学心悟》等中医入门读物,为笔者以后学中医打下基础。1945年笔者考入上海中医学院系统学习中医基础理论和临床各科知识,并师从名医丁济万先生临床实践,得获薪传。1952年笔者进入上海市卫生局主办的医学进修班系统学习西医理论,结业后分配至上海市第七人民医院工作,这是一家西医医院。在内科工作不久,收治了一批建设海塘的工人,患阿米巴痢疾,用中药白头翁治疗取得效果。这件事使笔者观察到中医药的疗效,对笔者思想上影响很大。1956年医院成立中医科,笔者归队专门从事中医工作,接下来在临床实践中不断得到启示,不断丰富自己对中医药的认识。

　　1959年7月9日,病房收入一位18岁女性患者,主诉发热咳嗽胸痛,咳黄黏痰4日。住院后经X线片检查示左上肺大片密度增深阴影,中央透明区内有液平,诊断为肺脓肿。中医按肺痈治疗。该病例病情急重,中药一日服2剂,分4次服,每3小时服1次。服药5日,病情未见好转,高热39～40℃持续不退。笔者在治疗中碰到了困难,故查阅历代医家对肺痈的治疗方药,在《景岳全书》中找到一张验方"如金败毒散",其中重用三黄(黄连、黄芩、黄柏)。对照该病例,邪毒热盛,于是在方中重用三黄,特别加重黄连用量,并采取多种方法给药,除服汤剂外,以黄连研末装入胶囊中吞服,同时用保留灌肠方法加重药量。结果2日后高热下降至38℃,5日后热退,其他症状亦逐渐消失,治疗1个月后痊愈。

　　后来医院又收治一位76岁高龄男性患者,该患者有慢性咳嗽史,近1个月来咳嗽胸痛,低热持续不退,由内科收入病房进一步诊治。做CT和支气管镜检查诊断为慢性支气管炎,右肺脓肿,排除肺肿瘤和结核。经多种抗生素治疗2个月,病情未见好转,请中医会诊。这是一个难治的病例,转入中医病房后,患者停用所有抗生素,按照辨证论治原则,病久正虚邪实,以扶正祛邪的方法。每日服药2剂,每3小时服1次。患者虽纳呆,但尚能接受中医治疗。经服药1周,咳嗽咯痰多,2周后低热退,症状好转,纳多,一般情况好转。X线片复查,肺部病变空洞中液平面降低。前方继续服2周后,咳嗽胸痛减轻。再复查,肺脓肿病变有所吸收,情况好。中药改为每日1剂,服2周。复查肺脓肿病变已消失,嘱其出院。3周后来复查,右下肺残留阴影已消失。

该两例肺脓肿诊断明确,一例患者病势急剧,高热持续;一例老年患者病程较长,经多种抗生素治疗无效,可以说是难治重症。这两个病例在接受治疗初期,笔者心有疑虑,中医药是否有效?在治疗过程中遇到一定的困难,后来经过努力终于取得效果。这两个肺脓肿病例的治疗经验使笔者终生难忘,使笔者对中医药有了进一步认识,对做好中医药工作增强了自信。中医药学是一个宝库,作为中医工作者应发掘整理,创新发扬,熟读经典,勤临床,学习历代名家的诊治经验和治法方药。

通过不断临床实践,在临床工作中,笔者一直强调以中医药为主,发扬中医药特色。多年来,笔者对常见病和多发病,尤其是肾病,以中医药治疗作为重点,临床观察取得了诸多经验,对一些难治性肾病进行了较为深入的研究。笔者数十年来负责中医科工作,业务不断发展,中医病房扩大至60多张病床,这在综合性医院内是少有的,病床使用率经常达到百分之百,中医药的治疗率达到了70%~80%。笔者在多年的工作中,特别是病房工作中,培养了一批青年医生。每周除定期查房带教外,还举行病例讨论和业务学习,在实践中提高他们的业务水平。为了搞好医患关系,科室要求医务人员像对待自己亲人一样来对待患者,还定期召开工作(即患者和医护人员)座谈会,听取患者意见,宣传健康知识。由于笔者在工作上取得了一定的成绩,得到了主管部门的诸多表彰。1978年被评为上海市卫生先进工作者,1988年被评为全国卫生先进工作者,1993年被评为有贡献的专家,享受国务院特殊津贴。1995年上海市卫生局、人事局授予笔者"上海市名中医"称号,2006年成立上海市名中医叶景华工作室,2011年国家中医药管理局确定成立叶景华全国名老中医传承工作室,1996年被聘为上海市名中医学术经验传承班指导老师,2006年被聘为上海市名中医药专家学术继承发展研修班导师,2003年及2008年被评定为第三、第四批全国名老中医药学术经验继承工作指导老师。笔者多年来为中医药的传承工作不断努力着,一方面临床实践,一方面总结临床经验,编写了《叶景华医技精选》《叶景华诊治肾病经验集》《简明中医临床诊治手册》,发表学术论文数十篇。数十年来,多次参加学术交流,得到了中医同道的认可,曾任上海中医药学会常务理事、中医药肾病专业委员会主任委员、全国中医肾病学会委员,曾担任上海市第七人民医院副院长。

学 术 思 想

笔者经过六十余年来的临床实践不断总结经验,形成自己的学术观点,归纳为三论五要(即两点论、平衡论、结合论和临床辨证论治五要),现概述如下。

一、三论

(一)两点论

任何事物是一分为二的,既对立又统一。《内经》中的阴阳学说充分体现了这一观点。《素问·阴阳应象大论》篇谓:"阴阳者,天地之道也,万物之纲纪,变化之父母",人体阴阳既统一又对立。从两点论去认识疾病的发生,"阴胜则阳病,阳胜则阴病,阳胜则热,阴胜则寒",即阴阳两方面不平衡则发生疾病。在辨证方面,八纲辨证"阴阳、表里、寒热、虚实"也是两点论。在治疗方面,《内经》有"治寒以热,治热以寒",治标与治本、祛邪与扶正等皆是两点论。在临床诊治工作中,必须认识到两点论,才能在临床中避免片面性认识,才能正确地辨证论治并提高临床疗效。

(二)平衡论

平衡论是中医学的灵魂。疾病是体内自身平衡被破坏后的身体反应,治疗目的在于调节机体内部的不平衡状态使之趋于平衡,恢复正常的生理活动。以阴阳学说对立统一观点来论述机体平衡的重要性,即"阴平阳秘,精神乃治"。另外"天人相应"学说不仅要求人体内部的阴阳协调平衡,而且还要求和外界大自然的阴阳协调,保持机体与外环境的衡定性。在治疗上"谨察阴阳所在而调之,以平为期",须分清邪正盛衰和脏腑功能失常的情况,辨清寒热虚实的不同情况,判断阴阳失衡的特征和发展趋向,以各种治法方药的性能来扶正祛邪,调整机体内部各种不平衡状态趋于平衡以达到病除康复。

(三)结合论

结合是各学科不断创新发展的重要方法,中医学的发展在结合各学科的知识,如哲学、天文、地理等,在形成有系统的医学理论和实践中,积累了丰富宝贵的经验。临床上常用的结合方法有以下几方面。

1. 辨证与辨病相结合,宏观与微观相结合　病证结合是临床诊治的主要方法。病是病变的基本矛盾,证是病变发展过程中某阶段的主要矛盾,对此《伤寒论》和《金匮要略》早已论及,如伤寒太阳病为外感风寒之邪在表,辨证可有表虚的桂枝汤证、表实的麻黄汤证;外邪入里为阳明病,根据患者不同表现的证可分阳明经证和阳明腑证,经证用清法,腑证用下法。

中医根据"有诸内必形诸外",以望闻问切的方法获取临床信息而进行辨证论治,这属于宏观辨证,是古人在实践中摸索出的理论方法。今天随着现代科技的迅速发展,仅宏观四诊对疾病的认识已不够,因此,应结合微观检测手段来拓展和加深四诊的视野。通过微观的方法,不仅可以对病变的情况作深刻的了解,而且在临床上不少早期无明显症状的隐匿性疾病,综合微观的方法可以早发现,早治疗。

2. 辨证论治与专病专方相结合　辨证论治是对病变不同阶段出现的主要矛盾,从整体辨别寒热、虚实、表里、阴阳各种病症,而依汗、吐、下、温、清、补等治法选用方药。专方专药是针对病变基本矛盾,如热毒痢用白头翁汤,肠痈用大黄牡丹汤,阳明腑实证用大小承气汤,又如各种热毒证用黄连、黄芩、黄柏等专药。对疑难重症一方面辨证论治,根据病变的整体情况而辨证用方;另一方面,针对病变的基本矛盾加用专方专药,这可以加强治疗作用从而提高疗效。

3. 内治与外治相结合　中医药的治疗方法有两大类,一大类是针刺、推拿、拔罐、刮痧等不用药物的方法;一大类是药物治疗,药物治疗有内服和外用两种方法。传统内服药主要有汤剂,以及丸、散、膏、丹等,外用有散、膏等。现在临床还常用针剂进行肌内或静脉注射,药物外治有敷、熏、洗、熨或灌肠等方法,内容十分丰富。疑难重症不易治疗,须多途径给药以增强药物的作用,从而加强疗效,但使用药物外治也应按辨证论治原则。

二、五要
(一)要抓主症

一般患者往往有许多症状和体征,旧病加新病,或几种病同时存在,情况错综复杂,但其中必有一个是主要证候。在临诊时,必须善于抓住主症。只有抓住病变的主要矛盾,才能提出针对性的治疗措施,避免茫无头绪而无从下手之苦。在病变过程中,主症亦可随着病情的变化而变化,治疗也应随之改变。

(二)要分清邪正主次

病情发展过程中邪与正一对矛盾的两方面是不平衡的,其中必有一方面是主要的,另一方面是次要的,临诊时要找出其主要的方面。有些患者病久,正虚不复,实际是邪阻不解,是实证,这种情况如不抓住邪实为主的情况,治疗是不能取得疗效的;若实际上是正虚为主要方面,而以祛邪为主也是不能取得疗效的。因此,临床辨证必须分清邪实与正虚的主次,才能给予正确的治疗。

（三）要在共性中找出个性

一种疾病的发生和发展及临床表现有其共性，但在每个患者，由于具体病情轻重、体质强弱、年龄大小，或素有某种慢性疾病等不同情况，就形成了其个性。诊治时不但要掌握每一种疾病的发生发展及临床表现的共性，还须找出每个患者的特性，才能取得较好效果。

（四）要注意病变的阶段性

在疾病发展过程中，由于正邪的消长和体内的变化，形成不同的阶段，表现出不同的病变情况，同时应采取不同的治疗措施。如诊治时不注意病变的阶段性而采用一成不变的治法方药，则不能取得满意的疗效。一般疾病的发展情况，初期病变进展多表现为邪实为主，在病情渐入缓解期，多表现为正虚为主。在不同阶段应采取不同的治法，才能取得较好的疗效。但这种情况也不是一成不变的，在有些情况下，如大出血、中毒性休克等，病初起亦出现虚脱重症。病程日久可出现正虚，但由于邪阻势盛而难解，虽病久亦以实证为主，如肿瘤、休息痢等。

（五）要全面把握局部和整体关系

局部和整体是对立统一的，是相互关联的。局部病变可以影响整体，整体病变也可以影响局部。因此，在临诊时要全面注意局部和整体的变化，不能只注意一方面，而忽视另一方面。如整体情况差而局部病变严重，应全面兼顾局部和整体情况，才能取得疗效。若片面地只顾局部或只顾整体，则治疗往往不能取得疗效。

医 案 集 锦

肾 病 医 案

【慢性肾炎】

案例1：慢性肾炎

王某,女,33岁。初诊日期：1983年10月15日。

主诉：面部及下肢浮肿半个月。

现病史：患者5个月前全身浮肿,在某医院诊治为慢性肾炎,用激素消炎痛(吲哚美辛)等治疗,病情渐缓解,但近半月来面部及下肢又出现浮肿,小便较少而尿中有蛋白质,头晕,腰酸乏力,面色萎黄。查体：体温正常,面浮色萎黄,精神萎软,咽较红,舌质较暗红,苔薄黄,脉弦较数。心肺无特殊,腹部平坦,两下肢有凹陷性浮肿,血压(BP)140/92 mmHg[①]。实验室检查：红细胞2.90×10^{12}/L,白细胞5.80×10^9/L,血沉40 mm/h,血肌酐、尿素氮皆正常,血浆蛋白低,白蛋白2.7 g/L,球蛋白1.75 g/L,尿蛋白(++++),尿红细胞、白细胞少许,24 h尿蛋白定量7.4 g。

西医诊断：慢性肾炎。

中医诊断：水肿。

中医辨证：肾虚湿热蕴阻,风邪内伏。

治法：益肾清利,活血祛风。

处方：鹿衔草30 g,桑寄生30 g,金雀根30 g,扦扦活30 g,黄柏10 g,丹皮10 g,半枝莲30 g,益母草30 g,淮牛膝10 g,楮实子15 g,白茅根30 g,赤苓、猪苓各15 g,徐长卿15 g。

另服山海棠片5片,一日3次。

住院后给予上方服1个月,症状明显好转,浮肿渐消退,尿中蛋白减少,10月15日方加黄芪30 g,当归10 g以益气养血。继续服原方3周,浮肿消退,一般情况好转,血压降至120/80 mmHg,复查血常规：红细胞升至3.8×10^{12}/L,血浆白蛋白升至

---

① 1 mmHg=0.133 kPa

3.4 g/L，球蛋白2.0 g/L，24 h尿蛋白定量降至3.04 g。住院50天，症状明显好转，于1983年12月10日出院，继续门诊治疗。坚持服原方3个月，尿中蛋白转阴。为了防止复发，继续坚持服中药调理1年，多次检验尿蛋白皆阴性，一般情况良好。

按语：本病例初发病时，全身浮肿，尿蛋白较多，用激素治疗后取得缓解，但不到半年病情复发，又见浮肿、蛋白尿。住院用中医药治疗，初期见效不显。持续服药1月余，浮肿逐渐消退，血压降至正常，尿蛋白也逐渐减少。坚持服药1年多病不复发。从这个病例治疗经过来看，中医药取效比较缓慢，但益肾清利，活血祛风法的疗效是比较巩固的。

案例2：慢性肾炎，尿毒症

赵某，女，34岁，农民。初诊日期：1985年6月20日。

主诉：发热、咽痛、血尿3周。

现病史：患者有肾炎已5年，入院前3周起恶寒发热咽痛，5天后热退，小便如洗肉水样，头晕耳鸣，神疲腰酸，胸闷，纳呆泛恶，大便不爽，口干，舌苔薄，微黄，脉细弦。体检：血压150/90 mmHg，精神软，面色萎黄，咽部较红，心肺无特殊，腹软无压痛，肝脾未扪及。实验室检查：尿蛋白（+++），红细胞100个/HP以上，血尿素氮19.6 mmol/L，肌酐609 μmol/L，酚红排泄率20%。

西医诊断：慢性肾炎，尿毒症。

中医辨证：脾肾亏虚，感受外邪，邪热入肾，湿热浊毒瘀阻，胃失和降，腑气不通。

治法：清热化湿，通腑解毒，和胃降浊，佐以扶正。

处方：黄连5 g，制半夏10 g，枳实10 g，紫苏30 g，甘草5 g，白茅根30 g，黄芩10 g，土茯苓30 g，小蓟30 g，王不留行30 g，陈皮10 g，生大黄10 g（后入）。

另用生大黄10 g，煎汤作保留灌肠；丹参针剂加入5%葡萄糖溶液中静脉滴注；并用小量生晒参6 g煎汤代饮。

经上述治疗后，大便通畅，胸闷泛恶减轻，纳增，小便利，尿中红细胞减少，咽痛轻。2周后，停用大黄保留灌肠，前方加白花蛇舌草30 g，蒲公英30 g，继续治疗1个月后症状基本消除，一般情况好，复查血肌酐降至12 μmol/L，尿素氮降至9.09 mmol/L，酚红排泄率升至77%，尿中尚有白蛋白和红细胞，时多时少。出院门诊治疗改用益肾清利，活血祛风之剂。处方：鹿衔草30 g，黄柏10 g，金雀根30 g，白茅根30 g，旱莲草30 g，制大黄10 g，土茯苓30 g，王不留行30 g，甘草5 g，小蓟30 g，陈皮10 g，徐长卿15 g。

又服药1个月后，再次复查血尿素氮、肌酐皆在正常范围内，但尿中尚有少量蛋白和红细胞。

按语：本例慢性肾炎患者因感受外邪引起发热、咽痛、血尿，原有肾脏病变增剧，迅速发展成尿毒症，病情严重。住院后坚持以中医药为主，辨证论治和专方专药相结合,并采取综合措施,除中药内服外,并用中药保留灌肠,静脉滴注等法多途径给药,取得了较好的疗效,不仅症状缓解,而且实验室检查肾功能亦好转。

案例3: 慢性肾炎,尿毒症

肖某,女,37岁。初诊日期: 2003年8月8日。

现病史: 1999年起腰酸痛乏力,尿蛋白(++),血肌酐275 μmol/L,面色萎黄,皮肤痒,纳呆泛恶,大小便少,舌苔薄,脉弦,血压140/106 mmHg。近复查血肌酐升至477 μmol/L。

中医辨证: 气血虚,脾肾亏,湿热毒瘀浊内蕴。

治法: 清热解毒,泄浊化瘀利湿。

处方: 黄连4 g,制大黄15 g,土茯苓30 g,黄柏10 g,陈皮10 g,制半夏10 g,白花蛇舌草30 g,地肤子10 g,白鲜皮10 g,紫苏15 g,甘草5 g,车前子30 g,枳壳10 g,砂仁3 g。

同时用肾衰膏脐疗。

二诊: 2003年8月20日,服药7剂,自觉情况较好,大便增多,每日2～3次,小便较多,舌苔脉象如前,治用前方去白花蛇舌草、车前子,加黄芪15 g,当归10 g,石韦30 g,太子参15 g。

三诊: 2003年10月20日,8月20日方随症加减连续服2月,纳可,大便日2次,小便较前增多,口干,舌苔少,脉细,血压140/100 mmHg,复查血肌酐475 μmol/L,血尿素氮20.3 mmol/L,尿酸543 μmol/L,血红蛋白109 g/L,血红细胞3.10×10^{12}/L,白细胞5.0×10^{9}/L,前方续进,并以生晒参5 g煎汤代饮。

四诊: 2003年11月5日,近经常头痛失寐,腰背部热感,纳可,口干,大便每日2～3次,小便尚多,舌苔薄质较暗红,脉细弦,血压128/94 mmHg。辨为肝肾阴亏,肝阳上亢,湿热毒浊瘀蕴阻。治以平肝潜阳,清化湿热,泄浊解毒祛瘀。处方: 白蒺藜15 g,双钩藤30 g,夏枯草10 g,黄芩10 g,连翘15 g,制大黄30 g,土茯苓30 g,生石决明30 g,丹皮10 g,天麻10 g,制首乌15 g,丹参30 g,皂角刺30 g,陈皮10 g,落得打30 g。

肾衰膏脐疗继续用。

五诊: 2003年11月19日,头痛除,腰背部尚有热感,纳可,大小便如前,舌少苔,脉细,血压120/70 mmHg,治以益气化瘀,解毒泄浊。处方: 黄芪30 g,太子参15 g,灵芝30 g,丹参30 g,皂角刺30 g,赤芍10 g,黄连3 g,制半夏10 g,制大黄20 g,王不留行30 g,土茯苓30 g,落得打30 g,白鲜皮10 g,甘草5 g,威灵仙10 g。

六诊: 2005年4月1日,近有尿路感染,经治后好转,但小便次数尚多,腹中不适,大便不爽,口中腻,舌苔腻,脉细,湿热浊瘀蕴阻,治以清利湿热,泄浊化瘀。处方: 黄柏10 g,土茯苓30 g,川萆薢30 g,玉米须30 g,落得打30 g,皂角刺30 g,黄连

5 g,制大黄15 g,炒枳壳10 g,王不留行30 g,甘草5 g,陈皮10 g,炒山楂、炒神曲各15 g,制半夏10 g。

七诊:2005年4月15日,药后腹中适,大便每日2～3次,舌苔腻渐化,小便尚可,脉细,血压100/70 mmHg,复查血肌酐435 μmol/L,尿素氮22 mmol/L,尿酸479 μmol/L,血钙2.4 mmol/L,血磷1.6 mmol/L,血常规:红细胞3.2×10^{12}/L,血红蛋白102 g/L,尿蛋白(+),治以扶正祛邪。处方:党参15 g,黄芪30 g,灵芝30 g,当归10 g,制大黄15 g,王不留行30 g,皂角刺30 g,陈皮10 g,甘草5 g,枳壳10 g,落得打30 g,川萆薢30 g,威灵仙10 g,赤芍15 g。

八诊:2005年5月6日,病情平稳无特殊,纳可,大便日2～3次,小便尚多,舌苔薄质淡,脉细,血压100/70 mmHg,治用前方续进。

按语:本病例患慢性肾炎4年多,已至肾功能衰竭,血肌酐已升至477 μmol/L,病情进展比较快。中医药治疗后,症状明显改善,血肌酐虽不见明显下降,但维持在服中药治疗以前的水平不再升高。连续观察1年10个月,病情稳定。虽在治疗过程中有过尿路感染,但血肌酐未升高,血红细胞和血红蛋白未再明显减少,血压正常,尿蛋白不多。关于慢性肾功能衰竭的病变进展,有人提出,血肌酐从110 μmol/L升到707 μmol/L的过程中,在控制好血压的前提下,经过积极治疗,可以在5～10年后才进入尿毒症阶段,有的人可能病程进展得更慢。临床诊治体会,每个患者情况不同,要延缓病变的进展,积极治疗是最重要的。同时,患者要认识肾功能衰竭的情况,需自我保养,防止反复感染,重视饮食适当等生活环节也是不可忽视的。

案例4:慢性肾炎,慢性肾功能衰竭

赵某,女,34岁。初诊日期:2004年3月5日。

现病史:去年体检时发现血压180/110 mmHg,血肌酐482 μmol/L。近复查血肌酐470 μmol/L,尿素氮17.0 mmol/L,尿蛋白(+),无特殊不适,纳可,大便日一次,小便尚多,有时胸闷,咽部较红不适,有痰咳出,形体较胖,睡眠时鼾声大,口干引饮,舌苔腻,质红,脉细弦,血压150/84 mmHg。

中医辨证:脾肾虚衰,气化功能衰退,不能升清降浊,湿浊瘀毒蕴阻。

治法:泄浊解毒,祛瘀利湿。

处方:制大黄15 g,土茯苓30 g,黄柏10 g,制半夏10 g,陈皮10 g,王不留行30 g,莪术15 g,益母草30 g,六月雪30 g,生薏苡仁30 g,鹿衔草30 g,砂仁5 g,皂角刺30 g,川萆薢30 g。

另以肾衰膏脐疗,内服降压片。

二诊:2004年3月12日,药后大便每日2～3次,胸闷纳呆减,苔腻较化,脉细弦,血压150/90 mmHg,治用前方去川萆薢、黄柏、薏苡仁,加丹参30 g,郁金10 g,赤苓、猪苓各15 g,紫苏30 g。

三诊：2004年3月20日，自觉情况较好，胸闷减，纳可，大便每日2次，小便多，每日2 000 mL，舌苔腻化薄尖红，口干，脉细弦，咽部红，有痰咳出，血压130/80 mmHg，治用前方出入。处方：制大黄20 g，土茯苓30 g，牛蒡子10 g，射干10 g，陈皮10 g，紫苏30 g，莪术15 g，六月雪30 g，黄芩10 g，白花蛇舌草30 g，益母草30 g，砂仁5 g，鹿衔草30 g。

四诊：2004年4月9日，情况较好，胸闷已减，但有些泛恶，纳可，大便每日2次，小便尚多，苔腻，脉细，复查血肌酐471 μmol/L，尿素氮171 mmol/L，尿酸367.1 μmol/L，治用前方出入。处方：制半夏10 g，陈皮10 g，黄连3 g，制大黄30 g，鹿衔草30 g，白花蛇舌草30 g，王不留行30 g，砂仁5 g，紫苏30 g，皂角刺30 g，六月雪30 g，丹皮10 g，赤芍15 g，黄芪15 g，太子参15 g。

五诊：2004年5月17日，情况较好，胸闷已除，纳可，大小便如前，舌苔较腻，口干脉细，血压128/84 mmHg，治用前方加灵芝30 g，落得打30 g。

六诊：2004年6月11日，自觉情况尚好，嗜睡，神疲乏力，纳可，大便每日2次，小便尚可，舌苔薄，质淡红，脉细，血压120/70 mmHg，复查血肌酐升至522 μmol/L，尿素氮15.9 mmol/L，尿酸368 μmol/L。处方：太子参15 g，灵芝30 g，仙鹤草30 g，旱莲草30 g，制大黄20 g，土茯苓30 g，王不留行30 g，陈皮10 g，制半夏10 g，皂角刺30 g，赤苓、猪苓各15 g，紫苏15 g，甘草5 g，地肤子10 g，莪术15 g。

七诊：2004年7月9日，情况较好，纳可，大便日3次，小便尚多，但头昏乏力，腰酸，面色萎黄，舌苔薄质淡暗，脉细，血压120/70 mmHg，治用扶正与祛邪并进。处方：党参15 g，白术10 g，黄芪30 g，当归10 g，灵芝30 g，莪术10 g，鹿衔草30 g，桑寄生30 g，陈皮10 g，制半夏10 g，制大黄20 g，土茯苓30 g，王不留行30 g，黄连3 g，皂角刺30 g，甘草5 g。

八诊：2004年7月23日，情况较好，寐食可，大便日2～3次，小便尚多，舌苔薄质淡胖，脉细，血压120/70 mmHg，复查血肌酐459 μmol/L，尿素氮16.7 mmol/L，尿酸378 μmol/L，尿蛋白（－），尿红细胞2～5个/HP，治用扶正与祛邪并进。处方：黄芪30 g，党参15 g，灵芝30 g，鹿衔草30 g，桑椹30 g，当归10 g，白术10 g，仙灵脾30 g，莪术10 g，桑寄生30 g，仙鹤草30 g，黄精10 g，制大黄20 g，土茯苓30 g，王不留行30 g，皂角刺30 g，制首乌15 g，陈皮10 g。

按语：慢性肾衰多表现为虚实夹杂证。该病例来中医诊治时表现以实证为主，故治以泄浊解毒，化瘀利湿为主。实证症状改善后，正虚症状为主，须虚实兼顾，予扶正和祛邪并进。服中药5月余，从治疗经过情况来看，病情尚稳定，纳可，大小便正常，血肌酐维持在原来水平，不再上升，血压亦平稳。

案例5：慢性肾炎

袁某，女，28岁。初诊日期：2006年4月27日。

现病史：患者自诉患慢性肾炎已3年，一直在服雷公藤多苷片治疗，目前不肿，但尿蛋白时多时少（++～+++），24 h尿蛋白定量多则3 g，少则1～2 g，尿中并有少量红细胞6～10个/HP，腰酸带下色黄，妇科检查有阴道炎，纳可，大便如常，舌苔薄腻，脉细，血压130/70 mmHg。

中医辨证：脾肾亏虚，湿热阻滞。

治法：健脾益肾，清化湿热。

处方：党参15 g，黄芪30 g，桑寄生30 g，黄柏10 g，椿根皮15 g，芡实30 g，石韦30 g，土茯苓30 g，旱莲草30 g，白茅根30 g，枳壳10 g，卫矛30 g，白术10 g。

二诊：2006年5月25日，药后情况尚可，有时咽痛，其他情况如前，前方加牛蒡子10 g，白花蛇舌草30 g，炙僵蚕15 g。

三诊：2006年8月10日，情况较好，咽痛已除，舌苔黄腻，脉细，尿蛋白减少，24 h尿蛋白定量为0.5 g，治用前方续进。

四诊：2006年9月29日，一般情况好，有时腰酸带下少，纳可，大小便正常，24 h尿蛋白定量减至0.4 g，检查血肾功能正常，血压110/80 mmHg，治以健脾益肾为主。处方：黄芪30 g，山茱萸10 g，鹿衔草30 g，白术10 g，芡实30 g，桑寄生30 g，茯苓15 g，卫矛30 g，当归10 g，陈皮10 g，石韦30 g，甘草5 g。

五诊：2007年1月25日，停药2个月，又感冒咽痛，咽部充血，带下又增多而色黄，大小便如常，但口干舌苔薄黄，脉细，24 h尿蛋白定量又增多至1.32 g，红细胞2～5个/HP，先以治标宣肺清解。处方：牛蒡子10 g，桔梗6 g，板蓝根15 g，白花蛇舌草30 g，金银花30 g，蒲公英30 g，甘草5 g，石韦30 g，青皮、陈皮各10 g，卫矛30 g，黄柏10 g，椿根皮15 g。

六诊：2007年3月2日，一般情况尚可，纳佳，大小便如常，舌苔薄，脉细，带下尚有，治以健脾清化湿热。处方：黄柏10 g，土茯苓30 g，黄芪30 g，白术15 g，芡实20 g，椿根皮15 g，石韦30 g，甘草5 g，旱莲草30 g，仙鹤草30 g，卫矛30 g，陈皮10 g。再服雷公藤多苷片。

七诊：2007年7月2日，自觉情况好，24 h尿蛋白定量又降至0.5 g，红细胞3～6个/HP，带下减少，舌苔脉象如常，血压122/85 mmHg，治以培补脾肾。处方：山茱萸10 g，芡实30 g，淮山药15 g，黄芪30 g，旱莲草30 g，仙鹤草30 g，白茅根30 g，石韦30 g，小蓟30 g。

2008年4月随访，患者一般情况尚好，但停药后尿蛋白又有增多，继续按前方法治疗。

按语：本病例来诊疗前，用雷公藤多苷片已有数年时间，但24 h尿蛋白定量仍在1 g以上。加用中药后一般情况好转，尿蛋白明显减少，但停药后及感受外邪时，病情出现反复，尿蛋白又增多。慢性肾炎是难治之病，须长期调治。此外，患者注意保养很重要，不宜过度劳累，不可受寒，饮食宜清淡，避免过食膏粱厚味。

案例6：肾炎

徐某,女,50岁。初诊日期：2007年4月5日。

主诉：镜检血尿2月余。

现病史：2个月前,发现尿中红细胞(++～+++),红细胞形态为肾型,尿蛋白(-),后肾穿诊断为微小病变型肾小球肾炎。患者诉平时腰酸痛,咽部有时不适,纳可,大便如常,血压145/85 mmHg。

中医辨证：肾阴不足,虚火内炎而迫血妄行。

治法：益肾清利,凉血止血。

处方：生地、熟地各10 g,鹿衔草30 g,桑寄生30 g,牡丹皮10 g,淮牛膝10 g,太子参15 g,白茅根30 g,白花蛇舌草30 g,仙鹤草30 g,陈皮10 g,血余炭10 g,炒蒲黄10 g。

二诊：2007年4月27日,尿红细胞(+),血压130/80 mmHg,情况如前,治用前方出入。处方：生地15 g,淮牛膝15 g,鹿衔草30 g,桑寄生30 g,牡丹皮10 g,白茅根30 g,小蓟30 g,仙鹤草30 g,旱莲草30 g,炒蒲黄10 g,血余炭10 g,生地榆10 g,甘草5 g。

三诊：2007年5月18日,尿红细胞(++),情况如前,治用前方,加三七粉4 g(吞),琥珀粉4 g(吞)。

四诊：2007年6月1日,近咽痒咳嗽,痰白,泡沫尿,尿色深,镜检红细胞(+++),咽部红,苔薄尖红脉细,血压120/70 mmHg。感受外邪,治以宣肺清解止血尿。处方：牛蒡子10 g,金银花30 g,白花蛇舌草30 g,蒲公英30 g,射干10 g,甘草4 g,白茅根30 g,小蓟30 g,炒蒲黄10 g,血余炭10 g,旱莲草30 g,荠菜花30 g,三七粉4 g(吞),琥珀粉4 g(吞),陈皮10 g。

五诊：2007年6月15日,药后咳嗽减少,咽部较适,尿色清,镜检红细胞5～6个/HP,白细胞0～2个/HP。

六诊：2007年7月27日,尚有咳嗽痰少,肩背酸痛,尿红细胞6～7个/HP,治用前方加葛根15 g,徐长卿15 g。

七诊：2007年8月10日,近来咽部不适,咳嗽痰不多,咽部较红,苔薄尖红脉细,尿红细胞(++),治用前方出入。处方：牛蒡子10 g,板蓝根15 g,射干10 g,甘草4 g,象贝母10 g,胖大海10 g,白花蛇舌草30 g,白茅根30 g,小蓟30 g,炒蒲黄10 g,血余炭10 g,侧柏叶30 g,地锦草30 g,陈皮10 g,三七粉4 g(吞),琥珀粉4 g(吞)。

按语：本病例诊断明确,临床表现主要以镜检血尿为主。中医治疗后血尿减少,但上呼吸道感染后,镜检血尿又反复增多。多年的临床经验表明,该病治疗过程中,患者注意保养,增强体质,避免感受外邪是改善病情很重要的环节。

案例7:慢性肾炎

闵某,男,35岁。初诊日期:2009年5月25日。

现病史:两下肢浮肿,尿中有蛋白,24 h尿蛋白定量2.316 g,肾穿刺病理诊断为早期局灶性肾小球硬化。目前纳可,大便每日1次,小便尚多,咽部较红,舌较红,苔薄。血肌酐60 μmol/L,尿素氮5.7 mmol/L,尿酸480 μmol/L,尿常规:红细胞15～18个/HP,白细胞3～4个/HP。

中医辨证:脾肾亏虚,气化功能失常,湿阻瘀滞。

治法:健脾益气,利湿化瘀。

处方:白术15 g,黄芪30 g,茯苓15 g,甘草5 g,金雀根30 g,扦扦活30 g,落得打30 g,络石藤30 g,卫矛30 g,虎杖30 g,川草薢30 g,川牛膝10 g,玉米须30 g。

二诊:2009年8月7日,药后尚可,下肢肿较退,舌苔薄,脉缓,治用前方续进。

三诊:2009年8月17日,情况如前,下肢肿退,复查24 h尿蛋白减少至0.168 g,尿红细胞8～12个/HP,血肌酐57.8 μmol/L,尿素氮6.2 mmol/L,尿酸389 μmol/L,舌苔薄腻,脉缓,治用前方出入。处方:黄芪30 g,白术15 g,甘草5 g,金雀根30 g,芡实30 g,炙僵蚕15 g,扦扦活30 g,落得打30 g,络石藤30 g,川草薢30 g,虎杖30 g,石韦30 g。

四诊:2009年9月28日,情况平稳,复查24 h尿蛋白为1.304 g,尿中红细胞8～12个/HP,血肌酐51 μmol/L,尿素氮4.5 mmol/L,尿酸392 μmol/L,治用前方续进,去芡实、虎杖,加炒蒲黄10 g,血余炭10 g,黄柏10 g,白花蛇舌草30 g。

五诊:2009年10月12日,情况如前,咽部较红,舌苔薄尖红,脉较细,大小便如前,治用前方加减。处方:黄芪30 g,白术15 g,生地15 g,金雀根30 g,扦扦活30 g,落得打30 g,黄柏10 g,甘草5 g,白茅根30 g,小蓟30 g,旱莲草30 g,炒蒲黄10 g,血余炭10 g,炙僵蚕15 g,陈皮10 g,丹皮10 g,赤芍10 g。

六诊:2010年10月18日,近来感冒已好,苔薄尖红,脉缓,皮肤较干燥、痒,治用前方去炒蒲黄、白茅根、小蓟、血余炭,加徐长卿15 g,青蒿30 g,地肤子10 g。

七诊:2010年12月1日,情况较好,皮肤痒减,复查24 h尿蛋白为0.936 g,尿红细胞5～10个/HP,舌较红苔薄,脉缓,治用前方续进。

按语:该病例经中医辨证,给予健脾益气,利湿化瘀之剂住院治疗8月余,症状改善,实验室指标亦好转,主要表现在24 h尿蛋白定量减少,血尿酸下降。

案例8:慢性肾炎,慢性肾衰

朱某,女,54岁。初诊日期:2009年5月27日。

现病史:患肾炎已6年,近几年肾功能逐渐变差,目前血肌酐升至302 μmol/L,尿素氮19.3 mmol/L,尿酸501 μmol/L,尿蛋白(++),尿红细胞0～2个/HP,尿白细胞7～13个/HP。血常规:红细胞3.8×10^{12}/L,白细胞7.3×10^9/L,血红蛋白125 g/L。

自觉腰酸乏力，纳可，口不干，大便日一次，小便较少，下肢不肿，舌苔薄，脉濡细。血压100/70 mmHg。

中医辨证：脾肾亏虚，气血不足，湿浊瘀毒蕴阻。

治法：益肾健脾，泄浊解毒化瘀。

处方：鹿衔草30 g，桑寄生30 g，黄芪30 g，白术10 g，金雀根30 g，落得打30 g，扦扦活30 g，甘草5 g，泽兰叶30 g，虎杖30 g，卫矛30 g，陈皮10 g，制大黄10 g，王不留行15 g，土茯苓30 g，车前子30 g。

二诊：2009年6月24日，药后纳可，大便薄，每日2次，血压130/70 mmHg，治用前方去车前子、泽兰叶、鹿衔草、桑寄生，加党参15 g，灵芝30 g，当归10 g，砂仁5 g，鸡血藤30 g。

三诊：2009年7月8日，自觉情况好转，治用前方加黄精15 g。

四诊：2009年8月19日，情况如前，但近感胸闷，纳可，大便日2～3次，小便不多，不肿，舌苔薄，脉细。复查血肌酐322 μmol/L，尿素氮16.38 mmol/L，尿酸492 μmol/L，血常规：红细胞3.61×10^{12}/L，白细胞7.2×10^9/L，血红蛋白122 g/L，治用前方加丹参30 g，郁金10 g，全瓜蒌30 g。

五诊：2009年11月11日，情况如前，大便不爽，小便不多，舌暗红苔薄，脉细，血肌酐350 μmol/L，尿素氮17.1 mmol/L，尿酸440 μmol/L，治用前方再加黄连5 g，红藤30 g，太子参15 g。再以生大黄20 g，土茯苓30 g，王不留行30 g，黄柏20 g，煅牡蛎30 g，煎汤保留灌肠间断使用。

六诊：2009年12月31日，仍胸闷气短促，大便不爽，小便少，纳呆，食下作胀，舌暗红苔薄，脉细，治用前方。处方：丹参30 g，郁金10 g，制大黄15 g，生大黄10 g，全瓜蒌30 g，葶苈子30 g，卫矛30 g，桃仁10 g，青皮、陈皮各10 g，砂仁5 g，枳壳10 g，甘草5 g，太子参15 g，景天三七30 g，土茯苓30 g，王不留行30 g。

七诊：2010年1月22日，胸闷气促减轻，血肌酐升至385 μmol/L，尿素氮17.0 mmol/L，尿酸483 μmol/L，治用前方，加用羟苯磺酸钙。

八诊：2010年2月25日，胸闷气促好转，但乏力、心动缓，纳可，大便日1～2次，小便少，舌苔薄脉迟缓，复查血肌酐222.6 μmol/L，尿素氮16.7 mmol/L，尿酸428 μmol/L，治用前方加减。处方：丹参30 g，太子参15 g，郁金10 g，桂枝10 g，莪术15 g，砂仁5 g，赤苓、猪苓各15 g，制大黄15 g，生大黄10 g，土茯苓30 g，甘草5 g，王不留行30 g。

九诊：2010年3月11日，情况尚可，舌质淡有齿痕，苔薄脉较细缓，治用前方加黄芪30 g，当归10 g。

十诊：2010年4月8日，病情无特殊变化，纳可，大便日1～2次，小便较多，舌苔脉象如前，复查血肌酐279 μmol/L，尿素氮19.16 mmol/L，尿酸401.6 μmol/L，治用前方加泽兰30 g，黄连5 g，陈皮10 g。

十一诊：2010年9月9日，每1个月来诊治一次，情况如前，但近来右足大踇趾疼痛，腰酸乏力，小便短数不适，化验尿中白细胞多，尿蛋白（+++），尿红细胞1个/HP，湿热蕴阻下焦，治以清利湿热，解毒通淋。处方：黄柏10 g，土茯苓30 g，穿心莲10 g，半枝莲30 g，生地榆15 g，黄连5 g，陈皮10 g，生大黄10 g，制大黄15 g，落得打30 g，虎杖30 g，三棱10 g，莪术15 g，金雀根30 g，甘草5 g。

十二诊：2010年10月2日，小便情况好转，尿中白细胞减少，足趾不痛，治用前方续进。

十三诊：2010年10月21日，近寐差头胀，血压145/85 mmHg，纳呆，脘胀大便少，小便亦较少，下肢稍肿，舌质淡胖有齿痕，苔薄，脉细弦，复查血肌酐升高407 μmol/L，尿素氮24 mmol/L，尿酸371 μmol/L，治用前方出入。处方：黄柏10 g，穿心莲10 g，土茯苓30 g，制大黄15 g，生大黄10 g，王不留行30 g，甘草5 g，枳壳10 g，大腹子、大腹皮各15 g，落得打30 g，白蒺藜15 g，天麻10 g，扦扦活30 g，金雀根30 g。

按语：慢性肾衰是难治之病。本病例经中医药治疗17个月，初起病情平稳，但血肌酐有所上升。继续治疗，血肌酐有时下降，有时上升，但临床一般情况尚好，无特殊变化。至治疗一年4个月时并发尿路感染，改用清热解毒，利湿通淋治疗，尿路感染得到好转，但血肌酐又上升。说明肾病发展过程中，肾功能往往受其他病变的影响。

案例9：慢性肾炎

唐某，女，55岁。初诊日期：2009年10月15日。

现病史：10年前患尿路感染后反复发作，后来出现尿蛋白（+～++）。2000年，在某三级医院做肾穿刺诊断为慢性肾小球肾炎，局灶节段性肾小球硬化病变。目前小便中泡沫多，不肿，纳可，大便日一次，舌苔薄，舌背青筋明显，脉细。血压100/70 mmHg。尿蛋白（++），24 h尿蛋白定量2.11 g，尿红细胞8～12个/HP，尿白细胞3～5个/HP。血肌酐87 μmol/L，尿素氮8.2 mmol/L，尿酸359 μmol/L，血胆固醇6.59 mmol/L，三酰甘油1.34 mmol/L，低密度脂蛋白4.39 mmol/L。

中医辨证：脾肾亏虚，功能失常，精微下泄，湿浊瘀阻滞。

治法：健脾益气，化瘀利湿。

处方：白术10 g，黄芪30 g，莪术15 g，桃仁10 g，卫矛30 g，金雀根30 g，茯苓15 g，落得打30 g，扦扦活30 g，虎杖30 g，甘草5 g，枳壳10 g，白茅根30 g。

二诊：2009年11月11日，药后情况尚可，尿蛋白（++），尿红细胞5～12个/HP，治用前方加旱莲草30 g。

三诊：2009年12月2日，情况如前，纳可，大小便如前，寐欠佳，舌苔厚尖红，脉细，治用前方加景天三七30 g，绞股蓝15 g。

四诊：2010年2月3日，情况较好，无不适，复查尿蛋白（+），尿红细胞2个/HP，尿白细胞3个/HP,治用前方续进。

五诊: 2010年4月27日,情况平稳,纳可,大小便如前,24 h尿蛋白定量减少至0.85 g,治用前方。

六诊: 2010年10月21日,患者每月来诊治一次,情况尚可,舌少苔脉细,血压110/70 mmHg,尿蛋白(+~++),尿红细胞10个/HP,尿白细胞5个/HP,治用前方出入。处方:黄芪30 g,白术10 g,金雀根30 g,扦扦活30 g,枳壳10 g,灵芝30 g,黄柏10 g,生地榆15 g,地锦草30 g,芡实30 g,土茯苓30 g,制香附10 g,甘草5 g。

七诊: 2011年1月6日,情况好无不适,24 h尿蛋白定量0.61 g,尿红细胞3个/HP,尿白细胞5个/HP,治用前方。

八诊: 2011年5月5日,情况平稳无不适,舌苔脉象如前,复查血肌酐92 μmol/L,尿素氮8.6 mmol/L,血常规:红细胞4.14×10^{12}/L,血胆固醇6.8 mmol/L,三酰甘油1.15 mmol/L,低密度脂蛋白4.16 mmol/L,治用前方加减。处方:黄芪30 g,白术10 g,金雀根30 g,扦扦活30 g,葛根30 g,川芎10 g,夜交藤30 g,合欢花30 g,炒枣仁10 g,五味子10 g,枳壳10 g,制香附10 g。

九诊: 2011年9月7日,近食入作胀,大便2~3天一次,口干,舌较红苔少,脉细,24 h尿蛋白定量1.13 g,尿红细胞26个/HP,治用前方出入。处方:生地15 g,制大黄10 g,枳壳10 g,厚朴6 g,金雀根30 g,扦扦活30 g,白茅根30 g,夜交藤30 g,炒枣仁10 g,青皮、陈皮各10 g。

十诊: 2011年9月22日,腹胀减,大便不多,纳可,舌较红苔薄,脉细。治以益气养阴,健脾理气化瘀。处方:黄芪30 g,生地15 g,北沙参15 g,白术10 g,甘草5 g,金雀根30 g,扦扦活30 g,制大黄15 g,石韦30 g,芡实30 g,枳壳10 g,大腹子、大腹皮各10 g。

十一诊: 2012年1月10日,情况如前,近带下色黄,舌红苔薄,脉细,寐差。治用前方加黄柏10 g,椿根皮15 g,灵芝30 g。

十二诊: 2012年3月29日,带下减少,但腹又胀,矢气多,大便少,腰酸,寐差,舌红苔薄腻,脉细,治用前方出入。处方:黄芪30 g,白术15 g,甘草5 g,灵芝30 g,金雀根30 g,落得打30 g,莪术15 g,鹿衔草30 g,枳壳10 g,椿根皮15 g,桑寄生30 g,青皮、陈皮各10 g,夜交藤30 g。

十三诊: 2012年5月30日,情况如前,纳可,大便不爽,苔薄尖红,脉细,复查24 h尿蛋白定量1.4 g,尿红细胞5个/HP,治用前方。

十四诊: 2012年8月2日,病情平稳无不适,纳可,大小便如常,治用前方续进。

按语: 该患者肾病理检查为慢性肾小球肾炎,局灶节段性肾小球硬化,这是比较难治的疾病,经中医诊治,以健脾益气,化瘀利湿入手,随后随诊化裁,间断服中药2年10个月,病情尚稳定,无明显进展,尿蛋白有所减少。

案例10：慢性肾炎

林某，男，40岁。初诊日期：2009年12月4日。

现病史：童年时患肾炎，2003年起尿蛋白(+)，尿红细胞(+)，平时腰疼痛，乏力，经常感冒、咽痛。目前腰疼痛，咽部不适有痰，口干，纳可，大便正常，小便尚可，咽部较红，舌苔薄尖红，脉较细，不肿。B超检查：双肾偏小，左肾囊肿。血肌酐140 μmol/L，尿素氮9.2 mmol/L，尿酸508 μmol/L，尿蛋白(+)，尿红细胞10～13个/HP。

中医辨证：脾肾亏虚，肺气不足，卫外不固。

治法：先予治标，疏解外邪，并标本兼顾。

处方：黄柏10 g，知母10 g，白花蛇舌草30 g，生地10 g，炙僵蚕15 g，甘草5 g，黄芪30 g，黄精15 g，陈皮10 g，金雀根30 g，扦扦活30 g，落得打30 g，桑寄生30 g，枳壳10 g，鹿衔草30 g。

二诊：2009年12月10日，药后情况较好，但胃中不适泛酸，大小便如前，舌苔薄腻质暗红，脉较细，血压120/90 mmHg，尿蛋白(+)，尿红细胞(+)，治用前方出入。处方：鹿衔草30 g，黄柏10 g，知母10 g，黄芪30 g，黄精15 g，制半夏10 g，制香附10 g，青皮、陈皮各10 g，金雀根30 g，浮小麦10 g，白茅根30 g，扦扦活30 g，落得打30 g，炙僵蚕15 g，桑寄生30 g，甘草5 g。

三诊：2009年12月25日，情况如前，治用前方，加莪术15 g，猫爪草30 g。

四诊：2010年2月5日，腰背酸楚，夜寐出汗，咽干，舌苔薄质暗红，脉缓，纳可，大便日一次，小便多，尿蛋白(+)，尿红细胞3～4个/HP，治以益肾清利。处方：鹿衔草30 g，桑寄生30 g，黄芪30 g，徐长卿15 g，玄参10 g，炙僵蚕15 g，甘草5 g，猫爪草30 g，制大黄10 g，虎杖30 g，莪术15 g，白花蛇舌草30 g，金雀根30 g，旱莲草30 g，炒枳壳10 g，扦扦活30 g，射干10 g，落得打30 g。

五诊：2010年2月26日，近咽部干痛，纳可，大便溏薄，日一次，小便尚可，腰背酸楚，咽部红，舌苔薄，脉缓，治用前方加减。处方：玄参15 g，西青果10 g，板蓝根15 g，射干10 g，甘草5 g，牛蒡子10 g，鹿衔草30 g，桑寄生30 g，黄芪30 g，旱莲草10 g，落得打30 g，陈皮10 g，金雀根30 g，茜草炭10 g。

六诊：2010年3月12日，情况如前，咽部不适，舌苔薄黄尖红，脉缓，24 h尿蛋白定量1.26 g，治用前方续进。

七诊：2010年4月9日，自觉情况好转，但咽部尚不适，寐差，舌苔脉象如前，加夜交藤30 g。

八诊：2010年5月14日，情况如前，24 h尿蛋白定量1.30 g，尿红细胞(+)，治用前方去夜交藤，加制僵蚕。

九诊：2010年6月25日，咽部干不适，腰背疼痛，纳可，大便2天一次，小便尚可，舌苔薄脉细，复查血肌酐137 μmol/L，尿素氮5.8 mmol/L，尿酸484 μmol/L，治用前方加减。处方:玄参15 g,桔梗6 g,麦冬10 g,甘草5 g,炙僵蚕15 g,金雀根30 g,西青果10 g,扦扦活30 g,落得打30 g,黄芪30 g,白术10 g,莪术15 g,猫爪草30 g,鹿衔草30 g,陈皮10 g,桑寄生30 g。

十诊:2010年7月23日,尿蛋白(++),尿红细胞(+),咽部较适,大便日一次,腰酸,口干,苔薄脉缓。处方:鹿衔草30 g,桑寄生30 g,怀牛膝10 g,玄参10 g,炙僵蚕15 g,金雀根30 g,扦扦活30 g,落得打30 g,甘草5 g,白花蛇舌草30 g,制大黄10 g,枳壳10 g,白茅根30 g,小蓟30 g。

十一诊:2011年1月7日,近半年来间断服中药情况如前,咽部不适或胃中不适,舌苔脉象无特殊变化,近口腔溃疡,尿蛋白(+~++),尿红细胞少则几个,多则(+)。处方:鹿衔草30 g,桑寄生30 g,金雀根30 g,扦扦活30 g,落得打30 g,黄芪30 g,甘草5 g,蒲公英30 g,蛇莓30 g,炙僵蚕15 g,白花蛇舌草30 g,玄参15 g,黄连5 g,淡竹叶10 g,茯苓15 g。

十二诊:2011年1月28日,近感冒咳嗽,咽部不适,纳可,大小便如常,舌苔薄脉缓,24 h尿蛋白定量1.1 g。治用前方加牛蒡子10 g。

十三诊:2011年12月23日,停药10个月,情况尚可,近感咽部不合、胃中不适,足跟痛,舌苔薄尖红,脉缓。复查血肌酐165 μmol/L,尿素氮6.8 mmol/L,尿酸470 μmol/L,胆固醇6.8 mmol/L,24 h尿蛋白定量1.63 g。治用前方去玄参、黄连、淡竹叶,加制香附10 g,陈皮10 g。

十四诊:2012年1月13日,患者一年来间断服药,一般情况尚好,有时感冒,咽部不适,尿蛋白(+~++),尿红细胞少则数个,多则(++),平时腰酸乏力,血压120/90 mmHg,治以益肾健脾,活血祛风。处方:鹿衔草30 g,桑寄生30 g,黄芪30 g,白术10 g,炙僵蚕15 g,甘草5 g,扦扦活30 g,落得打30 g,莪术10 g,金雀根30 g,白花蛇舌草30 g,射干10 g,牛蒡子10 g,茯苓15 g。

按语:本病例童年时患肾炎,来诊时主诉腰酸背痛,咽部不适,尿蛋白(+~++),尿红细胞(+),B超检查双肾偏小,左肾囊肿,血肌酐140 μmol/L,尿素氮9.2 mmol/L,尿酸508 μmol/L,24 h尿蛋白定量1.23 g,血压120/94 mmHg。来中医诊治前后有两年多,早期差不多每月来1次,临床症状减轻,但有感冒或有胃部不适时,每致症状加重,伴有尿中蛋白、红细胞增多等。从整个病程来看,经中医药治疗后病情尚平稳,尿蛋白维持在原来状况,肌酐稍有上升,尿素氮、尿酸稍有下降。

案例11:慢性肾炎,多囊肾,肾结石,慢性肾衰

赵某,男,65岁。初诊日期:2010年6月4日。

现病史:患肾囊肿已多年,双肾结石已3年多,时有腰痛、血尿,小便解出小结石,尿中有蛋白、红细胞,病久肾功能日渐变差,目前患者诉腰酸乏力,面色萎黄,纳呆,大便溏泄,每日3~4次,小便有泡沫,间断有泥沙样结石排出,舌质暗红苔少,脉较弦,血压140/90 mmHg。实验室检查:血常规血红蛋白110 g/L,红细胞3.29×10^{12}/L,血肌酐477 μmol/L,尿素氮16.2 mmol/L,尿酸559 μmol/L,尿蛋白(+),尿红细胞30个/HP,尿白细胞76个/HP。B超检查:慢性肾病,多囊肾,双肾结石,肝多发囊肿。

中医辨证:病久脾肾亏虚,气血不足,湿浊瘀毒蕴阻,砂石积滞于肾。

治法:益气养血,化瘀泄浊,利湿排石。

处方:黄芪30 g,当归10 g,莪术30 g,石韦30 g,金钱草30 g,金雀根30 g,落得打30 g,扦扦活30 g,制大黄15 g,王不留行30 g,土茯苓30 g,泽兰30 g,皂角刺30 g,炒白术10 g,虎杖30 g,陈皮10 g,白茅根30 g。

二诊:2011年7月19日,药后尚可,腰酸痛较减,小便中有泥砂样结石排出,大便日2次,舌苔薄,脉较弦,治用前方续进。

三诊:2011年7月31日,情况如前,腰痛减,小便中时有泥砂样结石排出,纳可,大便日2～3次,较薄,乏力,舌苔薄,脉较弦,治用前方续进。

四诊:2011年8月15日,近小便中泥砂样东西减少,腰酸已轻,但乏力,纳可,大便日2～3次,较薄,治用前方出入。处方:黄芪30 g,党参15 g,白术15 g,莪术15 g,桃仁10 g,土茯苓30 g,三棱10 g,制大黄15 g,王不留行30 g,甘草5 g,皂角刺30 g,泽兰30 g,虎杖30 g,石韦30 g,金钱草30 g,白茅根30 g,金雀根30 g,当归10 g,黄精15 g。

五诊:2011年10月17日,情况尚可,小便中尚有小结石排出,纳可,大便日2～3次较薄,舌质淡红苔薄,脉弦,血压140/80 mmHg,治用前方加生鸡金10 g。

六诊:2011年12月5日,近来自觉情况较好,治用前方续进。

七诊:2012年2月20日,病尚平稳,但时有头晕,手足抽筋,纳可,小便利,无结石排出,大便服药后4～5次较薄,舌淡苔薄,脉较细,复查血肌酐307 μmol/L,尿素氮12.2 mmol/L,尿酸484 μmol/L,血常规:血红蛋白94 g/L,红细胞2.1×10^{12}/L,白细胞7.5×10^9/L。尿蛋白(+),治用前方加减。处方:黄芪30 g,党参15 g,炒白术10 g,黄精15 g,灵芝30 g,红景天10 g,制大黄15 g,王不留行30 g,土茯苓30 g,莪术15 g,桃仁10 g,生鸡金10 g,金钱草30 g,虎杖30 g,炒枳壳10 g,甘草5 g,砂仁5 g,当归10 g。

八诊:2012年3月19日,情况如前,治用前方。

九诊:2012年4月23日,一般情况尚可,但近左足跟疼痛,纳可,大小便如前,舌苔脉象如前,血压140/80 mmHg,治用前方。

十诊:2012年5月21日,近二周来大便溏薄,每日4～5次,腰不痛,纳呆乏力,舌淡苔薄,舌背青筋明显,脉较数,血压120/70 mmHg,复查血常规:血红蛋白108 g/L,红细胞3.5×10^{12}/L。血肌酐202 μmol/L,尿素氮11.5 mmol/L,尿酸474 μmol/L,24 h尿蛋白定量0.25 g,尿红细胞3～5个/HP,治用前方加减。处方:黄芪30 g,党参15 g,炒白术15 g,炒枳壳10 g,甘草5 g,煨诃子10 g,淮山药30 g,炒山楂、炒神曲各15 g,炙鸡金10 g,谷芽、麦芽各15 g,砂仁6 g,当归10 g,三棱10 g,莪术10 g,虎杖30 g,秦皮30 g,金钱草30 g,陈皮10 g。

十一诊: 2012年6月25日,5月21日方服后大便溏薄较减少,纳增,腹中适,小便尚多,无结石排出,复查血肌酐325 μmol/L,尿素氮12.5 mmol/L,尿酸504 μmol/L,血钾4.93 mmol/L,尿蛋白(+)。B超检查双肾多个囊性无回声,右侧32 mm×26 mm,左侧22 mm×23 mm,较2012年1月4日检查增大(右侧23 mm×18 mm,左侧22 mm×20 mm),双肾内数个强回声,右肾约10 mm,左肾约9 mm,较2012年1月4日检查相差不大(右肾约9 mm,左肾约7 mm),治用前方。

十二诊: 2012年7月23日,大便仍溏薄,每日3~4次,腹不痛,纳可,小便清,乏力,舌苔少质淡暗,脉较滑,血压125/80 mmHg,复查血肌酐349 μmol/L,尿素氮13.3 mmol/L,尿酸524 μmol/L,血常规:血红蛋白104 g,红细胞$3.0×10^{12}$/L,治用以前方加减。处方:党参15 g,炒白术15 g,炒枳壳10 g,煨诃子10 g,石榴皮30 g,伏龙肝30 g,炮姜炭5 g,三棱15 g,莪术15 g,黄芪30 g,当归10 g,虎杖30 g,秦皮30 g,炒山楂、炒神曲各15 g,陈皮10 g,甘草5 g。

十三诊: 2012年8月21日,大便渐正常,每日2次,不薄,纳可,小便中泡沫较多,舌苔薄,脉较细,复查血肌酐349 μmol/L,尿素氮13.9 mmol/L,尿酸479 μmol/L,尿蛋白(+),尿红细胞6~8个/HP,尿白细胞6~8个/HP,治用原来方剂。处方:黄芪30 g,党参15 g,白术10 g,甘草5 g,黄精15 g,当归10 g,鸡血藤30 g,制大黄15 g,王不留行30 g,土茯苓30 g,秦皮15 g,莪术15 g,炒枳壳10 g,黄芩10 g,炒蒲黄10 g(包),茜草炭15 g。

十四诊: 2012年12月17日,近1个月来足跟痛,纳呆,大便日一次,小便尚多,舌苔薄微黄,舌背青筋明显,脉较弦,血压160/90 mmHg,复查血肌酐升高至426 μmol/L,尿酸升至578 μmol/L,血钾6.2 mmol/L,血常规:血红蛋白下降至95 g/L,红细胞减至$2.5×10^{12}$/L,治用前方加减。处方:黄芪30 g,当归10 g,黄连6 g,制大黄15 g,鸡血藤30 g,威灵仙10 g,伸筋草30 g,豨莶草30 g,桑椹30 g,制首乌15 g,黄芩10 g,秦皮30 g,虎杖30 g,甘草5 g,陈皮10 g,土茯苓30 g。另加服羟苯磺酸钙1粒,每日3次。

十五诊: 2012年12月31日,自觉情况较好,足跟痛减,纳较多,大便日2次,小便尚多,舌苔脉象如前,治用前方。

十六诊: 2013年1月20日,近四肢关节疼痛,活动不利,乏力,纳可,大便1~2次,小便尚多,舌苔薄黄腻,脉缓,复查血肌酐351 μmol/L,尿素氮15.9 mmol/L,尿酸492 μmol/L,血常规:血红蛋白升至120 g/L,红细胞亦升至$3.8×10^{12}$/L,治用前方加徐长卿15 g,桃仁10 g。

十七诊: 2013年2月8日,上周曾发热3天,目前热已退,纳可,大便每日2~3次,小便利尚多,舌苔薄,脉弦,血压140/90 mmHg,CT检查双肾多发性囊肿,左肾结石,胆囊炎,血肌酐293 μmol/L,尿素氮10.6 mmol/L,尿酸452 μmol/L,血钾4.91 mmol/L。血常规:白细胞10.7×10^9/L,红细胞3.1×10^{12}/L,血红蛋白102 g/L,尿阴性,治用前方出入。处方:黄芪30 g,当归10 g,川芎10 g,制大黄15 g,王不留行30 g,白术10 g,党参15 g,土茯苓30 g,虎杖30 g,秦皮30 g,莪术15 g,三棱15 g,鸡血藤30 g,金钱草30 g,枳壳10 g,桑椹30 g。

十八诊:2013年4月12日,近腰和髋部疼痛,活动不利,纳可,大便日2次,小便多,无结石排出,舌苔薄质淡暗,脉较数,血压130/80 mmHg,B超复查左肾117 mm × 48 mm,右肾115 mm × 51 mm。双肾囊肿,右肾31 mm × 28 mm,左肾28 mm × 20 mm,皆较前增大,肾结石未见,血肌酐305 μmol/L,尿素氮16.9 mmol/L,尿酸444 μmol/L,尿蛋白(+),24 h尿蛋白定量97.01 mg,治用前方加鹿衔草30 g,桑寄生30 g,川断10 g,威灵仙15 g。

十九诊:2013年6月3日,腰部和髋部疼痛缓解,但近有头晕阵作,纳可,大小便如前,舌苔薄脉较弦,血压130/85 mmHg,血肌酐339 μmol/L,尿素氮11.8 mmol/L,尿酸431 μmol/L。血常规:血红蛋白93 g/L,红细胞2.8×10^{12}/L,白细胞11.4×10^9/L。尿微量蛋白79.9 mg/L,治用前方去鹿衔草、桑寄生、川断、威灵仙,加黄连6 g。

二十诊:2013年11月25日,头晕耳鸣,寐正常,纳可,大便日2次成形,小便尚可,舌苔薄,脉缓,血压120/80 mmHg,复查血肌酐392 μmol/L,尿素氮12.8 mmol/L,尿酸456 μmol/L。血常规:血红蛋白102 g/L,红细胞3.0×10^{12}/L,血钾6.4 mmol/L。尿蛋白(++),尿红细胞8~12个/HP,尿白细胞4~6个/HP。正气亏虚为主,治用前方出入。处方:党参15 g,黄芪30 g,当归10 g,枸杞子15 g,制首乌15 g,桑椹30 g,鸡血藤30 g,甘草5 g,莪术15 g,白术10 g,制大黄15 g,土茯苓30 g,陈皮10 g,三棱15 g,桃仁10 g,王不留行30 g,石菖蒲10 g,葛根15 g,黄连6 g。

二十一诊:2013年12月23日,头晕较好,仍有耳鸣,一般情况如前,血肌酐415 μmol/L,尿素氮12.8 mmol/L,尿酸434 μmol/L,血常规:血红蛋白95 g/L,红细胞2.9×10^{12}/L。尿蛋白(+),尿红细胞0~2个/HP,治用前方续进。

二十二诊:2014年1月27日,情况如前,舌质较胖有齿痕,苔薄,脉弦,B超复查左肾30 mm × 26 mm,右肾29 mm × 25 mm,强回声,右肾10 mm,左肾9 mm,血肌酐431 μmol/L,尿素氮10.5 mmol/L,尿酸406 μmol/L,尿蛋白(++),尿红细胞2~5个/HP。处方:党参15 g,熟地15 g,黄芪30 g,黄连6 g,当归10 g,枸杞子15 g,制首乌15 g,石菖蒲10 g,葛根15 g,王不留行30 g,鸡血藤30 g,桑椹30 g,甘草5 g,制大黄10 g,土茯苓30 g,莪术15 g,桃仁10 g,三棱10 g,陈皮10 g,泽兰30 g。

二十三诊:2014年3月31日,自诉情况尚好,无特殊不适,纳可,大便日2~3次不薄,小便清尚多,舌淡胖,舌背部青筋明显苔薄,脉较弦,血肌酐485 μmol/L,尿素氮12.4 mmol/L,尿酸363 μmol/L,血钾5.7 mmol/L。血常规:血红蛋白91 g/L,红细胞2.7×10^{12}/L。尿蛋白(+),尿红细胞(+),治用前方续进。

二十四诊：2014年5月19日，腰酸乏力，仍耳鸣，纳可，大小便如前，舌淡苔薄，脉较弦，血压140/80 mmHg，血肌酐321 μmol/L，尿素氮17.2 mmol/L，尿酸453 μmol/L，血钾6.0 mmol/L。血常规：血红蛋白87 g/L，红细胞2.6×10^{12}/L。尿蛋白(+)，尿红细胞0～1个/HP，治用前方加仙灵脾30 g。

二十五诊：2014年7月16日，头晕除，但乏力，纳可，大小便如前，舌较胖淡红苔薄，脉较弦，血压110/70 mmHg，复查血肌酐384 μmol/L，尿素氮9.1 mmol/L，尿酸466 μmol/L。血常规：血红蛋白99 g/L，红细胞2.9×10^{12}/L。治用前方加减。处方：黄芪30 g，党参15 g，甘草5 g，炒白术10 g，淮山药30 g，莪术15 g，土茯苓30 g，制大黄15 g，王不留行30 g，当归10 g，桑椹30 g，虎杖30 g，陈皮10 g，秦皮30 g，三棱10 g，金钱草30 g，炒枳壳10 g。

二十六诊：2014年8月12日，自觉情况尚好，纳可，但大便又溏薄，每日3～4次，小便尚可，苔薄，舌有齿痕，脉缓，血压110/70 mmHg，血肌酐361 μmol/L，尿素氮11.4 mmol/L，尿酸439 μmol/L。血常规：血红蛋白92 g/L，红细胞2.6×10^{12}/L。24 h尿蛋白定量66 mg，尿红细胞0～2个/HP，治用前方续进。

二十七诊：2014年10月21日，情况尚可，无特殊不适，大便减少，日2次较薄，小便清量较多，尿蛋白(+)，尿红细胞0～1个/HP，腹中适，纳可，舌苔脉象如前，血压140/80 mmHg，血肌酐升高至421 μmol/L，尿素氮9.9 mmol/L，治用前方续进。

二十八诊：2014年11月3日，尚感自觉乏力，腰背痛，纳可，大小便如前，舌苔脉象如前，复查血肌酐升至533 μmol/L，尿素氮13.2 mmol/L，尿酸429 μmol/L，血钾4.5 mmol/L。血常规：血红蛋白87 g/L，红细胞2.65×10^{12}/L。尿常规：尿蛋白(+)，尿红细胞3个/HP，尿白细胞13个/HP。治用前方加减。处方：党参15 g，炙黄芪30 g，白术10 g，当归10 g，莪术15 g，桃仁10 g，制大黄15 g，土茯苓30 g，王不留行30 g，落得打30 g，甘草6 g，鸡血藤30 g，桑椹30 g，陈皮10 g，西砂仁3 g，熟地15 g。

二十九诊：2014年12月8日，自觉情况较好，复查血肌酐427 μmol/L，尿素氮16.8 mmol/L，尿酸451 μmol/L。血常规：血红蛋白95 g/L，红细胞2.9×10^{12}/L。尿蛋白(++)，尿红细胞0～1个/HP，治用前方续进。

三十诊：2015年1月12日，自觉情况较好，舌苔脉象如前，血压150/100 mmHg，血肌酐464 μmol/L，尿素氮19.1 mmol/L。血常规：红细胞2.5×10^{12}/L。尿蛋白(++)，尿红细胞1～3个/HP，尿白细胞0～2个/HP，治用前方加丹参30 g续进。

三十一诊：2015年3月10日，情况如前，纳可，大便日2～3次较薄，小便多，寐差，苔薄质暗红，脉较弦，血压180/90 mmHg，血肌酐381 μmol/L，尿素氮27.64 mmol/L，尿酸381 μmol/L，治用前方加黄连6 g。

三十二诊：2015年4月20日，情况如前，纳可，大小便如前，舌苔脉象如前，血压150/100 mmHg，血肌酐381 μmol/L，尿素氮25 mmol/L，尿酸371 μmol/L，血钾6.6 mmol/L。血常规：血红蛋白78 g/L，红细胞2.5×10^{12}/L，尿蛋白(+++)，尿红细

胞13个/HP,尿白细胞20个/HP,治用前方续进。

三十三诊:2015年5月15日,近来关节疼痛,寐差,纳可,大小便如前,临床症状虽不太严重,但实验指标日渐变差,血肌酐385 μmol/L,尿素氮30.1 mmol/L,尿酸405 μmol/L。血常规:血红蛋白74 g/L,红细胞2.28×10^{12}/L。尿蛋白(+++),尿红细胞14个/HP,治用前方加熟附片6 g,甜苁蓉10 g。

三十四诊:2015年7月6日,情况如前,纳可,大便日2次,小便尚多,舌淡暗苔薄,脉较弦,血压110/70 mmHg,血肌酐升至468 μmol/L,尿素氮31.5 mmol/L,尿酸459 μmol/L,尿蛋白(+++),尿红细胞(+)。血常规:红细胞2.2×10^{12}/L,血红蛋白75 g,治用前方。

三十五诊:2015年9月6日,自觉情况尚可,纳可,大小便如前,血肌酐589 μmol/L,尿素氮22.9 mmol/L,尿酸303 μmol/L,尿蛋白(+++),尿红细胞4~7个/HP。血常规:血红蛋白82 g/L,红细胞2.5×10^{12}/L,治用前方加红花6 g续进。

按语:本病例为多囊肾、慢性肾炎、双侧肾结石,病程长,肾脏损害不断加重,肾功能日渐衰退。来中医诊治时,血肌酐已升高至477 μmol/L,尿素氮16.2 mmol/L。辨证为脾肾亏虚,气血不足,湿浊瘀砂石阻滞,正虚邪甚,治以扶正与祛邪并进。服药后部分症状好转,小便不断有泥沙样结石排出。半年后,小便清而无结石排出。又一年半后,B超复查,肾囊肿较增大,但肾结石不见,血肌酐、尿素氮时有波动,有时下降,有时升高。在治疗的4年多,血肌酐维持在300~400 μmol/L,尿素氮变化较少,维持在10~17 mmol/L,血常规中血红蛋白和红细胞属于低水平状态。在4年多中医药治疗过程中。患者感冒呼吸道感染并发症不多,多数时间病情比较平稳,但至后期病情进展,情况变差。

案例12:慢性肾炎,肾囊肿,慢性肾功能衰竭

童某,男,59岁。初诊日期:2010年6月11日。

现病史:患肾病已14年,病初起小便中有蛋白(+~++),后出现血压高,下肢浮肿,长期服中药治疗。一年前起血肌酐升高,目前下肢轻度浮肿,夜间小便数,平时腰酸乏力,纳可,口干苦,大便干,1~2天一次。舌苔薄黄,脉细弦,血压130/80 mmHg。实验室检查:尿蛋白(++++),血肌酐246 μmol/L,尿素氮23.3 mmol/L,尿酸454.9 μmol/L。B超检查示:双肾囊肿。

中医辨证:脾肾虚衰,气化失常,升清降浊乏能,致湿浊毒瘀内阻,正虚邪实。

治法:清热解毒,利湿泄浊祛瘀。

处方:黄柏10 g,黄连6 g,土茯苓30 g,制大黄15 g,卫矛30 g,虎杖30 g,莪术15 g,桃仁10 g,落得打30 g,扦扦活30 g,王不留行30 g,决明子30 g,枳壳10 g,砂仁5 g,生大黄10 g,甘草5 g。

另,肾衰膏脐疗。

二诊：2010年7月30日，药后大便通，日1~2次，情况较好，舌苔薄，脉数细，复查血肌酐260 μmol/L，尿素氮8.9 mmol/L，尿酸539 μmol/L，24 h尿蛋白定量2.89 g，血红蛋白129 g/L，红细胞4.33×10^{12}/L，治用前方出入，适当予以扶正。处方：黄芪30 g，白术10 g，制首乌15 g，枸杞子15 g，甘草5 g，制大黄15 g，王不留行30 g，土茯苓30 g，莪术15 g，虎杖30 g，卫矛30 g，桃仁10 g，生大黄10 g，落得打30 g，扦扦活30 g，金雀根30 g。

三诊：2010年9月17日，情况如前，纳可，大便日一次，小便尚多，下肢尚有浮肿，舌苔薄，脉缓，复查血肌酐下降至186 μmol/L，尿素氮降至11.3 mmol/L，尿酸539.9 μmol/L，自服痛风利仙（苯溴马隆）未见下降，血胆固醇4.4 mmol/L，三酰甘油2.52 mmol/L。治用前方去卫矛，加山茱萸10 g，秦皮30 g，党参15 g。

四诊：2010年11月12日，情况较好，但乏力，下肢仍稍有肿，纳可，大小便如前，苔薄舌背青筋明显，脉较弦，复查尿蛋白(+++)，血肌酐又有所下降为150 μmol/L，尿素氮11.4 mmol/L，尿酸有所下降至483 μmol/L，治用前方出入。处方：黄芪30 g，党参15 g，白术15 g，卫矛30 g，虎杖30 g，制大黄15 g，王不留行30 g，秦皮30 g，枸杞子15 g，山茱萸10 g，金雀根30 g，扦扦活30 g，莪术15 g，桃仁10 g，生大黄10 g，落得打30 g，甘草5 g。

五诊：2011年4月8日，情况平稳，纳可，大便时多时少，小便尚多，舌苔薄，脉缓，复查血肌酐185 μmol/L，尿素氮14.1 mmol/L，尿酸412 μmol/L，治用前方出入。处方：黄芪30 g，当归10 g，枸杞子15 g，制首乌15 g，白术10 g，卫矛30 g，虎杖30 g，制大黄15 g，王不留行30 g，土茯苓30 g，莪术15 g，枳壳10 g，决明子30 g，生大黄10 g，落得打30 g，扦扦活30 g，金雀根30 g。

六诊：2011年12月30日，在以往8个月里中断治疗，自觉一般情况尚可，下肢稍浮肿，小便尚多，纳可，口干，大便不爽，舌质暗红，苔薄，脉细弦，血压125/75 mmHg，复查血肌酐升高至335 μmol/L，尿素氮25.4 mmol/L，尿酸480 μmol/L，尿蛋白(++)，尿红细胞5个/HP，尿白细胞5个/HP。辨证以邪实为主，治疗按以前的治疗方案，祛邪为主。处方：生地10 g，知母10 g，黄连6 g，黄芩10 g，制大黄15 g，莪术15 g，卫矛30 g，虎杖30 g，生大黄10 g，王不留行30 g，土茯苓30 g，桃仁10 g，决明子30 g，枳壳10 g，金雀根30 g，扦扦活30 g，徐长卿30 g。

按语：本病例经中医药与羟苯磺酸钙结合治疗取得较好疗效，症状改善，血肌酐明显下降，病情稳定。患者停止治疗8个月后，再来诊治，肾功能明显变差，后来失访。

案例13：慢性肾炎

陈某，男，76岁。初诊日期：2012年2月24日。

现病史：患者诉2007年体检发现尿中有蛋白，住院做肾穿刺诊断为局灶节段性肾炎,曾用雷公藤治疗,近1年多来下肢浮肿,逐渐增剧,小便短少,大便不爽,纳可,口舌干,神疲乏力,舌苔中腻,脉弦较数,血压145/70 mmHg,检查尿蛋白(+++)。

中医辨证:高龄脾肾亏虚,功能失司,水湿滞留肌肤。

治法:温肾健脾,利水消肿。

处方:熟附块6 g,肉桂5 g,白术10 g,黄芪30 g,莪术15 g,泽泻10 g,猪苓15 g,桃仁10 g,金雀根30 g,扦扦活30 g,制大黄15 g,落得打30 g,枳壳10 g,砂仁5 g。

二诊:2012年3月2日,情况如前,夜间小便较多,舌苔腻,脉缓,血压135/80 mmHg,治用前方加制苍术15 g,石韦30 g,生薏仁30 g,制半夏10 g。

三诊:2012年3月23日,小便增多,下肢肿渐退,但仍感乏力,纳可,大便尚不爽,舌苔腻较化,脉较弦,血压135/70 mmHg,尿蛋白(+++),血红蛋白107 g/L,红细胞3.45×10^{12}/L,血肌酐75.5 μmol/L,尿素氮5.11 mmol/L,尿酸340 μmol/L,治用前方加减。处方:黄芪30 g,白术15 g,当归10 g,党参15 g,熟附块6 g,肉桂3 g,制大黄10 g,砂仁5 g,金雀根30 g,扦扦活30 g,落得打30 g,陈皮10 g,制半夏10 g,生薏仁30 g。

四诊:2012年4月27日,近下肢又肿,小便较少,乏力,纳可,舌淡苔薄,脉较细,治用前方去制半夏、生薏仁,改白术30 g,加莪术15 g,芡实30 g,石韦30 g。

五诊:2012年5月11日,下肢尚肿,小便短少,大便不多,纳可,舌苔薄质淡,脉缓,血压110/70 mmHg,尿蛋白(+++),血浆白蛋白31.2 g/L,球蛋白25 g/L,血肌酐66.5 μmol/L,尿素氮10.2 mmol/L,尿酸361 μmol/L,治用温肾健脾利水。处方:熟附块10 g,桂枝10 g,白术30 g,黄芪60 g,茯苓30 g,石韦30 g,芡实30 g,莪术15 g,金雀根30 g,扦扦活30 g,落得打30 g,川芎10 g,陈皮10 g,砂仁5 g。

六诊:2012年5月21日,小便增多,下肢肿渐退,纳可,大便不爽,治用前方续进。

七诊:2012年6月20日,下肢肿退,但仍感神疲乏力,小便尚可,纳可,大便不爽,尿蛋白(+++),治用前方加制大黄10 g,桃仁10 g,党参15 g。

按语:该病例病程较长,临床症状以下肢肿而神疲乏力为主,按辨证用温肾健脾利水之剂,取得疗效。下肢浮肿时有反复,蛋白尿未见明显减少,患者未能坚持服药。

案例14:慢性肾炎,慢性肾衰,肾囊肿

夏某,男,30岁。初诊日期:2013年8月21日。

现病史:今年3月体检时发现血肌酐升高,随即住院诊治,当时无不适,肢体不肿,24 h尿蛋白定量2.560 g,尿红细胞21个/HP,尿白细胞19个/HP,血肌酐

420.2 μmol/L，尿素氮 11.20 mmol/L，尿酸 604 μmol/L，血总蛋白 75 g/L，白蛋白 45.8 g/L，血总胆固醇 5.2 mmol/L，三酰甘油 1.93 mmol/L，低密度脂蛋白 3.52 mmol/L。红细胞 4.4×10^{12}/L，血红蛋白 127 g/L，血钾 4.3 mmol/L，血钙 2.2 mmol/L，血磷 1.39 mmol/L。B超检查双肾多发性囊肿，右肾 101 mm×46 mm，左肾 97 mm×45 mm。近复查血肌酐 330 μmol/L，尿素氮 12.0 mmol/L，尿酸 475 μmol/L。目前主诉感疲乏，纳可，大便日一次，小便尚多，夜间 2 次，口不干，舌苔薄黄根较腻，脉较弦。血压 120/90 mmHg（在服降压药）。

西医诊断：慢性肾炎，肾功能衰竭，肾囊肿。

中医辨证：脾肾亏虚，湿热瘀毒阻滞。

治法：清利湿热，佐以益气健脾，化瘀解毒。

处方：黄连 10 g，制大黄 15 g，土茯苓 30 g，落得打 30 g，甘草 5 g，莪术 15 g，桃仁 10 g，金雀根 30 g，虎杖 30 g，川草薢 30 g，王不留行 30 g，黄芪 30 g，白术 10 g，秦皮 30 g。

二诊：2013 年 9 月 3 日，药后尚适，情况如前，但寐差，血压高，虽在服降压药血压 140/100 mmHg，治用前方续进，加夏枯草 10 g，双钩藤 30 g，夜交藤 30 g。

三诊：2013 年 9 月 17 日，情况如前，复查血肌酐 335.9 μmol/L，尿素氮 9.2 mmol/L，尿酸 466 μmol/L，尿蛋白（+），尿红细胞（+），治用前方去夜交藤，加白蒺藜 15 g，灵芝 30 g，加用羟苯磺酸钙。

四诊：2013 年 10 月 29 日，因外出停服中药 1 个月，情况无特殊变化，血压 120/90 mmHg，治用前方。

五诊：2013 年 11 月 11 日，一般情况如前，无特殊不适，纳可，大便 1～2 次，较薄，舌苔薄，血压 110/85 mmHg，舌苔薄微黄，脉较弦。复查血肌酐降至 190 μmol/L，尿素氮 9.94 mmol/L，尿酸 441 μmol/L，24 h 尿蛋白定量 2.109 g。

六诊：2013 年 12 月 24 日，复查血肌酐 214.15 μmol/L，尿素氮 13.98 mmol/L，尿酸 467 μmol/L，一般情况如前，舌苔薄，脉缓。血压 115/90 mmHg，24 h 尿蛋白定量 1.70 g。治用前方去夏枯草、双钩藤，加炙僵蚕 15 g。

七诊：2014 年 1 月 21 日，情况如前，血压 115/85 mmHg，舌苔薄，舌尖红，脉缓，治用前方。处方：黄芪 30 g，白术 10 g，黄芩 10 g，黄连 10 g，甘草 5 g，莪术 15 g，桃仁 10 g，金雀根 30 g，落得打 30 g，制大黄 10 g，土茯苓 30 g，王不留行 30 g，炙僵蚕 15 g，白芍 15 g，制首乌 15 g。

八诊：2014 年 2 月 18 日，情况好无不适，纳可，大小便如前，舌苔薄黄，脉缓，复查血肌酐 236 μmol/L，尿素氮 13.98 mmol/L，尿酸 628 μmol/L，24 h 尿蛋白定量 1.50 g，治用前方加虎杖 30 g，秦皮 30 g，泽兰叶 30 g，川草薢 30 g。

九诊：2014 年 3 月 4 日，上周感冒，目前有咳嗽，痰色黄，量不多，纳可，大便日一次，小便尚多，舌苔薄尖红，脉较数。血压 120/85 mmHg，治以标本兼顾。处方：

前胡10 g,牛蒡子10 g,甘草5 g,辛夷6 g,炙僵蚕15 g,金雀根30 g,虎杖30 g,川萆薢30 g,莪术15 g,秦皮30 g,桃仁10 g,象贝母10 g,陈皮10 g,制大黄15 g,王不留行30 g,土茯苓30 g,泽兰叶30 g。

十诊: 2014年3月18日,感冒已除,但近有胃痛,口水多,大小便如前,舌苔薄,脉较弦。血压110/90 mmHg。治以健脾和胃,化湿泄浊祛瘀。处方:白术15 g,白芍15 g,制半夏10 g,陈皮10 g,制香附10 g,金雀根30 g,川萆薢30 g,莪术15 g,桃仁10 g,制大黄15 g,王不留行30 g,土茯苓30 g,延胡索10 g,黄连6 g,吴茱萸3 g,虎杖30 g,秦皮30 g,甘草5 g。

十一诊: 2014年4月15日,胃痛除,纳可,大便日一次,小便尚多,脉较弦,治用前方。

十二诊: 2014年5月27日,病情稳定,胃中适,不泛酸,纳可,大便2天一次,小便多,血压105/80 mmHg,复查24 h尿蛋白定量1.194 g,血肌酐219 μmol/L,尿素氮10.21 mmol/L,尿酸343 μmol/L,治用前方,去吴茱萸、制半夏、延胡索、制香附、秦皮,加党参15 g,炙僵蚕15 g,枳壳10 g。

按语: 本病例体检时发现血肌酐升高并有蛋白尿,临床无特殊不适,后住院诊治而明确诊断为慢性肾炎、肾功能衰竭。中医诊治9个月,血肌酐从330 μmol/L下降至219 μmol/L,24 h尿蛋白定量从2.56 g下降至1.194 g,患者一般情况良好,9个月中仅感冒过一次。

在中医药治疗过程中,扶正与祛邪并用,处方用药重点在祛邪,适当给予扶正,益气健脾。慢性病病程长,病程中可并发胃部不适等,在治疗中须兼顾并予随症加减。

案例15:慢性肾炎

周某,女,48岁。初诊日期:2013年12月23日。

现病史: 腰骶部酸楚一年多,经常咽痛不适,有痰少许,纳可,口干,大小便如常,咽部较红,舌苔薄尖红,脉细。尿蛋白(++),24 h尿蛋白定量530 mg,血肌酐59 μmol/L,尿素氮3.4 mmol/L,尿酸281 μmol/L,血压120/80 mmHg。

中医辨证: 肾虚气阴不足,虚火上炎。

治法: 益肾清化,利咽。

处方: 鹿衔草30 g,桑寄生30 g,金雀根30 g,炙僵蚕10 g,甘草5 g,珠儿参10 g,丹皮10 g,蒲公英30 g,牛蒡子10 g,白花蛇舌草30 g,陈皮10 g,制香附10 g,乌药10 g。

二诊: 2014年1月13日,情况如前,胃部胀不适,纳呆,嗳气多,治用前方加旋覆花、代赭石各30 g,白豆蔻3 g,黄芩10 g。

三诊: 2014年3月3日,小便中尿蛋白(++),近带下较多色黄,腰背部不适,胃中尚不适,嗳气,咽部隐痛,舌苔薄黄,口干,脉细,治用前方出入。处方:黄柏10 g,土茯苓30 g,鹿衔草30 g,桑寄生30 g,金雀根30 g,桔梗6 g,甘草5 g,川牛膝10 g,黄芩10 g,蒲公英30 g,白花蛇舌草30 g,陈皮10 g,制香附10 g。

四诊:2014年4月25日,近头胀咽痛,咳嗽痰黏,胃胀不适,嗳气,泛酸不多,大便1~2天一次,矢气多,舌苔薄黄,脉细弦。血压160/95 mmHg。尿蛋白(++),24 h尿蛋白定量918 mg,较前增多,尿中红细胞26个/HP,白细胞7个/HP,血胆固醇6.7 mmol/L,三酰甘油1.2 mmol/L,低密度脂蛋白4.63 mmol/L。辨证为感受风邪肝阳上亢,湿热阻滞,气机不畅,治以疏解平肝,理气和中。处方:荆芥10 g,桑叶15 g,甘菊花10 g,白蒺藜15 g,牛蒡子10 g,白花蛇舌草30 g,甘草5 g,青皮、陈皮各10 g,制香附10 g,枳壳10 g,金雀根30 g,扦扦活30 g,落得打30 g,杏仁10 g,象贝母10 g。

五诊:2014年6月23日,头胀咽痛除,咳少,腰酸带下黄黏,口干,舌红苔薄,脉细,胃中适,大便不爽,血压150/90 mmHg,24 h尿蛋白定量928 mg,治用前方加减。鹿衔草30 g,桑寄生30 g,淮牛膝10 g,白蒺藜15 g,夏枯草30 g,珠儿参10 g,炙僵蚕10 g,生地10 g,制大黄10 g,枳壳10 g,金雀根30 g,落得打30 g,黄柏10 g,椿根皮15 g,土茯苓30 g,赤芍10 g,甘草5 g。

六诊:2014年7月21日,情况较好,尿蛋白(+-),B超检查右肾轻度积水,上次4月份为6.8 mm,本次为5 mm,舌苔薄,脉细,血压140/85 mmHg,治用前方续进。

七诊:2015年3月13日,患者间断来诊治,目前主诉腰酸乏力,项背不适,有时烘热,口干,纳可,大小便如前,舌苔薄,脉细。血压120/80 mmHg。24 h尿蛋白定量527 mg,血肌酐63 μmol/L,尿素氮4.0 mmol/L,尿酸261 μmol,血胆固醇7.5 mmol/L,三酰甘油1.3 mmol/L,低密度脂蛋白4.37 mmol/L,B超检查右肾积水同前,治用前方出入。处方:生地15 g,葛根15 g,威灵仙10 g,防风、防己各10 g,珠儿参10 g,决明子15 g,川萆薢30 g,生山楂15 g,陈皮10 g,黄柏10 g,地骨皮15 g,泽泻15 g,仙灵脾15 g,金雀根30 g,片姜黄10 g。

八诊:2015年4月10日,近一周来外阴部发丘疹疼痛,小便时疼痛,大便不爽,有时潮热口干,腰疼痛,舌红苔少,脉细,血压100/60 mmHg。治法清热解毒利湿。黄柏10 g,知母10 g,土茯苓30 g,苦参10 g,忍冬藤30 g,丹皮10 g,赤芍10 g,黄芩10 g,川牛膝10 g,白花蛇舌草30 g,甘草5 g,白鲜皮10 g,地肤子10 g,白茅根30 g,泽泻10 g。

九诊:2015年5月8日,外阴部丘疹疼痛,潮热口干已除,但小便尚欠利,大便2天一次,舌较红苔少,脉细,腰疼痛乏力,尿蛋白(+-),尿红细胞17个/HP,尿白细胞1个/HP,治用养阴清化。处方:生地10 g,黄柏10 g,知母10 g,丹皮10 g,白茅根30 g,小蓟30 g,旱莲草30 g,决明子15 g,鹿衔草30 g,桑寄生30 g,赤芍10 g,川牛膝10 g,陈皮10 g。

十诊:2015年6月26日,情况较好,纳可,大便正常,小便有时不爽,腰酸,舌较红苔薄,脉细,血压120/70 mmHg,尿蛋白(-),尿红细胞6个/HP,治用前方续进。

十一诊:2015年7月10日,情况尚好,尚有腰酸乏力,头胀,左侧乳房隐痛,纳可,大小便正常,舌苔薄,脉细,血压110/70 mmHg,尿蛋白(-),尿红细胞18个/HP,尿白细胞3个/HP,血肌酐66 μmol/L,尿素氮3.6 mmol/L,尿酸266 μmol/L,血红细胞4.73×10^{12}/L,血红蛋白159 g/L,血胆固醇7.8 mmol/L,三酰甘油1.40 μmol/L,低密度脂蛋白5.77 mmol/L,B超复查右肾集合系统分离60 mm,治用前方出入。处方:鹿衔草30 g,桑寄生30 g,淮牛膝10 g,白蒺藜15 g,甘菊花10 g,天麻10 g,泽泻10 g,景天三七30 g,茜草炭10 g,蒲黄炭10 g,白茅根30 g,小蓟30 g,决明子15 g。

十二诊:2016年7月26日,患者情况良好,复查尿蛋白阴性,尿红细胞1~2个/HP,尿白细胞(-),血胆固醇6.9 mmol/L,三酰甘油1.4 mmol/L,低密度脂蛋白4.40 mmol/L,血肌酐58 μmol/L,尿素氮7.0 mmol/L,尿酸235 μmol/L。B超复查:两肾正常积水消除,胆囊息肉。

按语:本病例临床症状主要为腰与咽部不适,带下色黄,阴部发疹,乳房痛,胃部不适等,在病程中有镜检红细胞,蛋白尿,血脂升高等。经2年多中医调治,上述症状大多好转或消除,只有血脂仍比较高。

在较长时期的中医药调治中,主要按辨证论治原则,抓主要矛盾,随症加减。如感受外邪而致咽痛咳嗽,急则治标,治以疏解清化;因湿热毒蕴阻下焦而外阴部发丘疹疼痛,大小便不爽,治以清热解毒利湿;血脂高为痰湿瘀内蕴,在处方中加用决明子、泽泻、生山楂、片姜黄等,药理研究这些药物有降脂作用。

案例16:慢性肾炎,慢性肾衰

石某,女,75岁。初诊日期:2014年4月25日。

现病史:患者于2008年起面浮下肢肿,小便中泡沫多,腰酸,小便短数,大便溏薄,每日2~3次,口干苦,舌苔薄尖红,脉弦,血压140/70 mmHg。实验室检查:尿蛋白(++),尿红细胞3~6个/HP,尿白细胞4~6个/HP。血肌酐157 μmol/L,尿素氮14.1 mmol/L,尿酸340 μmol/L,血总蛋白79.03 g/L,白蛋白43.9 g/L。B超检查示:双肾偏小,慢性炎症。

中医辨证:脾肾亏虚,健运气化功能失常,水湿滞留肌肤。

治法:益肾健脾,清化湿浊瘀。

处方:黄芪30 g,白术10 g,鹿衔草30 g,桑寄生30 g,丹参30 g,制大黄10 g,莪术15 g,王不留行30 g,落得打30 g,金雀根30 g,泽兰30 g,黄柏10 g,土茯苓30 g,炒枳壳10 g,炒山楂、炒神曲各15 g,甘草5 g,猪苓15 g,泽泻15 g,扦扦活30 g。

二诊:2014年5月9日,药后小便多,浮肿减退,畏寒,纳可,大便每日2次,溏薄,舌苔薄黄,脉细弦较数,治用前方加减,去制大黄,加砂仁5g,桂枝10g。

三诊:2014年6月6日,情况如前,四肢肌肉疼痛,皮肤痒,复查血肌酐240μmol/L,尿素氮7.9mmol/L,尿酸370μmol/L,血红蛋白110g/L,红细胞3.81×10¹²/L,血胆固醇3.95mmol/L,三酰甘油1.0mmol/L,血糖8.8mmol/L,24h尿蛋白定量1.69g,治用前方加减。处方:黄芪30g,丹参30g,当归10g,黄柏10g,土茯苓30g,制大黄10g,莪术15g,白术15g,落得打30g,金雀根30g,鸡血藤30g,络石藤30g,泽兰30g,徐长卿15g,威灵仙15g,炒山楂、炒神曲各15g。

四诊:2014年6月27日,近下肢又肿甚,小便尚可,纳呆,但胃中不适,口苦,大便仍溏薄,每日3次,皮肤痒减,舌苔薄黄,脉细,血压130/70mmHg,治用前方出入,去泽兰、威灵仙、徐长卿、络石藤,加党参15g,砂仁5g,炒白芍15g,黄连6g。

五诊:2014年7月31日,下肢肿退,小便如常,腹中有不适,纳不旺,大便较薄,每日3次,有时咳嗽,舌苔较腻,脉细,复查血肌酐183μmol/L,尿素氮13.1mmol/L,尿酸382μmol/L,血胆固醇4.64mmol/L,三酰甘油2.52mmol/L,尿蛋白(++),尿白细胞(+),治用前方出入。处方:黄芪30g,白术15g,金雀根30g,莪术15g,土茯苓30g,炒枳壳10g,陈皮10g,炒山楂、炒神曲各15g,藿香、佩兰各15g,扦扦活30g,赤苓、猪苓各15g,落得打30g,制大黄10g,王不留行30g,炙僵蚕15g,蝉蜕6g,牛蒡子10g。

六诊:2014年9月25日,情况如前,复查血肌酐201μmol/L,尿素氮18.37mmol/L,尿酸379μmol/L,血胆固醇4.71mmol/L,三酰甘油1.16mmol/L。尿蛋白(+++),治用前方,去藿香、佩兰、蝉蜕、牛蒡子、赤苓、猪苓,加当归10g,赤芍10g,射干10g,鸡血藤30g,并服羟苯磺酸钙。

七诊:2014年10月25日,血肌酐210μmol/L,尿酸363μmol/L,尿素氮15.3mmol/L,尿蛋白(+++),治用前方加猪苓15g。

八诊:2014年11月21日,面浮下肢稍肿,小便尚多,纳不旺,大便日一次,咽部不适有黏痰,复查血肌酐210μmol/L,尿素氮15.5mmol/L,尿酸363μmol/L,治用前方。

九诊:2014年12月5日,近4天来咳嗽多,咯痰黄黏,口干苦,纳呆,大便不多,舌苔根腻,脉细,复查血肌酐160μmol/L,尿素氮16.1mmol/L,尿酸385μmol/L,血红蛋白91g/L,红细胞2.32×10¹²/L,新感外邪,痰热蕴肺,治先以清肺化痰为主。处方:牛蒡子10g,桔梗6g,黄芩10g,鱼腥草30g,甘草5g,杏仁10g,象贝母10g,白花蛇舌草30g,板蓝根15g,蒲公英30g,黄连6g,陈皮10g,射干10g,金银花15g,制大黄10g,王不留行30g。

十诊:2014年12月26日,咳嗽仍多,气促,咯痰黄黏,纳呆,口干,皮肤痒,下肢稍肿,复查血肌酐161μmol/L,尿素氮16.5mmol/L,尿酸385μmol/L,血红蛋白91g/L,红细胞2.3×10¹²/L,治用前方出入。处方:桑白皮15g,黄芩10g,鱼腥草

30 g, 炙白苏子15 g, 黄连6 g, 射干10 g, 甘草5 g, 苦参10 g, 杏仁10 g, 象贝母10 g, 枳壳10 g, 砂仁5 g, 制半夏10 g, 制大黄10 g, 土茯苓30 g。

十一诊: 2015年1月9日, 咳嗽减轻, 痰少白色, 小便尚多, 下肢稍肿, 纳呆, 舌苔较腻, 脉细较数, 复查血肌酐207 μmol/L, 尿素氮12.0 mmol/L, 尿酸155 μmol/L。治用前方加减。处方: 射干10 g, 炙僵蚕15 g, 牛蒡子10 g, 甘草5 g, 陈皮10 g, 制半夏10 g, 全瓜蒌15 g, 制大黄10 g, 王不留行30 g, 土茯苓30 g, 白术10 g, 猪苓15 g, 莪术15 g, 扦扦活30 g, 茯苓15 g, 杏仁10 g, 象贝母10 g。

十二诊: 2015年2月6日, 咳嗽已减, 下肢稍肿, 皮肤痒, 纳较好, 大便溏薄, 每日1~2次, 夜尿较多, 舌苔薄, 脉细, 复查血肌酐105 μmol/L, 尿素氮11.8 mmol/L, 尿酸250 μmol/L, 血胆固醇3.9 mmol/L, 三酰甘油0.87 mmol/L, 治用前方加减。处方: 北沙参15 g, 黄芪30 g, 丹参30 g, 射干10 g, 陈皮10 g, 猪苓15 g, 黄连6 g, 苦参10 g, 炒枳壳10 g, 制大黄10 g, 郁金10 g, 王不留行30 g, 莪术15 g, 桃仁10 g, 白术10 g, 甘草5 g。

十三诊: 2015年4月9日, 情况较好, 咳已除, 血压130/60 mmHg, 至下午脚稍肿, 纳可, 大便日一次, 舌苔薄腻, 脉细, 复查血肌酐107 μmol/L, 尿素氮18.2 mmol/L, 尿酸286 μmol/L, 尿蛋白(++), 尿红细胞16个/HP, 治用前方加减。处方: 黄芪30 g, 白术15 g, 当归10 g, 金雀根30 g, 扦扦活30 g, 落得打30 g, 丹参30 g, 制大黄15 g, 鸡血藤30 g, 土茯苓30 g, 赤芍15 g, 白茅根30 g, 甘草5 g。

十四诊: 2015年6月5日, 近下肢肿又甚, 小便不多, 纳呆, 大便日一次, 舌苔薄, 脉细弦, 血压160/90 mmHg, 尿蛋白(+), 血肌酐109 μmol/L, 尿素氮16.8 mmol/L, 尿酸292 μmol/L, 治用前方去鸡血藤、白茅根、赤芍, 加桂枝10 g, 泽兰30 g, 砂仁5 g, 蝼蛄6 g, 车前子30 g, 陈皮10 g。

十五诊: 2015年6月26日, 下肢肿退, 纳可, 大便日一次, 小便较多, 治用前方。

十六诊: 2015年9月14日, 近2月来情况好转, 纳可, 大便日一次, 小便尚多, 复查血肌酐82 μmol/L, 尿素氮10.2 mmol/L, 尿酸200 μmol/L, 治用前方去车前子、蝼蛄、砂仁, 加鸡血藤30 g。

按语: 本患者为高龄慢性肾炎, 肾功能不全, 临床表现以下肢浮肿为主, 纳呆便溏, 蛋白尿不多, 浮肿时退时起, 血肌酐时高时低。中医药治疗1年半, 初时连续服药, 至1年后间断服药。初来时血肌酐维持在200 μmol/L上下, 之后逐渐下降, 至最后来诊治时下降至82 μmol/L, 尿素氮维持在16 mmol/L左右, 其中曾患支气管炎时血肌酐也不升高。目前一般情况好, 下肢肿退, 纳可, 大便正常。

案例17: 慢性肾炎
王某, 男, 74岁。初诊日期: 2012年3月19日。
现病史: 高血压10年, 下肢浮肿、蛋白尿1年, 小便尚多, 纳可, 大便少, 腹不胀,下肢有凹陷性浮肿,舌苔白腻,舌背青筋明显,脉较数。血压150/90 mmHg,24 h尿蛋白定量1.5 g,血肌酐81 μmol/L,尿素氮5.30 mmol/L,尿酸440 μmol/L,血总蛋白52 g/L,白蛋白29 g/L。目前服雷公藤多苷片。

西医诊断:慢性肾炎,高血压。

中医辨证:脾肾亏虚,气化失常,水湿潴留肌肤。

治法:温肾健脾,益气利水消肿。

处方:熟附块10 g,桂枝10 g,黄芪30 g,白术30 g,赤苓、猪苓各15 g,厚朴6 g,金雀根30 g,扦扦活30 g,落得打30 g,枳壳10 g,莪术15 g,砂仁5 g。

二诊:2012年3月26日,药后小便增多,下肢肿较退,大便较爽,舌苔仍腻,脉弦缓,血压137/92 mmHg,治用前方续进。

三诊:2012年4月9日,下肢肿渐退,小便多,大便2天一次,舌苔较腻,脉弦。血压150/90 mmHg,治用前方加制大黄15 g。

四诊:2012年6月4日,下肢浮肿明显消退,尿中24 h尿蛋白定量减少至290 mg,血红蛋白123 g/L,红细胞$4.41×10^{12}$/L,血肌酐69 μmol/L,尿素氮5.1 mmol/L,尿酸443 μmol/L。

五诊:2012年6月18日,肿退,小便多,大便干,2天一次,舌苔腻,质较胖,脉较弦,治用前方出入。处方:苍术、白术各15 g,黄芪30 g,赤苓、猪苓各15 g,莪术15 g,金雀根30 g,扦扦活30 g,落得打30 g,火麻仁15 g,制大黄15 g,生薏仁30 g,桃仁10 g,枳壳10 g,甘草5 g。雷公藤多苷片继续服。

六诊:2012年7月30日,情况好,但大便干,解不爽,纳可,舌苔腻薄,舌质较胖,脉较弦,血压140/95 mmHg,治用前方益气健脾通腑。处方:白术15 g,茯苓15 g,猪苓15 g,莪术15 g,桃仁10 g,黄芪30 g,金雀根30 g,扦扦活30 g,虎杖30 g,枳壳10 g,决明子30 g。

七诊:2012年8月13日,情况好,24 h尿蛋白定量306 mg,纳可,大便较爽,苔腻较化,质较胖,脉缓,血压140/85 mmHg,治用前方,雷公藤多苷片减量。

八诊:2013年11月4日,一年多来情况尚可,舌苔较腻,脉较弦,尿中蛋白质(++),红细胞26个/HP,治以益气健脾,化瘀利湿。雷公藤多苷片每日3片。处方:黄芪30 g,白术10 g,莪术15 g,桃仁10 g,生大黄10 g,虎杖30 g,旱莲草30 g,甘草5 g,陈皮10 g,落得打30 g,小蓟30 g,黄柏10 g,白茅根30 g,茯苓15 g,扦扦活30 g。

九诊:2013年12月2日,情况好转无不适,纳可,大小便如常,舌苔较腻,脉缓,血压130/100 mmHg,血肌酐62 μmol/L,尿素氮5.5 mmol/L,尿酸407 μmol/L,血常规:红细胞$4.81×10^{12}$/L,血红蛋白138 g/L。尿常规:尿蛋白(-),尿红细胞5个/HP,尿白细胞10个/HP。

十诊:2014年3月24日,一般情况好,停中药3个月,尿中又出现蛋白质、红细胞,纳可,小便如前,大便2～3天一次干,舌苔较腻,脉弦,血压120/85 mmHg,血总蛋白67 g/L,白蛋白37 g/L,血常规:红细胞4.8×10^{12}/L,血红蛋白137 g/L。尿蛋白(+),尿红细胞46个/HP,尿白细胞8个/HP,血肌酐75 μmol/L,尿素氮6.0 mmol/L,尿酸441 μmol/L。处方:黄柏10 g,苍术15 g,金雀根30 g,制大黄15 g,决明子30 g,莪术15 g,桃仁10 g,落得打30 g,炒枳壳10 g,扦扦活30 g,白茅根30 g,火麻仁15 g,甘草5 g。

十一诊:2014年5月5日,患者间断服药一年多来情况平稳,一般情况好,24 h尿蛋白定量131 mg,舌苔较腻,脉缓,治用前方。

十二诊:2015年3月2日,一般情况好,不肿,小便利,大便有时不爽,纳可,舌苔较腻,脉较弦,血压130/70 mmHg,尿蛋白(+),24 h尿蛋白定量543 mg,尿中红细胞24个/HP,白细胞23个/HP,治以健脾益气,清利化瘀。处方:白术10 g,黄芪30 g,黄柏10 g,制大黄15 g,白茅根30 g,泽泻10 g,小蓟30 g,莪术15 g,桃仁10 g,金雀根30 g,落得打30 g,扦扦活30 g,泽兰30 g,枳壳10 g,决明子30 g,火麻仁15 g,陈皮10 g。

十三诊:2015年4月27日,情况如前,纳可,大小便如前,舌苔腻较化,尿中尚有少许红白细胞,治用前方加穿心莲15 g,生地榆15 g,黄芩10 g。

十四诊:2015年5月4日,情况尚可,无特殊不适,小便利,大便较爽,脉缓,血压110/80 mmHg,血肌酐51 μmol/L,尿素氮5.9 mmol/L,尿酸457 μmol/L,尿中尚有少量红细胞、白细胞,B超两肾无异常,治用前方。

十五诊:2015年7月3日,情况如前,舌苔腻较薄,脉缓,治用前方。

按语:本病例临床诊断为慢性肾炎,用雷公藤多苷片治疗,尿蛋白有时减少,但下肢肿仍存在而求治于中医。按辨证用温肾健脾利水之剂,以五苓散加熟附块、黄芪等药后,下肢浮肿逐渐消退,尿蛋白明显减少,血浆低蛋白情况恢复正常,疗效明显。

本病例临床表现特点是经常便秘,舌苔腻,主要由于湿热蕴阻,年老肠燥。在病程中,便秘与舌苔腻与尿中蛋白质多少关系不大,在处方中加清化湿热通腑之品,对上述情况有作用,但时有反复。

案例18: 慢性肾炎

张某,男,61岁。初诊日期:2015年10月16日。

现病史:下肢时有浮肿,尿中蛋白(+～++)已10年,症状时轻时甚,近来下肢肿较甚,腰酸乏力,纳可,大便不爽,小便尚多,曾服中药治疗未见好转,舌苔薄,脉较弦,血压110/70 mmHg。实验室检查:24 h尿蛋白定量1.31 g,血肌酐126 μmol/L,尿素氮5.7 mmol/L,尿酸364 μmol/L,血胆固醇4.13 mmol/L,三酰甘油1.93 mmol/L,低密度脂蛋白2.5 mmol/L。

中医辨证：病久脾肾亏虚,健运乏力,风邪内伏,痰瘀阻滞,精微下泄。

治法：扶正祛邪。

处方：党参15 g,炙黄芪30 g,白术15 g,金雀根30 g,扦扦活30 g,落得打30 g,制大黄10 g,土茯苓30 g,炙僵蚕10 g,生甘草5 g,陈皮10 g,王不留行30 g,泽兰30 g,莪术10 g,桃仁10 g。

二诊：2015年10月30日,药后适,下肢肿渐退,治再前方续进。

三诊：2015年11月13日,下肢肿退,大便尚不爽,小便正常,寐较差,疲乏,纳可,舌苔脉象如前。治用前方加山茱萸10 g,枸杞子10 g,仙灵脾30 g,火麻仁15 g,郁李仁15 g。

四诊：2015年12月25日,病情稳定,复查24 h尿蛋白定量下降至0.77 g,血肌酐107 μmol/L,较前下降,尿素氮6.3 mmol/L,尿酸380 μmol/L,血脂稍增高,胆固醇5.04 mmol/L,三酰甘油2.95 mmol/L,低密度脂蛋白3.15 mmol/L,治用前方去郁李仁、仙灵脾、枸杞子,加决明子30 g,片姜黄10 g。

五诊：2016年5月27日,每月来诊一次,情况良好,近复查24 h尿蛋白定量0.42 g,有时大便少,腹胀矢气较多,舌苔薄脉缓,治用前方加厚朴6 g,大腹子、大腹皮各10 g。

六诊：2016年9月9日,情况好,下肢不肿,尿蛋白阴性,寐可,有时腰酸乏力,纳可,大便有时不爽,苔薄脉缓,复查肾功能:肌酐83 μmol/L,尿素氮6.8 mmol/L,治用以扶正调理。处方:党参15 g,白术10 g,莪术10 g,桃仁10 g,丹参30 g,决明子30 g,炙甘草5 g,灵芝15 g,枳壳10 g,川草薢30 g,生山楂15 g,陈皮10 g,炒枣仁10 g,淮牛膝10 g,黄芪30 g。

按语：肾炎病变出现的水肿、蛋白尿、血尿、血脂高、肾功能不全,血中血肌酐、尿素氮、尿酸升高,按中医理论皆由于脾肾亏虚,外邪侵入致气滞血瘀,痰湿浊毒蕴阻,脾肾功能失常,脾不能健运,不能升清降浊,肾气化失常,不能分清泌浊摄精。本病例病程已长,主要为肢肿,蛋白尿,血脂和血中肌酐偏高,证属正虚邪阻,治宜扶正祛邪。用党参、白术、黄芪、甘草以健脾益气;以山茱萸、枸杞子、仙灵脾以补肾固精;以金雀根、扦扦活、落得打祛风化瘀通络;以制大黄、土茯苓、莪术、桃仁、王不留行活血祛瘀,泄浊解毒。经长期治疗获得疗效,2017年3月10日来复查尿液,仅有少许蛋白,一般情况好。

案例19：慢性肾炎

仰某,男,34岁,初诊日期:2011年10月11日。

现病史：去年5月体检时发现尿中有蛋白、红细胞,目前情况:咽部经常不适,易感冒后加重,平时腰酸乏力,不肿,纳可,大便正常,小便短赤,舌苔腻尖红,口干,咽部较红,脉较弦,血压160/100 mmHg。实验室检查:尿蛋白(++),尿红细胞

（+）。血肌酐85 μmol/L,尿素氮3.3 mmol/L,血胆固醇6.21 mmol/L,低密度脂蛋白4.68 mmol/L。

西医诊断:慢性肾炎。

中医辨证:肺脾肾气虚,卫外不固,易感受风邪,湿热蕴阻下焦。

治法:标本兼顾,健脾益肾,祛风清利。

处方:白术10 g,黄芪30 g,鹿衔草30 g,桑寄生30 g,炙僵蚕15 g,旱莲草30 g,牛蒡子10 g,白茅根30 g,金雀根30 g,扦扦活30 g,蒲公英30 g,白花蛇舌草30 g,甘草5 g,陈皮10 g。

二诊:2011年11月28日,情况如前,寐差,头晕,治用前方加白菊花10 g。

三诊:2012年1月9日,情况好转,咽部适,腰酸头晕轻,寐可,纳可,大小便如常,舌嫩胖,苔薄,脉较细。尿蛋白(+),尿红细胞(+)。处方:党参15 g,黄芪30 g,白术10 g,怀牛膝10 g,灵芝30 g,仙鹤草30 g,鹿衔草30 g,桑寄生30 g,景天三七30 g,金雀根30 g,茯苓15 g,陈皮10 g,旱莲草30 g,甘草5 g。

四诊:2012年2月20日,近又感咽部不适,并有轻度口干,纳可,大小便如前,治用前方,去黄芪、党参、白术,加炙僵蚕10 g,桔梗6 g,牛蒡子10 g,白茅根30 g。

五诊:2012年3月5日,2天来,腹中不适,大便溏薄,日3～4次,小便短赤,纳可,舌苔薄腻,脉缓,尿中红细胞(+++),尿蛋白(+),治以和中清化湿热。炒白术10 g,炒黄芩10 g,炒白芍10 g,炒枳壳10 g,炒山楂、炒神曲各5 g,甘草5 g,茜草炭10 g,藕节炭30 g,茯苓15 g,白茅根30 g。

六诊:2012年3月12日,腹中适,大便正常,但又咽痛,口干,纳可,小便黄,苔薄黄,舌尖红,脉较细。尿红细胞(++),尿蛋白(+)。治以清热利咽。处方:牛蒡子10 g,蒲公英30 g,射干10 g,白花蛇舌草30 g,甘草5 g,炒枳壳10 g,炒黄芩10 g,炒山楂、炒神曲各5 g,茜草炭15 g,藕节炭30 g,白茅根30 g,小蓟30 g,炒蒲黄10 g。

七诊:2012年4月2日,咽痛减,腰酸,纳可,大便日一次,小便尚可,苔薄尖红,脉缓,尿蛋白(++),尿红细胞(+),治用前方出入:鹿衔草30 g,桑寄生30 g,白花蛇舌草30 g,西青果10 g,黄芪30 g,白术10 g,金雀根30 g,扦扦活30 g,白茅根30 g,小蓟30 g,旱莲草30 g,甘草5 g。

八诊:2012年5月7日,情况如前,又有头晕,尿蛋白(+-),尿红细胞(+),舌苔薄,脉较滑,血压150/100 mmHg,治用前方。

九诊:2012年7月2日,昨日吃芥末,今小便色深,口干,咽痛,尿红细胞(+++),尿蛋白(++),舌嫩红苔薄,脉缓。治清热利咽凉血。处方:金银花15 g,白花蛇舌草30 g,牛蒡子10 g,荆芥10 g,珠儿参10 g,白茅根30 g,小蓟30 g,蒲公英30 g,炒蒲黄10 g,茜草炭10 g,藕节炭30 g,血余炭10 g,陈皮10 g,甘草5 g,荠菜花30 g。

十诊：2012年7月9日，小便色较淡，其他情况如前，治用前方。

十一诊：2013年1月7日，中断中药治疗半年，目前诉腰背酸痛，咽痛，头胀，面红，口干，舌苔薄尖红，脉较细。血压140/100 mmHg，尿红细胞(+)，尿蛋白(+-)，外感风热之邪导致病情复发，治以疏解清热化瘀。处方：荆芥10 g，白菊花10 g，牛蒡子10 g，炙僵蚕15 g，鹿衔草30 g，桑寄生30 g，金雀根30 g，扦扦活30 g，甘草5 g，白茅根30 g，小蓟30 g，枳壳10 g，莪术15 g，旱莲草30 g。

十二诊：2013年3月4日，近又感冒鼻塞，咽部不适，扁桃体大较红，舌苔薄尖红，脉较数。尿红细胞(+)，血压120/98 mmHg，以治标为主，疏解清化。处方：荆芥10 g，牛蒡子10 g，金银花15 g，连翘15 g，辛夷6 g，甘草5 g，白花蛇舌草30 g，板蓝根15 g，蒲公英30 g，白茅根30 g，陈皮10 g，射干10 g，紫花地丁30 g。

十三诊：2013年3月11日，感冒情况好转，治用前方续进。

十四诊：2013年6月11日，经常感冒，咽部不适，近来腰酸，纳可，大便日一次，口干，苔薄质较胖，脉较滑。尿红细胞(++)，尿蛋白(++)，血压110/70 mmHg。治以益肾健脾，清咽化瘀。处方：鹿衔草30 g，桑寄生30 g，黄芪30 g，白术10 g，金雀根30 g，茯苓15 g，枳壳10 g，白花蛇舌草30 g，炙僵蚕15 g，落得打30 g，莪术10 g，炒蒲黄10 g，茜草炭10 g，藕节炭30 g，牛蒡子10 g。

十五诊：2013年9月2日，情况较好，咽部适，腰酸背痛，尿蛋白(+)，尿红细胞(+)，舌苔薄尖红，脉缓，治用前方。

十六诊：2013年9月23日，咽部又不适，小便色深，舌胖有齿印，苔薄，脉缓。尿蛋白(++)，尿红细胞(+++)，治用前方加减：牛蒡子10 g，射干10 g，桔梗6 g，甘草5 g，炙僵蚕15 g，蝉蜕6 g，白花蛇舌草30 g，珠儿参10 g，白茅根30 g，小蓟30 g，炒蒲黄10 g，茜草炭10 g，藕节炭30 g，陈皮10 g，三七粉4 g，琥珀粉4 g。

十七诊：2013年10月14日，情况如前，尿蛋白(++)，尿红细胞(+++)，治用前方。

十八诊：2013年11月11日，情况较好，尿蛋白(++)，尿红细胞(++)，纳可，大小便如前，舌质胖，苔薄，脉较细，血压130/90 mmHg，治用前方，加黄芪30 g，白术10 g。

十九诊：2013年12月2日，情况平稳，尿蛋白和尿红细胞减少，咽部亦适，舌质胖，苔薄，脉缓。血压120/90 mmHg。处方：党参15 g，黄芪30 g，白术10 g，甘草5 g，金雀根30 g，炙僵蚕15 g，防风10 g，莪术15 g，桃仁10 g，白茅根30 g，旱莲草30 g，炒蒲黄10 g，茜草炭15 g。

二十诊：2014年3月3日，患者间断来诊治，情况好时则时间长些，有不适则来诊治，目前主诉腰酸，大便不爽，口干，舌苔薄黄，治以益肾清解，活血祛风。处方：珠儿参10 g，莪术10 g，桃仁10 g，金雀根30 g，蒲公英30 g，黄柏10 g，黄芩10 g，丹皮10 g，赤芍15 g，白花蛇舌草30 g，炙僵蚕15 g，桑寄生30 g，威灵仙10 g，扦扦活30 g，落得打30 g，制大黄10 g，鹿衔草30 g。

二十一诊：2014年3月31日，症状较减轻，口干，苔薄质较胖，小便尚可，咽部有痰，脉较细。血压130/100 mmHg，尿蛋白(++)，尿红细胞(+)，治用前方去制大黄、黄芩、白花蛇舌草、蒲公英、丹皮、赤芍，加黄芪30 g，白术10 g。

二十二诊：2014年5月15日，又有咽痛，咽部红，口干，腰酸，苔薄，脉缓。尿红细胞3～4个/HP，尿蛋白(+-)，较前减少。处方：牛蒡子10 g，白花蛇舌草30 g，蒲公英30 g，炙僵蚕15 g，蝉蜕6 g，珠儿参10 g，甘草5 g，莪术15 g，炒蒲黄10 g，鹿衔草30 g，金雀根30 g，扦扦活30 g，虎杖30 g，桃仁10 g，桑寄生30 g，白茅根30 g。

二十三诊：2015年6月30日，近1年来，病情较好而平稳，尿中蛋白质、红细胞虽时有反复，但较前减少，目前一般情况好，无特殊不适，纳可，大小便如常。尿蛋白(+)，尿红细胞0～1个/HP。

按语：该慢性肾炎患者主要症状为腰酸乏力，尿中有蛋白和红细胞，高血压，病情多次反复，病程长。坚持以中医药治疗4年，其中病情平稳时，间断服药。该病例反复发作，反复的原因主要是由于经常感冒咽炎，另外是由于饮食不当，吃辛辣之品，患者有一次吃芥末后第二天尿中红细胞明显增多。防止反复感冒比较难，本例患者一不小心即感冒，咽痛，尿中红细胞和蛋白即增多。本病例中医药治疗可归纳为两类：一是益肾健脾，活血祛风，常用鹿衔草、桑寄生、怀牛膝、白术、黄芪、莪术、桃仁、金雀根、扦扦活、落得打、茯苓、甘草等；二是辛凉清解，凉血止血，常用荆芥、蝉蜕、炙僵蚕、白花蛇舌草、蒲公英、牛蒡子、板蓝根、丹皮、赤芍、金银花等。至2016年6月30日来诊治，过去一年中一般情况较好，有2～3次感冒，咽痛不适，尿中蛋白、红细胞反复增多，经服中药治疗而好转。一般情况良好，尿蛋白阴性，尿红细胞3～5个/HP，血胆固醇5.26 mmol/L，血肌酐119 μmol/L，尿素氮4.6 mmol/L，尿酸386 μmol/L，血压正常130/80 mmHg，纳可，大小便正常，舌苔薄，咽部稍红，脉缓。本病例前后经过多年诊治，获得缓解。

案例20：慢性肾炎急性发作

秦某，男，22岁，农民。初诊日期：1982年10月30日。

主诉：面部及下肢浮肿1周。

现病史：患者有肾炎病史，入院前半个月起咽痛，1周后，先面部浮肿，继而下肢亦肿，小便少，纳呆，泛恶，口干苦，尚有低热38℃，舌红苔薄黄，脉弦。咽部充血，血压150/106 mmHg。尿蛋白(+++)，尿中有红细胞、白细胞，24 h尿蛋白定量5.4 g，血尿素氮8.0 mmol/L，肌酐185 μmol/L。

中医辨证：感受外邪，引发旧疾。

治法：先以清解利水。

处方：金银花30 g，半枝莲30 g，白茅根30 g，车前子30 g，泽泻15 g，甘草4 g，赤苓、猪苓各15 g，青皮、陈皮各10 g，大腹皮10 g。

服药2剂,热退,小便增多(每日800 mL增加至1 300 mL)。连续服药1周,咽痛除,其他症状亦好转,小便增至每日3 000 mL,浮肿明显消退,血压降至120/78 mmHg。服药旬日,浮肿退,体重减轻7 kg。改进益肾清利,活血祛风之剂。处方:鹿衔草30 g,桑寄生30 g,金雀根30 g,扦扦活30 g,落得打30 g,甘草5 g,半枝莲30 g,茯苓15 g,陈皮10 g,白茅根30 g,小蓟30 g。

连续服药,一般情况好,血压正常,化验24 h尿蛋白定量减至0.76 g,红细胞少许,肾功能正常。于1982年12月10日出院。出院后随访4年完全缓解。

按语:本病例患者过去有肾炎病史,发病初起为上呼吸道炎症,因感受外邪而导致肾炎急性发作,随即出现小便少,面部及下肢浮肿,尿中出现蛋白质和红细胞,血压高。中医按辨证用清解利水之剂连续服药1周,小便明显增多,浮肿显著消退,血压降低,疗效是显著的。随访4年情况良好,完全缓解。

【急性肾炎】

吴某,女,14岁,学生。初诊日期:1960年1月11日住院。

主诉:面部及下肢浮肿5天伴发热。

现病史:患者于入院前12天起咽痛,形寒发热,4天后好转。至入院前5天又形寒发热,头痛,咳嗽,面部及下肢浮肿,日渐增剧,小便短少,大便溏薄,纳差。查体:体温37.8℃,血压170/110 mmHg,面部轻度浮肿。咽部充血,扁桃体较大,心脏无异常。右肺背部有少许啰音,腹胀满,肝脾未扪及,下肢有明显的凹陷性浮肿。实验室检查:血白细胞8.9×10^9/L,血沉40 mm/h,尿素氮10.7 mmol/L,肌酐128 μmol/L,尿蛋白(+),尿红细胞(+)。

西医诊断:急性肾炎。

中医诊断:水肿。

中医辨证:外感风热之邪,肺失宣化,三焦水道不利。

治法:清疏风热,宣肺利水。

处方:浮萍6 g,桑叶、桑皮各10 g,薄荷6 g,牛蒡子10 g,黄芩10 g,冬瓜子、冬瓜皮各10 g,象贝母10 g,杏仁10 g,带皮苓15 g,泽泻15 g,车前子30 g,白茅根30 g。

二诊:1960年1月16日,服药3天,汗出热退,小便较多,浮肿渐退,血压降至140/85 mmHg,至入院第4天又咽痛发热,用银翘散和四苓散加味。处方:白术10 g,茯苓15 g,泽泻10 g,猪苓15 g,黄芩10 g,黄柏10 g,黄连5 g,山豆根6 g,枳壳10 g,甘草5 g。

三诊:1960年1月26日,服2剂后热退,咽痛除,血压继续下降至110/60 mmHg,以前方减去黄柏、黄连,加小蓟30 g,白茅根30 g,桑叶、桑皮各10 g,冬瓜子、冬瓜皮各15 g,连续服5天,浮肿消退,咽痛除,一般情况好,但尿中尚有蛋白质、红细胞。外邪已解,正气亏虚,改进补益脾肾之剂。处方:党参15 g,白术10 g,茯苓15 g,熟地15 g,淮山药15 g,当归10 g,白芍10 g。服药2周,复查尿已正常,于2月3日出院。

按语:本病例反复发热,血压较高,浮肿亦甚,按中医辨证用清解利水之剂,未用抗生素、降压药、利尿剂而炎症控制,浮肿消退、血压下降,中药疗效是可见的。

急性肾炎有感染发热者,首先应控制感染发热。一般发热退,其他情况亦好转。急性肾炎高血压,随着小便增多,浮肿消退,血压自然下降。经多数病例观察,一般约旬日可降至正常。

【紫癜性肾炎】

案例1:紫癜性肾炎(尿血症)

黄某,女,11岁。初诊日期:2007年8月24日。

现病史:患者在2年前患过敏性紫癜,并有血尿,曾服用激素和雷公藤多苷,经治疗后病情得到缓解,但镜检血尿时多时少,特寻中医调治。目前镜检血尿(+++),一般情况尚好,纳可,大小便如常,皮肤无紫癜,舌质稍红,苔薄腻,脉细。

中医辨证:气阴不足,气虚摄血乏能,阴虚内热,迫血妄行。

治法:益气养阴止血。

处方:太子参15 g,黄芪15 g,生地10 g,旱莲草30 g,景天三七30 g,仙鹤草30 g,白茅根30 g,小蓟30 g,甘草5 g,炒蒲黄10 g,血余炭10 g。

二诊:2007年11月30日,服前方适,复查尿红细胞减少为5~7个/HP。

三诊:2008年5月29日,近因感冒咽痛,尿血又增至(++),按急则治标,予以清解之剂。处方:荆芥10 g,牛蒡子10 g,金银花15 g,甘草5 g,蒲公英30 g,白花蛇舌草30 g,陈皮10 g,白茅根30 g,小蓟30 g,炒蒲黄10 g,茜草炭10 g,藕节炭30 g。

四诊:2008年6月6日,感冒咽痛已除,镜检尿血减少至4~5个/HP,一般情况可,舌苔薄,脉数细,治以扶正调理。处方:黄芪15 g,白术10 g,防风10 g,甘草5 g,白花蛇舌草30 g,陈皮10 g,白茅根30 g,小蓟30 g,炒蒲黄10 g。

按语:患者每隔1~3个月来诊治一次,复查尿的情况,随访7年多,紫癜未复发过。有感冒时尿中红细胞可增多至(+~++)。平时身体情况良好,正常发育成长,反复检查尿液多属正常或有少量红细胞。在临床实践中,有一部分患者对中医药颇为信任,在疾病已缓解的情况下,仍间断来随访,这使我们医生能长期观察到治疗的结果,有利于总结经验,不断提高诊治水平。

案例2:紫癜性肾炎

陈某,男,46岁。初诊日期:2013年5月26日。

现病史:患紫癜性肾炎已1年,经服激素和雷公藤多苷片治疗,目前皮肤上紫癜已消除,但小便中红细胞时多时少,尚在用小剂量激素,每日服一片半,雷公藤多苷片每日6片,分3次吞服。患者一般情况尚好,纳可,大小便如常,但镜检尿中有红细胞(++),平时易感冒,口干舌红苔薄,脉数细弦。血压110/80 mmHg。

中医辨证:病久气阴亏虚,内热迫血妄行。

治法:滋阴凉血止血。

处方:生地15 g,丹皮10 g,旱莲草30 g,珠子参10 g,小蓟30 g,黄芩10 g,茜草炭15 g,陈皮10 g,炒蒲黄10 g(包)。

二诊:2013年10月14日,近来情况如前,尿中红细胞(+),治用前方加紫草根15 g,三七粉4 g(吞)。

三诊:2013年11月4日,患者已停服激素,雷公藤多苷片减至每日3片,目前一般情况尚可,近咽部不适较红,口干,有外感风热之邪,舌苔微黄,脉细,尿红细胞(+),血压110/70 mmHg,改用疏解清化之剂。处方:荆芥10 g,牛蒡子10 g,白花蛇舌草30 g,甘草5 g,桔梗6 g,白茅根30 g,小蓟30 g,茜草炭10 g,蒲公英30 g,荠菜花30 g,陈皮10 g,茯苓15 g。

四诊:2013年11月25日,感受外邪之后,尿中红细胞又增加至(++),血肌酐96 μmol/L,尿素氮4.6 mmol/L,尿酸381 μmol/L,口干,咽部稍红,舌苔薄,脉较细,改进滋阴凉血,化瘀止血之剂。处方:生地10 g,珠子参10 g,北沙参15 g,白茅根30 g,小蓟30 g,水牛角15 g,紫草15 g,茜草炭10 g,炒蒲黄10 g(包),丹皮10 g,陈皮10 g,三七粉4 g(吞),琥珀粉4 g(吞),旱莲草30 g。

五诊:2013年12月16日,尿血减至(+),血常规正常,诉有腰酸,口干,纳可,大小便尚可,苔薄尖红,脉缓,治用前方续进。

六诊:2014年9月29日,今年以来间断服中药,雷公藤多苷片已停服,近1周来又感冒、鼻塞,咽痛,咳痰不多,夜有盗汗,恶风,舌较胖,苔薄腻,脉较细,治以标本兼顾。处方:桑叶10 g,牛蒡子10 g,乌蔹莓15 g,蒲公英30 g,炒蒲黄10 g(包),茜草炭15 g,白茅根30 g,藕节炭30 g,卷柏10 g,黄芪15 g,浮小麦30 g,炒枳壳10 g。

七诊:2014年10月19日,感冒已好,尿血(+),盗汗除,但腰酸,乏力,口干,舌较胖苔薄,脉缓,大小便尚可,治以益气健脾,化瘀止血。处方:党参15 g,黄芪30 g,白术10 g,防风10 g,旱莲草30 g,仙鹤草30 g,甘草5 g,陈皮10 g,黄精15 g,鹿衔草30 g,桑寄生30 g,藕节炭30 g,炒蒲黄10 g,三七粉4 g(吞)。

八诊:2015年3月23日,近又感冒咽痛,咽红,口干,纳可,大小便如前,苔薄,脉较细,尿红细胞又增至(++),蛋白(-),治以标本兼顾。处方:牛蒡子10 g,板蓝根10 g,甘草5 g,白花蛇舌草30 g,蒲公英30 g,白茅根30 g,小蓟30 g,藕节炭30 g,茜草炭15 g,炒蒲黄10 g(包),珠子参10 g,三七粉4 g(吞),陈皮10 g。

九诊:2015年5月29日,情况好,咽不痛,但乏力汗出,纳可,大便日3次不薄,舌质较胖,有齿痕苔薄,脉细,尿中红细胞少至2～3个/HP,治以健脾益气止血。处方：党参 15 g，白术 10 g，黄芪 30 g，防风 10 g，甘草 5 g，仙鹤草 30 g，景天三七 30 g，珠子参 10 g，旱莲草 30 g，三七粉 4 g（吞），白茅根 30 g，陈皮 10 g。

十诊：2015 年 7 月 17 日，情况如前，纳可，大小便如前，苔薄质较胖，脉缓，血压 120/70 mmHg，尿中红细胞（+），蛋白（-），治用前方去景天三七续进。

十一诊：2015 年 8 月 7 日，情况好无不适，尿中红细胞 2～3 个/HP，白细胞 0～1 个/HP，治用前方。

按语：本例紫癜性肾炎曾用激素、雷公藤多苷片治疗 1 年多，紫癜已消除不发，但尿中红细胞时多时少，有呼吸道感染时，尿中红细胞反复增多而来服中药治疗。2 年多时间间断服中药，尿中红细胞多时来诊治，好转后又中断治疗。从 2 年多临床观察来看，该病例用激素和雷公藤多苷片对消除紫癜有效，但对消除血尿疗效不明显，往往在外感后尿血加重。用中医药后对改善一般症状、消除外感和减少尿中红细胞有一定的功效。

【肾病综合征】

案例 1：肾病综合征

张某，男，57 岁。初诊日期：2007 年 7 月 16 日。

主诉：面部及双下肢浮肿 1 月余。

现病史：近 1 月来患者面部及双下肢浮肿，日渐增剧，小便尚可，纳食和大便正常。在外院诊治，尿蛋白（+++），尿红细胞 3～4 个/HP，尿白细胞 3～5 个/HP，血胆固醇 8.44 mmol/L，三酰甘油 5.92 mmol/L，血肌酐 71 μmol/L，尿素氮 6.0 mmol/L，血红细胞 4.2×10^{12}/L，白细胞 6.7×10^9/L，血压 140/90 mmHg，下肢凹陷性浮肿，舌苔腻微黄，脉弦。

西医诊断：肾病综合征。

中医诊断：水肿。

中医辨证：湿热瘀蕴阻，脾肾功能失常。

治法：清化湿热，利水消肿。

处方：黄柏 10 g，土茯苓 30 g，卫矛 30 g，石韦 30 g，虎杖 30 g，制大黄 10 g，王不留行 30 g，川草薢 30 g，赤芍 15 g，白茅根 30 g，车前子 30 g，玉米须 30 g，炙僵蚕 15 g，陈皮 10 g，黄芪 30 g，甘草 4 g。

另服雷公藤多苷片每次 2 片，每日 3 次，并服降压药治疗。

二诊：2007 年 7 月 30 日，服药 2 周，小便较前增多，浮肿退，大便日一次，苔腻渐化，血压降至 112/80 mmHg，超声检查左肾囊肿，脂肪肝，胆囊有结晶。复查尿蛋白阴性，尿红细胞 3～4 个/HP，前方续服。

三诊：2007 年 8 月 27 日，上周曾因外感发热，目前发热已退，尚有咳嗽，纳可，下肢肿退，舌苔薄腻，脉缓，尿蛋白阴性，尿红细胞 2～3 个/HP，复查血肌酐升至

130 μmol/L,尿素氮4.0 mmol/L,尿酸540 μmol/L,血压110/80 mmHg。处方:黄柏10 g,土茯苓30 g,卫矛30 g,制大黄10 g,虎杖30 g,白茅根30 g,甘草5 g,黄芪30 g,玉米须30 g,枳壳10 g,川萆薢30 g,炙僵蚕15 g,石韦30 g,小蓟草30 g。雷公藤多苷片继续服用。

四诊:2007年9月7日,面部及下肢浮肿已退,舌苔薄腻,脉缓,复查血肌酐97 μmol/L,尿素氮5.3 mmol/L,尿酸453 μmol/L,血胆固醇8.5 mmol/L,三酰甘油4.78 mmol/L,低密度脂蛋白5.9 mmol/L,高密度脂蛋白1.5 mmol/L,血糖6.75 mmol/L,尿蛋白阴性,尿红细胞6~7个/HP,治再清化湿热,佐以健脾化瘀。

五诊:2007年10月4日,肿退,一般情况好转,纳可,大便日2次,小便正常,舌苔薄腻,脉缓,血压100/60 mmHg,尿蛋白阴性,尿红细胞5~6个/HP,前方加旱莲草30 g,雷公藤减至1片,每日3次。

六诊:2007年10月22日,情况好转,无不适,纳可,大小便正常,血压正常110/80 mmHg,尿蛋白阴性,红细胞2~3个/HP,前方继服两周后停药。

按语:本病例表现为浮肿,蛋白尿,高脂血症,舌苔黄腻,西医诊断为肾病综合征,中医诊断为水肿,辨证为湿热蕴阻,脾肾功能失常,水泛肌肤,治以清化湿热,化瘀利水之剂,并服雷公藤多苷片和降压药。治疗3个月,病情缓解,遗憾的是对血脂未做复查,未能观察到血脂的情况。

案例2:肾病综合征

王某,女,5岁。初诊日期:2009年8月7日。

现病史:2007年11月下肢浮肿,尿中有蛋白质,诊断为肾病综合征,用泼尼松治疗后渐缓解。至2008年6月,因上呼吸道感染致病情复发,继续用激素治疗,至2009年6月激素减少,目前减至隔天服3片,但时发上呼吸道感染,尿中尚有少量蛋白质,纳可,大小便尚可,咽部较红,舌苔薄,脉细。

中医辨证:正气不足,卫外不固。

治法:益气固表,清化除邪。

处方:黄芪15 g,白术10 g,防风10 g,甘草5 g,茯苓15 g,白茅根15 g,陈皮10 g,板蓝根10 g,白花蛇舌草15 g。

二诊:2009年9月4日,药后适,纳可,大小便正常,无感冒,苔薄脉细,治用前方加太子参10 g,改用颗粒剂。

三诊:2009年10月16日,服前方后无感冒,激素继续减少,苔薄脉数,治用前方加生薏苡仁15 g。

四诊:2009年11月13日,近有咳嗽,咳痰不爽,咽部较充血,苔薄腻,舌尖红脉细,大小便尚可。新感外邪肺气不宣,改进疏解宣肺之剂。处方:荆芥10 g,桑叶10 g,牛蒡子10 g,前胡10 g,桔梗6 g,甘草3 g,杏仁10 g,象贝母10 g,板蓝根10 g,

蒲公英15 g,陈皮10 g。

五诊:2009年12月10日,咳痰皆少,咽充血减,一般情况好,苔薄脉细,治用以前方加减。处方:牛蒡子10 g,甘草5 g,白花蛇舌草15 g,炙紫菀10 g,炙僵蚕10 g,桔梗5 g,太子参10 g,黄芪10 g。

六诊:2010年1月15日,咳除已多日,但纳不多,一般情况尚可,苔薄脉细,治用益气健脾和胃。处方:太子参10 g,白术10 g,黄芪15 g,甘草5 g,陈皮10 g,茯苓10 g,炙鸡金10 g,谷芽、麦芽各10 g,佛手5 g,防风6 g。

按语:本例肾病综合征用激素治疗后病情缓解,但经常感冒而来中医药治疗。用玉屏风散加味,服中药2个月来未有感冒。慢性肾病不少患者因感冒而导致病情反复,有些患者由此病情进展恶化。因此,在肾病治疗过程中,须重视预防感冒和其他感染疾病的发生,这是一个值得重视的问题。

案例3:肾病综合征

陆某,男,64岁。初诊日期:2013年12月13日。

现病史:双下肢浮肿,小便中泡沫多已5个月,胸闷、心悸、小便较少,大便日一次,腹不胀,自汗多,有时口干,双下肢凹陷性浮肿,舌胖,苔薄,脉细弦,血压130/90 mmHg。实验室检查:血肌酐74 μmol/L,尿素氮5.5 mmol/L,尿酸465μmol/L,血浆总蛋白52 g/L,白蛋白31 g/L,24 h尿蛋白定量3.18 g。B超示:双肾囊肿,前列腺增生。

西医诊断:肾病综合征。

中医辨证:脾肾阳虚,水液滞留肌肤而水肿。

治法:健脾益气,温肾利水。

处方:白术10 g,黄芪30 g,桂枝10 g,熟附块6 g,泽泻10 g,猪茯苓各15 g,车前子30 g,莪术15 g,桃仁10 g,泽兰30 g,青皮、陈皮各10 g,枳壳10 g,金雀根30 g,接骨木30 g,制大黄10 g。

二诊:2014年1月17日,药后小便较多,下肢浮肿渐消退,纳可,大便日1~2次,舌淡胖,苔薄,脉较沉细,尿蛋白仍多,24 h尿蛋白定量5.06 g,血浆总蛋白46 g/L,白蛋白23 g/L。治拟前方加党参15 g,加雷公藤多苷片2片,日3次。

三诊:2014年2月21日,两下肢肿较前消退,小便较多,大便日2次,舌淡苔薄,脉缓,复查24 h尿蛋白定量减为3.34 g,血压112/82 mmHg,治拟前方去制大黄。

四诊:2014年4月4日,小便量大,双下肢肿消退,体重减轻,但24 h尿蛋白定量仍为3.34 g,舌淡苔薄,脉较细缓,前方去车前子、猪苓,加补骨脂10 g,熟附块增至9 g。

五诊:2014年5月10日,病如前,舌淡,苔薄,脉缓,血压105/70 mmHg,尿蛋白未见减少,治再拟前方黄芪增至50 g。

六诊:2015年5月8日,中断治疗1年,雷公藤多苷片亦不服,目前下肢浮肿不甚,小便尚多,大便日1～2次,纳可,腰酸,腹中痛,舌淡,脉缓,血压130/90 mmHg,复查24 h尿蛋白定量升至3.97 g,血胆固醇10.68 mmol/L,血肌酐73 μmol/L,尿素氮3.1 mmol/L,尿酸429 μmol/L,血浆白蛋白19.7 g/L,球蛋白43.4 g/L,肾小球滤过率85.05 mL/min,治再拟健脾温肾,化瘀利水。处方:黄芪30 g,白术30 g,熟附块10 g,桂枝10 g,茯苓30 g,泽泻15 g,莪术15 g,桃仁10 g,金雀根30 g,接骨木30 g,落得打30 g,制大黄10 g,丹参30 g,鹿衔草30 g,车前子30 g(包),甘草5 g,青皮、陈皮各10 g,泽兰30 g。

七诊:2015年5月22日,浮肿逐渐消退,蛋白尿有所减少,24 h尿蛋白定量减少至2.42 g,目前腰酸,下肢浮肿,小便较多,大便日1次,舌胖,苔薄,脉缓。治拟原方,去制大黄、车前子加补骨脂10 g,党参15 g。

八诊:2016年6月6日随访,患者间断治疗,目前浮肿已退,24 h尿蛋白定量已减至2 g。

按语:该水肿患者病程较长,且治疗不持续,时有间断,但从随访情况来看,中医药治疗尚有一定的疗效。该病辨证为脾肾亏虚,偏于肾阳虚,故治疗用真武汤和五苓散为主,温肾健脾,益气利水。用药后浮肿逐渐消退。停服中药1年,症情反复,浮肿又增剧而来诊治,继续用前法治疗,浮肿又逐渐消退,尿蛋白也逐渐减少。

案例4:肾病综合征

凌某,男,73岁。初诊日期:2014年12月15日。

现病史:2013年5月起下肢浮肿,住院治疗诊断为肾病综合征,一年半来下肢仍有浮肿,目前下肢浮肿明显,小便尚多,腰酸乏力,纳可,大便日一次,腹中适,舌苔较腻质暗红,脉弦。血压140/70 mmHg,24 h尿蛋白定量7.603 g,尿中红细胞62个/HP,白细胞10个/HP,血胆固醇9.09 mmol/L,三酰甘油4.51 mmol/L。

中医辨证:高龄脾肾亏虚,气化乏能,健运失常,精微下泄,水湿瘀浊滞留。

治法:温肾健脾利水,化瘀泄浊。

处方:熟附块10 g,桂枝10 g,黄芪30 g,白术30 g,泽兰叶30 g,卫矛30 g,防风、防己各10 g,金雀根30 g,落得打30 g,扦扦活30 g,泽泻15 g,枳壳10 g,甘草5 g,茯苓30 g。

二诊:2014年12月29日,药后小便增多,下肢肿渐退,纳可,大便日1～2次,腹中适,舌苔腻较化,舌背青筋明显,脉较弦,血压150/80 mmHg,血红蛋白135 g/L,红细胞4.14×10^{12}/L,尿蛋白(+++),尿红细胞77个/HP,尿白细胞7个/HP,治用前方续进。

三诊:2015年1月11日,下肢肿明显消退,小便多,纳可,大便较薄,日2～3次,舌苔较腻,脉弦,复查24 h蛋白定量减至3.79 g,治用前方加炒山楂、炒神曲各15 g。

四诊：2015年1月26日，下肢肿退，纳可，但有时泛酸，大便日2次不薄，脉较细，血压120/80 mmHg，治用前方加制半夏10 g，陈皮10 g。

五诊：2015年3月2日，近来下肢又有些肿，纳可，大小便情况如前，舌苔较腻，脉弦，尿蛋白（++），尿红细胞30个/HP，血压120/80 mmHg。治用以前方加减。处方：黄芪30 g，白术10 g，丹参30 g，川牛膝15 g，金雀根30 g，卫矛30 g，泽兰叶30 g，猪苓15 g，莪术15 g，桃仁12 g，落得打30 g，枳壳10 g，扦扦活30 g，防风、防己各10 g，泽泻15 g，决明子30 g，制大黄10 g。

六诊：2015年3月16日，情况如前，复查24 h尿蛋白定量又较前上升至5.605 g，血肌酐69 μmol/L，尿素氮9.26 mmol/L，尿酸541 μmol/L，血胆固醇8.60 mmol/L，低密度脂蛋白5.95 mmol/L，治用前方。

七诊：2015年3月31日，下肢浮肿渐退，小便多，大便日2次较薄，纳可，舌苔较腻，脉较细弦，治用前方加制苍术15 g。

八诊：2015年4月13日，情况如前，治用前方加鸡血藤30 g，石韦30 g。

九诊：2015年4月27日，情况较好，舌苔腻化，脉缓，血压100/70 mmHg，前方继服。

十诊：2015年5月21日，下肢尚有些肿，左下肢有胀感，小便尚可，纳与大便如常，舌苔薄微黄，脉缓，血压130/80 mmHg，24 h尿蛋白定量减少至3.794 g，治用前方加减。处方：黄芪30 g，白术15 g，莪术15 g，石韦30 g，川牛膝15 g，泽兰叶30 g，桃仁10 g，金雀根30 g，扦扦活30 g，落得打30 g，丹参30 g，赤芍15 g，猪苓15 g，泽泻15 g，川萆薢30 g，炒枳壳10 g，络石藤30 g，制大黄10 g，蝼蛄6 g。

十一诊：2015年6月8日，情况如前，化验指标有好转，血肌酐66 μmol/L，尿素氮6.94 mmol/L，尿酸493 μmol/L，血胆固醇4.24 mmol/L，三酰甘油2.45 mmol/L，低密度脂蛋白2.35 mmol/L，尿蛋白（++），尿红细胞65个/HP，尿白细胞15个/HP，治用前方续进。

十二诊：2015年6月22日，情况较好，下肢肿退，纳可，大小便如前，舌苔薄，舌背青筋较明显，脉缓，治用前方。

十三诊：2015年7月22日，情况如前，复查24 h尿蛋白定量减至1.565 g，舌苔又较腻，脉缓，血压120/70 mmHg，治用前方加制苍术15 g。

按语：该病例为年高患者，以下肢浮肿为主，尿蛋白多，血脂高，按辨证属脾肾阳虚为主，导致水湿瘀浊蕴阻，治以温肾健脾为主，佐以利水泄浊，活血化瘀。服药7个月肿退，24 h尿蛋白定量从7.603 g减至1.565 g，血脂亦明显下降，后期以健脾益气为主，佐以化瘀通络利湿。

案例5：肾病综合征

蔡某，女，33岁。初诊日期：2010年3月10日。

现病史：去年5月起，两下肢浮肿半个月，经住院治疗，诊断为肾病综合征。后又做肾穿刺诊断为系膜增生及局灶节段硬化性病变，伴新月体形成，用激素冲击治疗后浮肿消退。24 h尿蛋白定量从6 g减少至2.5 g，感冒后又稍有升高。目前不肿，但腰背疼痛，咳嗽，口干，大便日一次，小便尚多，咽部充血，舌苔薄腻，质暗红，脉细。血压140/90 mmHg，24 h尿蛋白定量2.3 g，尿红细胞30～40个/HP。血肌酐58 μmol/L，尿素氮5.1 mmol/L，尿酸276 μmol/L。激素减量中。

中医辨证：脾肾亏虚，气化失司，并有外邪犯肺。

治法：标本兼顾，益肾补气健脾，宣肺利水。

处方：鹿衔草30 g，桑寄生30 g，黄芪30 g，白术30 g，金雀根30 g，炙僵蚕15 g，板蓝根10 g，牛蒡子10 g，白花蛇舌草30 g，扦扦活30 g，落得打30 g，陈皮10 g，白茅根30 g，小蓟30 g。

二诊：2010年4月2日，药后尚适，情况较好，复查尿蛋白阴性，尿红细胞减为2～4个/HP，激素在减量中，每日6片，前方续进。

三诊：2010年5月17日，咳除，咽部适，腰痛减轻，纳可，大小便正常，舌苔薄，脉细，复查尿蛋白(++)，24 h尿蛋白定量308 mg，再以原方加减。处方：鹿衔草30 g，桑寄生30 g，甘草3 g，黄芪30 g，防风10 g，炙僵蚕15 g，旱莲草30 g，白茅根30 g，扦扦活30 g，金雀根30 g，白花蛇舌草30 g，小蓟草30 g。

四诊：2010年7月9日，近因尿路感染，小便频数，阴部瘙痒，有带下、腰酸，大便尚可，舌质稍腻，脉细滑，复查尿白细胞(+++)，尿红细胞(++)，尿蛋白(++)，24 h尿蛋白定量1.125 g，血压120/80 mmHg，由于湿热蕴阻下焦，治宜清利湿热为主。处方：黄柏10 g，土茯苓30 g，甘草15 g，穿心莲10 g，地肤子15 g，黄芩10 g，苦参10 g，蒲公英30 g，鹿衔草30 g，桑寄生30 g，金雀根30 g，扦扦活30 g，落得打30 g，炒枳壳10 g。

五诊：2010年7月23日，药后症状好转，小便利，带下减少，阴部痒亦减，腰酸轻，前方续进。

六诊：2011年7月7日，患者近1年来情况好，无特殊不适，纳可，大小便正常，舌质嫩苔薄，脉细，复查24 h尿蛋白定量微量，尿白细胞(-)，尿红细胞3～5个/HP。辨证邪去正虚，治以扶正调理。处方：黄芪30 g，炒白术10 g，淮山药30 g，甘草5 g，炒枳壳20 g，芡实30 g，景天三七30 g，白茅根30 g，旱莲草30 g，茜草根10 g。

按语：本例临床表现以浮肿、蛋白尿为主，肾穿刺为系膜增生及局灶部硬化性病变伴新月体形成，是比较难治的病证。初期以激素治疗，病情缓解，但在激素减量过程中，患者时有感冒及尿路感染，以致病情反复，乃求治中医。按辨证论治原则，以标本兼顾，扶正祛邪并进，一方面补肾健脾，另一方面祛风清利，使病情逐渐趋于稳定，随访一年，病情缓解。

【膜性肾病】

案例1：膜性增殖性肾炎

童某,女,58岁。初诊日期:2004年5月31日。

现病史: 下肢浮肿伴神疲乏力2年。曾住院做肾穿刺诊断为膜性增殖性肾炎,用激素、雷公藤多苷片治疗已1年多。目前仍在服少量激素,隔天服2片雷公藤多苷片,每次2片,一日3次,但下肢仍有些浮肿,神疲乏力,腰背痛,纳呆,大便日2次,舌胖苔白腻,脉细。血压128/60 mmHg。实验室检查:尿蛋白(++),24 h尿蛋白定量1.9 g,血浆白蛋白29.0 g/L,球蛋白2.10 g/L,胆固醇8.15 mmol/L,三酰甘油4.78 mmol/L,血肌酐52 μmol/L,尿素氮4.50 mmol/L。

中医辨证: 脾肾亏虚,不能升清泄浊,湿浊瘀内蕴。

治法: 益肾健脾,泄浊化瘀利湿。

处方: 鹿衔草30 g,桑寄生30 g,党参15 g,白术15 g,茯苓15 g,黄芪30 g,细柴胡10 g,制大黄10 g,生薏仁30 g,莪术15 g,泽兰叶30 g,虎杖30 g,片姜黄10 g,甘草5 g,徐长卿15 g,海藻10 g,昆布10 g,枳壳10 g。

二诊: 2004年6月28日,药后情况较好,但纳欠佳,舌苔脉象如前。治用前方去徐长卿、细柴胡、制大黄,加砂仁3 g,炒山楂30 g,仙灵脾30 g,补骨脂10 g。

三诊: 2004年7月19日,下肢肿渐退,小便不多,大便较溏薄,舌形胖苔较腻,脉细,尿蛋白(++),24 h尿蛋白定量1.2 g,较前减少,血压120/70 mmHg,治用前方去补骨脂,加仙鹤草30 g,芡实30 g,防风10 g。

四诊: 2004年8月23日,情况较好,纳可,大便正常,小便多,下肢肿退,舌苔腻化薄,脉细,血压110/70 mmHg,尿蛋白减少,24 h尿蛋白定量已减至0.4 g,治用前方加减以扶正为主。处方:党参15 g,茯苓15 g,黄芪30 g,白术10 g,防风10 g,片姜黄10 g,虎杖30 g,生薏仁30 g,莪术10 g,海藻15 g,生山楂30 g,炒枳壳10 g,制大黄10 g。

五诊: 2004年9月6日,情况好无不适,但易感冒,纳可,大小便如常,舌有齿痕,苔薄腻,治用前方去制大黄续进。

按语: 本例肾病综合征用激素和雷公藤多苷片治疗1年多,情况有所好转,但下肢仍肿,24 h尿蛋白定量尚有1.9 g。按辨证,虚实兼顾,扶正和祛邪并进,一方面补肾健脾益气,另一方面化湿泄浊祛瘀。调治3月余,下肢肿退,24 h尿蛋白定量减少至0.4 g,一般情况好。

案例2：膜性肾病

朱某,男,3岁。初诊日期:2011年8月23日。

现病史: 患者于2011年7月16日起发热7天,住院治疗。尿中有蛋白(+++),并有红细胞。做肾穿诊断为膜性肾病,早期用激素治疗,情况好转。出院后用中医药治疗,激素继续服用,一般情况尚好,面部激素化,纳可,小便尚多,大便2日一次,稍有咳嗽,舌苔薄质较红,脉较数。尿蛋白(++),尿红细胞1~2个/HP。

中医辨证:外邪袭肺,继而入肾,气化失常。

治法:先以宣肺祛风清利。

处方:牛蒡子10 g,炙僵蚕10 g,黄芩10 g,甘草5 g,金雀根30 g,扦扦活15 g,落得打15 g,白茅根15 g,制大黄6 g,陈皮6 g。

二诊:2011年9月2日,药后尚可,情况如前,治用前方续进。

三诊:2011年10月7日,尿蛋白阴性,尿红细胞3~5个/HP,咳除,激素减量中,情况尚可。治用前方去牛蒡子、炙僵蚕、黄芩,加黄芪15 g,白术10 g,黄柏6 g,荠菜花10 g,小蓟15 g。

四诊:2011年10月21日,激素在逐渐减量中,一般情况好,纳可,大小便正常,舌苔薄尖红,脉细,复查尿阴性,治以扶正为主,玉屏风加味。处方:黄芪15 g,白术10 g,防风6 g,甘草3 g,黄柏6 g,金雀根10 g,扦扦活10 g,茯苓10 g,白茅根10 g,荠菜花10 g,生地10 g。

五诊:2012年1月20日,前方连服至今,情况良好无不适,舌苔脉象无变化,血压90/60 mmHg。治用前方。

六诊:2012年3月4日,情况好,但复查尿中有红细胞3~5个/HP,舌苔薄质较红,脉细,治用前方加小蓟10 g,旱莲草15 g。

七诊:2012年5月14日,近半月来尿中红细胞较多,有30个/HP,尿蛋白阴性。舌较红苔薄,脉细,大便正常,治以清热凉血止血。处方:生地10 g,丹皮5 g,黄柏10 g,甘草3 g,白茅根15 g,小蓟15 g,荠菜花15 g,旱莲草15 g,炒蒲黄6 g,茜草炭5 g,陈皮10 g。

八诊:2012年7月,尿中红细胞时多时少,激素仍在逐渐减量,一般情况尚好,舌苔薄质红,脉细,治用前方续进。

九诊:2013年1月11日,激素已减至每2天服2片,一年多来尿中蛋白阴性,红细胞已减少至2~10个/HP,舌苔脉象无特殊变化,治用玉屏风散加味。处方:黄芪15 g,白术10 g,防风9 g,甘草3 g,黄精9 g,茯苓10 g,白茅根15 g,小蓟15 g,白花蛇舌草15 g,陈皮6 g。

十诊:2013年5月3日,激素已减至每2天服半片,一般情况好,尿正常,治用前方去白花蛇舌草、小蓟,加太子参10 g。

十一诊:2013年11月1日,激素已停服,面部已恢复正常,纳可,大小便正常,复查尿和肾功能皆正常,家属诉激素配合中药治疗,在2年多时间中有过两次感冒,但病情未见反复,尿蛋白未反复出现。

按语:本例肾病之前用激素治疗后病情缓解。在临床上有部分肾病儿童在治疗中撤减激素时往往因并发上呼吸道感染而病情易反复,因此患者家属要求中西医结合治疗。在2年多的治疗中有过2次感冒,肾病未见反复,蛋白尿未反复增多。中医药治疗原则是扶正祛邪,以玉屏风散为主随症加减,对防止病情反复有一定的帮助。

案例3:膜性肾病

刘某,男,40岁。初诊日期:2014年9月17日。

主诉: 发现泡沫尿1年余。

现病史: 2013年10月1日左下肢肿,尿中有蛋白,腰酸,咽炎,经肾穿刺诊断为Ⅰ~Ⅱ期膜性肾病,用泼尼松、降血脂药已10月余。目前腰酸明显,左下肢肿,纳可,大便日一次,小便不多,口干,舌苔微黄较腻,舌背青筋明显,脉较弦。血压130/95 mmHg。

中医辨证: 脾肾亏虚,瘀浊内蕴。

治法: 扶正祛邪,标本兼顾,滋阴清热,祛瘀泄浊。

处方: 黄柏10 g,知母10 g,甘草5 g,金雀根30 g,落得打30 g,扦扦活30 g,莪术15 g,桃仁10 g,制大黄10 g,陈皮10 g,虎杖30 g,卫矛30 g,川萆薢30 g,红藤30 g。

二诊: 2014年9月23日。血压120/80 mmHg。情况如前,纳可,大小便如前,苔薄,脉缓,腰酸胀。血常规:红细胞5.32×10^{12}/L,白细胞10.5×10^9/L,血红蛋白159 g/L;尿常规:尿蛋白(+++),尿红细胞4个/HP,尿白细胞1个/HP;肾功能:血肌酐77.3 μmol/L,尿素氮4.14 mmol/L,尿酸539 μmol/L;血脂:胆固醇5.36 mmol/L,三酰甘油2.76 mmol/L,低密度脂蛋白3.06 mmol/L。治用前方去落得打,加黄芪30 g,川牛膝15 g,白术10 g,秦皮30 g。

三诊: 2014年10月15日,血压130/90 mmHg,下肢尚有浮肿,腰酸,小便尚多,大便日一次,纳可,苔中根薄黄腻,口干,脉缓。血常规:红细胞1.98×10^{12}/L;尿常规:尿蛋白(++),尿红细胞(+);24 h尿蛋白定量3 096.0 mg。治用前方出入。黄芪30 g,黄柏10 g,知母10 g,甘草5 g,制大黄10 g,金雀根30 g,扦扦活30 g,落得打30 g,炙僵蚕15 g,莪术15 g,桃仁10 g,虎杖30 g,卫矛30 g,秦皮30 g,枳壳10 g。

四诊: 2014年11月4日,血压140/100 mmHg。激素日服3片半。情况如前,口干,小便多,大便一次,纳旺,苔薄黄腻,脉缓。实验室检查:餐后血糖9.24 mmol/L;24 h尿蛋白定量2 719.5 mg。治用前方加黄芩10 g,黄连6 g。

五诊: 2014年11月18日,情况如前,苔黄腻,脉缓。治用前方加黄连10 g。

六诊: 2014年12月2日,血压140/90 mmHg。患者下肢肿已退,小便多,大便正常,纳可,腹中肠鸣,苔薄微黄,脉缓,寐差。实验室检查:尿常规:尿蛋白(+);24 h尿蛋白定量1 244.06 mg。治用前方加黄芩10 g,苦参10 g。

七诊: 2014年12月16日,血压145/110 mmHg。情况如前,时有腹部疼痛,大便正常,小便尚可,纳可,苔薄黄腻,口不干,脉缓,目前腹不痛。实验室检查:尿常规:尿蛋白(+++),尿红细胞11个/HP,24 h尿蛋白定量3 465 mg;肾功能:血肌酐69.2 μmol/L,尿素氮3.01 mmol/L,尿酸312 μmol/L。治用前方出入。处方:黄柏10 g,制茅术15 g,金雀根30 g,扦扦活30 g,落得打30 g,制大黄15 g,虎杖30 g,黄芩10 g,黄连6 g,莪术15 g,乌药10 g,枳壳10 g,黄芪30 g,桃仁10 g。

八诊: 2014年12月30日,情况如前,下腹部尚痛,矢气多,大便干,近来腰酸明显,小便不多,纳可,苔腻,口不干,脉缓。实验室检查:24 h尿蛋白定量1 534 mg。治用前方。处方:鹿衔草30 g,川牛膝15 g,桑寄生30 g,金雀根30 g,扦扦活30 g,莪术15 g,桃仁30 g,丹参30 g,乌药10 g,制香附10 g,枳壳10 g,大腹子、大腹皮各15 g,延胡索10 g,落得打30 g,制大黄15 g,黄柏10 g,黄芪30 g。

九诊: 2015年1月12日,下肢肿已退,下腹部痛除,矢气减少,大便正常,小便尚多,但口干,苔薄黄,脉缓。24 h尿蛋白定量1 205 mg;肾功能:血肌酐59.5 μmol/L,尿素氮3.11 mmol/L,尿酸312 μmol/L;血脂:胆固醇3.74 mmol/L,三酰甘油1.56 mmol/L。治用前方去延胡索、大腹子、大腹皮,加黄芩10 g。

按语: 慢性肾炎内因脾肾亏虚,外因风邪、湿邪乘虚侵入所致;或因急性肾炎调治失当,迁延伤肾发展而来。本病病位在肾,病变为肾用失司,主水、封藏等功能减退,出现腰酸、水肿、眩晕、尿浊、尿血等诸症。湿热郁遏,瘀血蕴阻为本病迁延反复的主要病机。益肾清利,活血祛风为慢性肾炎治疗大法。若进展期应祛风、清热、利湿热。本病例慢性肾炎已1年余,迁延日久,辨证属于脾肾亏虚,瘀浊内蕴,治疗宜滋阴清热,祛瘀泄浊。习用知母、黄柏滋阴清热;制大黄、莪术、桃仁、卫矛活血化瘀;川草薢、虎杖化湿泄浊;金雀根、扦扦活、落得打为降尿蛋白经验用药,三药功用益气活血,祛风利湿,常用于肾炎风邪入肾,湿阻瘀滞导致浮肿、蛋白尿等。用大黄,有行瘀血、破癥瘕、下积聚、荡涤肠腑、推陈出新、通利水谷、调中化食、安和五脏的作用。现代药理研究亦表明大黄具有清热通便、抗病毒、消炎、降压、利尿和降低血肌酐、尿素氮的作用。本病例24 h尿蛋白定量从最初3 000多mg降至1 205 mg,虽然中间因腹痛等因素有所反复,但经辨证论治,标本同治后,较为稳定,同时尿酸也从500 μmol/L多降至300 μmol/L多,血脂指标亦下降明显,疗效是显著的。

【IgA肾病】

案例1:IgA肾病

戴某,女,34岁。初诊日期:2008年8月5日。

主诉: 眼睑浮肿伴尿中有蛋白5个月。

现病史: 今年3月起眼睑浮肿,尿检有蛋白和红细胞,住院肾穿刺诊断为IgA肾病(系膜增殖型部分小球硬化),用激素治疗,目前仍在服激素每日3片。自诉乏力,不肿,咽部较红不适,有黏痰,纳可,大便日1~2次,小便如常,舌苔薄质暗红,脉细较数。尿蛋白(++),血肌酐210 μmol/L,尿素氮14.3 mmol/L,尿酸574 μmol/L,血压124/80 mmHg。

中医辨证:脾肾亏虚,湿浊瘀毒滞留。

治法:益气化瘀,泄浊利湿解毒。

处方:黄芪30 g,灵芝30 g,甘草5 g,丹参30 g,莪术15 g,王不留行30 g,制大黄15 g,土茯苓30 g,落得打30 g,川萆薢30 g,白花蛇舌草30 g,虎杖30 g,陈皮10 g,牛蒡子10 g,炙僵蚕15 g。

二诊:2008年8月29日,服中药后情况较好,血肌酐降至148 μmol/L,尿素氮降至7.2 mmol/L,尿酸降至438 μmol/L,小便尚爽利,尿蛋白(+),尿白细胞7~10个/HP,尿红细胞2~4个/HP,舌苔较腻,脉细,治用前方加黄柏10 g,蒲公英30 g。

三诊:2008年9月6日,近因阴道霉菌感染,带下如豆腐渣样,量多,小便利,大便日2次,咽部仍不适有黏痰,舌苔薄黄,脉细,尿中白细胞(++),24 h尿蛋白定量0.89 g,尿红细胞3~5个/HP,减激素,每日2片,治以清解利湿。处方:黄柏10 g,苦参10 g,甘草4 g,川萆薢30 g,虎杖30 g,穿心莲10 g,土茯苓30 g,金银花15 g,制大黄15 g,白花蛇舌草30 g,陈皮10 g,制半夏10 g,射干10 g,西青果10 g,牛蒡子10 g,桔梗6 g。

四诊:2008年10月10日,带下减少,但月经淋漓不净,咽部尚不适,有少许痰,舌苔薄腻尖红,脉细,血压124/88 mmHg,复查血肌酐165 μmol/L,尿素氮8.1 mmol/L,尿酸451 μmol/L,治用前方去西青果、桔梗,加旱莲草30 g,生地榆30 g。

五诊:2008年12月26日,情况尚可,咽部不适,口干,舌苔薄黄,尿蛋白(+),尿红细胞2~3个/HP,治以清化。处方:黄柏10 g,炙僵蚕15 g,金银花15 g,蒲公英30 g,西青果10 g,制大黄10 g,虎杖30 g,射干10 g,落得打30 g,白茅根30 g,黄芩10 g,甘草5 g,金雀根30 g,陈皮10 g,土茯苓30 g,白花蛇舌草30 g。

六诊:2009年3月20日,近腰酸寐差,尚有少量带下,舌苔薄腻尖红,脉细,复查血肌酐165 μmol/L,尿素氮9.10 mmol/L,尿酸578 μmol/L,24 h尿蛋白定量1.06 g,血压136/90 mmHg,治用前方去射干、金银花、蒲公英、西青果,加秦皮30 g,苦参10 g,蒲公英30 g,夜交藤30 g。

七诊:2009年5月15日,情况如前,带下尚有,纳可,大小便如前,舌苔薄腻,脉细,血压120/86 mmHg,血肌酐155 μmol/L,尿素氮8.6 mmol/L,尿酸有所下降为488 μmol/L,尿蛋白(++),治用前方续进。

八诊:2009年7月10日,带下时多时少,咽部不适,痰少,纳可,大小便如前,血压110/80 mmHg,血肌酐155 μmol/L,尿素氮8.5 mmol/L,尿酸540 μmol/L,尿蛋白(-),尿白细胞(-),尿红细胞2~3个/HP,治用前方加减。处方:黄柏10 g,土茯苓30 g,苦参10 g,虎杖30 g,落得打30 g,制大黄15 g,王不留行30 g,白花蛇舌草30 g,甘草5 g,牛蒡子10 g,西青果10 g,川萆薢30 g,络石藤30 g,陈皮10 g,鹿衔草30 g。

九诊: 2009年10月9日,情况尚好,咽部适,带下少,药疼痛,大小便如前,舌苔薄,脉细,血压110/85 mmHg,血肌酐142 μmol/L,尿素氮8.0 mmol/L,尿酸438 μmol/L,尿蛋白(+−),尿白细胞0～3个/HP,尿红细胞2～3个/HP,治以益肾清利。处方:鹿衔草30 g,桑寄生30 g,淮牛膝15 g,甘草5 g,制大黄15 g,王不留行30 g,土茯苓30 g,金雀根30 g,落得打30 g,扦扦活30 g,黄芪30 g,络石藤30 g,虎杖30 g,徐长卿15 g,仙灵脾15 g。

十诊: 2009年12月4日,情况较好,腰疼痛减,舌苔脉象如前。复查血肌酐118 μmol/L,尿素氮6.0 mmol/L,尿酸348 μmol/L,血压120/82 mmHg。治用前方加夜交藤30 g,灵芝30 g。

十一诊: 2010年3月5日,情况尚可,但寐差,舌苔薄,脉细,大小便如常。复查血肌酐124 μmol/L,尿素氮7.5 mmol/L,血压正常,尿常规(−)。治用前方加五味子10 g,炒枣仁10 g,景天三七30 g。

十二诊: 2010年4月27日,近感冒咽痛,又有带下色黄,腰酸,纳可,口干,大小便尚可,舌苔薄,舌背青筋明显,血压120/85 mmHg,复查血肌酐142 μmol/L,尿素氮6.0 mmol/L,尿酸530 μmol/L,尿蛋白又上升(+～++)。处方:生地10 g,丹皮10 g,黄柏10 g,土茯苓30 g,制大黄10 g,牛蒡子10 g,白花蛇舌草30 g,甘草5 g,鹿衔草30 g,虎杖30 g,秦皮30 g,夜交藤30 g。

十三诊: 2010年6月10日,腰酸痛,带下色黄,咽部充血不适,寐差,纳可,大小便尚可,苔薄尖红,脉细,复查血肌酐143.0 μmol/L,尿素氮6.96 mmol/L,尿酸413 μmol/L,尿蛋白(++),尿红细胞0～2个/HP。处方:黄柏10 g,土茯苓30 g,椿根皮10 g,落得打30 g,甘草5 g,景天三七30 g,牛蒡子10 g,白花蛇舌草30 g,蒲公英30 g,灵芝30 g,五味子10 g,炙僵蚕15 g,制大黄10 g,陈皮10 g。

十四诊: 2010年8月13日,情况尚可,复查血肌酐145 μmol/L,尿素氮6.4 mmol/L,尿酸527 μmol/L,尿蛋白(++),治用前方加减。处方:鹿衔草30 g,桑寄生30 g,淮牛膝15 g,甘草5 g,制大黄10 g,土茯苓30 g,王不留行30 g,络石藤30 g,金雀根30 g,扦扦活30 g,虎杖30 g,鸡血藤30 g,黄芪30 g,丝瓜络10 g,灵芝30 g。

十五诊: 2010年9月10日,情况尚可,腰酸乏力,纳可,大小便如前,舌质边光苔薄,脉细。治用前方去丝瓜络,加杜仲15 g,川断10 g,党参15 g。

十六诊: 2012年6月15日,一年多来间断服中药,患者一般情况尚好,主诉尚有腰酸乏力,寐差,复查血肌酐142 μmol/L,尿素氮6.0 mmol/L,尿酸503 μmol/L,尿蛋白有时阴性,有时(+～++),治用前方加减。处方:鹿衔草30 g,桑寄生30 g,金雀根30 g,杜仲15 g,灵芝30 g,莪术15 g,桃仁10 g,当归10 g,扦扦活30 g,虎杖30 g,落得打30 g,甘草5 g,夜交藤30 g,炒枣仁10 g,秦皮30 g。另丝瓜络10 g,玉米须30 g煎汤代茶。

按语: 本病例诊断明确,为IgA肾病,在临床上比较常见。请中医诊治的患者,一部分是用激素治疗效果不好而来;一部分是不愿用激素治疗而来。本病例用激素治疗5个月,尿中蛋白仍多,血中肌酐升高,激素在减量中,而来求治中医的。诊治将近4年,在病程中经常咽部不适,受凉后加重,并有阴道霉菌感染而带下多,辨证多为虚实夹杂以邪实为主。自服中医药后,尿中蛋白和血肌酐虽有波动,时高时低,从整个治疗结果来看是有所好转的。此类患者服中药后,虽然病情可以逐渐好转,但慢性肾病病程长,患者抵抗力差,在病程中往往易并发感冒、尿路感染等疾病,使原有病反复加重,这是慢性肾病不易缓解的重要原因。

案例2:IgA肾病(局灶节段增生)

陆某,男,31岁。初诊日期:2009年3月26日。

现病史: 2006年体检时发现尿蛋白(+),至2007年尿蛋白(++),至2008年秋季咽部不适,有时泛恶,尿中红细胞30～40个/HP,于是做肾穿,诊断为IgA肾病(局灶节段增生),用激素和雷公藤多苷片治疗4个月未见好转,24 h尿蛋白仍有2.8 g,尿中红细胞时多时少,自觉乏力,纳可,大便较薄,每日1～2次,小便尚可,舌质较胖,舌苔薄,脉细较弦。血胆固醇7.33 mmol/L,三酰甘油6.8 mmol/L,低密度脂蛋白4.36 mmol/L。

中医辨证: 脾肾亏虚,健运气化乏能,升清降浊失常。

治法: 益气健脾,化瘀泄浊。

处方: 黄芪30 g,炒白术15 g,炒枳壳10,砂仁5 g,制大黄10 g,泽泻15 g,卫矛30 g,炒山楂、炒神曲各15 g,金雀根30 g,扦扦活30 g,虎杖30 g,炙僵蚕30 g,落得打30 g。

二诊: 2009年4月10日,药后胃部不适,皮肤发红色瘙痒,大便溏薄,舌苔脉象如前,治用前方。

三诊: 2009年4月16日,前方去制大黄、虎杖、卫矛,加制香附10 g,延胡索10 g,防风10 g,蝉蜕6 g。

四诊: 2009年5月14日,胃部适,大便成形,纳可,皮肤瘙痒尚有,舌苔薄,脉缓,血压105/70 mmHg,尿蛋白(++),尿红细胞3～5个/HP,尿白细胞3～5个/HP。治用前方出入。处方:黄芪30 g,白术10 g,防风10 g,蝉蜕6 g,炙僵蚕30 g,甘草5 g,金雀根30 g,扦扦活30 g,落得打30 g,制香附10 g,炒枳壳10 g,炒蒲黄10 g,白茅根30 g,佛手6 g。

五诊: 2009年5月27日,近日感冒咳嗽,痰不多,咽部不适,舌苔薄,脉缓,大小便尚可,尿蛋白(+),尿红细胞10～20个/HP,先以治标宣肺化痰清利。前胡10 g,桔梗6 g,牛蒡子10 g,蝉蜕6 g,甘草5 g,炙僵蚕15 g,防风10 g,白茅根30 g,小蓟

30 g,藕节炭30 g,陈皮10 g,血余炭10 g,炒蒲黄10 g(包)。

六诊:2009年6月25日,感冒咳嗽已除,但汗出多,纳可,舌苔薄,脉缓,尿蛋白(++),尿红细胞3～5个/HP,治以益气健脾,化瘀泄浊。处方:黄芪30 g,白术15 g,金雀根30 g,制大黄10 g,扦扦活30 g,落得打30 g,甘草5 g,陈皮10 g,白茅根30 g,小蓟30 g,决明子15 g,生山楂30 g,炙僵蚕15 g,卫矛30 g。

七诊:2009年7月23日,腰部有不适,一般情况尚可,复查血肌酐71.7 μmol/L,尿素氮3.66 mmol/L,尿酸365 μmol/L,血三酰甘油3.46 mmol/L,低密度脂蛋白3.3 mmol/L,尿蛋白(++),尿红细胞3～5个/HP,尿白细胞3～5个/HP,治用前方续进。

八诊:2009年8月20日,情况较好,但纳呆,大便薄,日一次,小便尚可,舌苔薄,脉较细,24 h尿蛋白定量减少至1.21 g,续用前方加党参15 g,砂仁3 g。

九诊:2009年10月15日,情况尚平稳,复查血肌酐68.9 μmol/L,尿素氮5.20 mmol/L,尿酸373 μmol/L,血胆固醇5.67 mmol/L,三酰甘油2.13 mmol/L,低密度脂蛋白3.66 mmol/L,尿蛋白(++),尿红细胞10～15个/HP,治用前方出入。处方:黄芪30 g,炒白术15 g,金雀根30 g,陈皮10 g,扦扦活30 g,落得打30 g,炙僵蚕30 g,白茅根30 g,炒蒲黄10 g,芡实30 g,甘草6 g,川萆薢30 g,虎杖30 g,枳壳10 g。

十诊:2009年12月17日,近有轻度感冒,咽部不适,不咳,尿蛋白(+-),尿红细胞3个/HP,治用前方加牛蒡子10 g,白花蛇舌草30 g。

十一诊:2010年4月8日,情况好无特殊不适,血压120/80 mmHg,尿蛋白(+-),尿红细胞6个/HP,尿白细胞10个/HP,治用前方出入。处方:黄芪30 g,白术15 g,甘草5 g,金雀根30 g,扦扦活30 g,落得打30 g,鹿衔草30 g,旱莲草30 g,山茱萸15 g,杜仲15 g,茯苓15 g,炙僵蚕15 g,陈皮10 g。

十二诊:2010年5月13日,感冒1周,鼻塞,咽部较红,大便2～3天一次,小便尚可,尿蛋白(+),尿红细胞30个/HP,尿白细胞4个/HP,舌苔薄腻脉缓,血压110/70 mmHg,治以标本兼顾。处方:黄芪30 g,白术10 g,白花蛇舌草30 g,板蓝根15 g,甘草5 g,炙僵蚕15 g,白茅根30 g,小蓟30 g,旱莲草30 g,金雀根30 g,扦扦活30 g,落得打30 g,陈皮10 g。

十三诊:2010年6月10日,情况好,尿中红细胞减少为7个/HP,尿白细胞5个/HP,尿蛋白(+-),舌苔薄,脉缓,血压120/80 mmHg,治用前方去板蓝根,加山茱萸10 g,芡实30 g。

十四诊:2010年7月29日,情况平稳,尿阴性,血压130/80 mmHg,尿正常,治用前方续进。

十五诊:2010年11月10日,近劳累过度,尿蛋白(++),尿红细胞40个/HP,尿白细胞9个/HP,腰背酸楚,舌苔薄黄,脉缓,纳可,大小便正常,治用前方出入。处方:鹿衔草30 g,桑寄生30 g,怀牛膝15 g,黄芪30 g,黄柏10 g,金雀根30 g,落得打30 g,扦扦活30 g,杜仲15 g,狗脊15 g,旱莲草30 g,茜草炭10 g,白茅根30 g,小蓟

30 g,陈皮 10 g。

十六诊: 2010 年 12 月 30 日,近日感冒咽痛,咳嗽咯痰黄,鼻衄,口干,咽干,苔薄尖红,脉缓,尿蛋白(+),尿红细胞 41 个/HP,尿白细胞 9 个/HP,先以治标,宣肺清解为主。前胡 10 g,桔梗 6 g,牛蒡子 10 g,甘草 5 g,杏仁 10 g,象贝母 10 g,板蓝根 15 g,辛夷 6 g,鱼腥草 30 g,黄芩 10 g,蒲公英 30 g,白茅根 30 g,陈皮 10 g,白花蛇舌草 30 g。

十七诊: 2011 年 1 月 20 日,感冒已好,但尿蛋白又增至(++),尿红细胞 66 个/HP,尿白细胞 20 个/HP,纳可,大小便尚可,口干,苔薄尖红,脉缓,血压 120/80 mmHg,血肌酐 80 μmol/L,尿素氮 5.05 mmol/L,尿酸 345 μmol/L。处方:黄芪 30 g,生地 15 g,甘草 5 g,桑寄生 30 g,金雀根 30 g,扦扦活 30 g,枸杞子 15 g,陈皮 10 g,炙僵蚕 15 g,旱莲草 30 g,茜草炭 15 g,白茅根 30 g,山茱萸 10 g。

十八诊: 2011 年 2 月 17 日,情况较好,尿蛋白(+),尿红细胞 47 个/HP,尿白细胞 7 个/HP,治用前方续进。

十九诊: 2011 年 3 月 28 日,小便泡沫多,色较深,腰酸,口干,大便 3 天一次,舌较红苔薄,脉较细,尿中红细胞 33 个/HP,尿蛋白(++),尿白细胞 20 个/HP,肾阴亏虚,虚火内炎,治以滋阴清火,凉血止血。处方:生地 15 g,丹皮 10 g,甘草 5 g,白茅根 30 g,小蓟 30 g,白花蛇舌草 30 g,三七粉 4 g(吞),旱莲草 30 g,藕节炭 30 g,炙僵蚕 30 g,虎杖 30 g,土大黄 15 g,炒蒲黄 10 g(包)。

二十诊: 2011 年 5 月 12 日,近来情况较好,口干减,大便仍较少,2～3 天一次,小便较清,尿中红细胞减至 36 个/HP,尿蛋白(+),尿白细胞 13 个/HP。舌苔薄,脉缓,治用前方加减。处方:黄芪 30 g,白术 10 g,金雀根 30 g,炙僵蚕 15 g,制大黄 15 g,决明子 30 g,绞股蓝 15 g,甘草 5 g,白茅根 30 g,炒蒲黄 10 g(包),茜草炭 15 g,小蓟 30 g,旱莲草 30 g,鹿衔草 30 g,桑寄生 30 g。

二十一诊: 2011 年 8 月 4 日,近来小便情况又差,尿蛋白(+++),尿红细胞 33 个/HP,尿白细胞 51 个/HP,腰酸,大便不爽,舌较胖苔薄,脉缓,血肌酐 82 μmol/L,尿素氮 4.4 mmol/L,尿酸 394 μmol/L,胆固醇 5.95 mmol/L,三酰甘油 2.06 mmol/L,低密度脂蛋白 3.96 mmol/L,治用前方加生大黄 10 g(后下),三七粉 4 g(吞),琥珀粉 4 g(吞)。

二十二诊: 2011 年 11 月 24 日,情况如前,治用前方。

二十三诊: 2012 年 4 月 12 日,近又感冒、咽痛、咳嗽,痰中带血,低热,口干,大便 2～3 天一次,舌红苔薄,脉较数,尿蛋白(++++),尿红细胞 34 个/HP,尿白细胞 60 个/HP,先以治标辛凉清解,宣肺通腑。处方:荆芥 10 g,细柴胡 10 g,黄芩 10 g,板蓝根 15 g,牛蒡子 10 g,前胡 10 g,射干 10 g,金银花 30 g,白花蛇舌草 30 g,甘草 5 g,生大黄 10 g,白茅根 30 g,陈皮 10 g,小蓟 30 g。

二十四诊: 2012 年 4 月 25 日,感冒已好,大便日一次,纳可,舌苔薄,脉缓,小便较多,但尿蛋白(++++),尿红细胞41个/HP,尿白细胞19个/HP,血肌酐升高至149.5 μmol/L,尿素氮5.80 mmol/L,尿酸363 μmol/L,血胆固醇6.25 mmol/L,三酰甘油3.12 mmol/L,低密度脂蛋白3.95 mmol/L,治再按原来治法。处方:黄芪30 g,白术10 g,金雀根30 g,黄精15 g,制首乌15 g,枸杞子15 g,旱莲草30 g,三七粉吞4 g,扦扦活30 g,落得打30 g,绞股蓝20 g,生山楂15 g,决明子15 g,莪术15 g,甘草5 g,制大黄15 g,王不留行30 g,土茯苓30 g。

二十五诊:2012年5月10日,情况如前,尿蛋白仍多(++++),尿红细胞89个/HP,尿白细胞33个/HP,纳可,大小便如前,舌较胖苔少,脉较细,血压130/90 mmHg,治用前方加党参15 g,川芎10 g。

按语:本例IgA肾病(局灶节段增生)用激素、雷公藤多苷片治疗4个月未见好转而来中医诊治。经服中药调治1年3个月,尿蛋白和尿红细胞明显减少,一般情况好转。但不久患者因反复感冒或劳累过度致病情反复,尿中蛋白和红细胞又明显增多且肾功能变差,病变在发展。

该病例临床症状不多,须与微观辨证结合才能全面观察到病情变化。治疗上辨证论治和专方专药结合取得了一定的疗效,病情暂时缓解。由于病情的反复,未能遏制病情的发展。以后须不断总结经验,不断改进治法方药以提高疗效。

案例3:IgA 肾病

许某,男,18岁,学生。初诊日期:2009年8月8日。

主诉:尿中有蛋白近1年。

现病史:1年前因发热咽痛,尿中有蛋白住院,经肾穿刺诊断为IgA肾病。服中药及雷公藤多苷片治疗,情况好转,小便正常,但每因咽痛而尿中又出现蛋白。目前一般情况尚可,纳可,大小便如常,但尿蛋白(+),尿红细胞少许,舌苔薄,尖红,脉缓。血压120/70 mmHg。

西医诊断: IgA 肾病。

中医辨证:正气亏虚,外邪易侵袭。

治法:益气固表。

处方:黄芪30 g,白术10 g,甘草5 g,制首乌15 g,白花蛇舌草30 g,白茅根30 g,枳壳10 g,防风10 g,黄精15 g,仙鹤草30 g,当归10 g,茯苓15 g。

二诊:2009年9月10日,情况平稳,尿正常,前方续进。

三诊:2009年10月17日,近1周感冒咳嗽不止,痰黄,量不多,舌苔薄,尖红,咽部稍红,脉缓,尿化验正常,改服宣肺清化之剂。处方:牛蒡子10 g,桔梗6 g,甘草5 g,前胡10 g,杏仁10 g,金银花30 g,象贝母10 g,炙僵蚕10 g,鱼腥草30 g,黄芩10 g,石韦30 g,白花蛇舌草30 g,白茅根30 g,小蓟30 g。

四诊:2009年11月10日,感冒咳嗽已除,一般情况好,尿液检查正常,舌苔薄,尖红,脉缓。血压110/80 mmHg。邪去改服扶正调理之剂。处方:黄芪30 g,白术10 g,甘草5 g,制首乌15 g,白花蛇舌草30 g,石韦30 g,芡实30 g,仙鹤草30 g,川芎6 g,枳壳10 g,炙僵蚕10 g,金银花15 g,白茅根30 g。

按语:本病例经中药和雷公藤多苷片治疗,病情缓解,但每因感冒后尿中又出现蛋白,继续来诊治。按缓则治本,急则治标原则,服药3月余,其中虽有感受外邪而咳嗽不止的情况,但尿中未出现蛋白。外邪除后,继续扶正调理,情况稳定。不少肾病患者长期服用中药调理能减少感冒发生。

案例4:IgA肾病

顾某,男,24岁。初诊日期:2010年9月3日。

主诉:2009年12月体检发现尿蛋白(++)。

现病史:体检尿蛋白(++),住院进一步诊治,经肾穿刺诊断为IgA肾病,轻度系膜增殖性肾炎。目前感乏力,口干,咽部不适有痰,纳可,大便日一次,小便如常,不肿,舌苔薄腻,质较红,咽红,脉滑。血压120/80 mmHg。实验室检查:24 h尿蛋白定量744 mg,尿中少许红细胞,血肌酐67 μmol/L,尿素氮5.7 mmol/L,尿酸266 μmol/L,血常规:红细胞5.46×10^{12},白细胞7.1×10^9,血红蛋白156 g/L。

中医辨证:脾肾亏虚,气阴不足,虚火上炎或兼感外邪。

治法:先以清化。

处方:牛蒡子10 g,白花蛇舌草30 g,蛇莓15 g,射干10 g,木蝴蝶6 g,甘草5 g,蒲公英30 g,炙僵蚕15 g,金雀根30 g,扦扦活30 g,白茅根30 g,小蓟30 g,陈皮10 g。

二诊:2010年9月17日,咽部尚红,情况如前,有少许痰,治用前方续进。

三诊:2010年10月15日,情况如前,咽部红减,尚感不适,舌苔薄尖红,脉缓,大便较薄,日一次,小便如常,血压120/70 mmHg,治用前方出入。处方:白花蛇舌草30 g,蛇莓15 g,炙僵蚕30 g,甘草5 g,金雀根30 g,扦扦活30 g,落得打30 g,炒枳壳10 g,莪术15 g,黄芪30 g,白术10 g,白茅根30 g,制香附10 g,炒山楂、炒神曲各15 g,茜草炭20 g。

四诊:2010年11月12日,药后咽部有痰,口干,咽部充血,舌苔薄黄,脉缓,复查尿蛋白(+),尿红细胞4~6个/HP,24 h尿蛋白定量1 127.7 mg。处方:白花蛇舌草30 g,蛇莓15 g,玄参10 g,甘草5 g,牛蒡子10 g,炙僵蚕10 g,黄芪30 g,莪术10 g,金雀根30 g,扦扦活30 g,落得打30 g,陈皮10 g,制大黄10 g,白茅根30 g。

五诊:2010年12月1日,药后大便日2次较薄,腰酸,口干,舌苔薄尖红,脉细,治用前方去制大黄,加炒山楂、炒神曲各15 g,板蓝根10 g。

六诊:2011年2月18日,情况尚可,咽部红不适,有少许痰,口干,纳可,大便有时较薄,小便如前,复查尿蛋白(+),舌苔薄脉缓,治用前方。

七诊: 2011年4月20日,情况较好,复查24 h尿蛋白定量525 mg,较前减少,舌苔脉象如前,咽部较红,有少许痰,治用前方出入。处方:玄参10 g,白花蛇舌草30 g,蛇莓15 g,西青果10 g,板蓝根10 g,炙僵蚕10 g,扞扞活30 g,牛蒡子10 g,土茯苓30 g,炒枳壳10 g,金雀根30 g,莪术10 g。

八诊: 2011年8月12日,情况如前,感受风邪后头痛、项强、腰酸,纳可,大便薄,日2次,小便多,咽部情况如前,舌苔薄尖红,脉细。治用前方加葛根15 g,防风10 g,川芎10 g,鹿衔草30 g。

九诊: 2011年12月2日,情况较好转,咽部不适有咳痰,寐欠佳,舌苔脉象如前,治用前方,加景天三七30 g。

十诊: 2012年3月23日,头痛项强腰酸除,咽部较适,尚有些痰,纳可,大小便正常,舌苔薄尖红,脉缓,复查24 h尿蛋白定量95 mg,治用前方出入。处方:白花蛇舌草30 g,蛇莓15 g,甘草5 g,射干10 g,蒲公英30 g,炙僵蚕10 g,金雀根30 g,扞扞活30 g,落得打30 g,莪术15 g,黄芪30 g,茯苓15 g,景天三七30 g。

按语: 本例IgA肾病系膜增殖性肾炎诊断明确,临床症状不多,主要为咽部充血不适,有少许黏痰,实验室检查主要为蛋白尿和少量红细胞,未用过激素治疗,间断求治中医。以祛风活血,清热解毒,兼顾扶正为治。症状有一定的改善,尿液检查蛋白亦有所减少。此病病程长,常因兼感外邪而病情反复,需长期治疗。平时应注意生活规律,饮食清淡,避免感冒。

案例5:IgA肾病(慢性肾衰)

任某,女,63岁。初诊日期:2011年11月28日。

主诉: 高血压10年。

现病史: 高血压已10年。一年前尿中有蛋白(+++),住院肾穿诊断为IgA肾病(局灶节段硬化),曾用激素和环磷酰胺治疗,效果不好。目前自我感觉尚可,有时皮肤痒,纳呆,泛恶,大便日1～2次,小便尚多,舌少苔,质较胖有齿痕,舌背青筋明显,脉细,血压140/80 mmHg。实验检查:血肌酐325 μmol/L,尿素氮18.7 mmol/L,尿酸357 μmol/L,血胆固醇4.75 mmol/L,甘油三酯2.50 mmol/L,高密度脂蛋白1.93 mmol/L,低密度脂蛋白2.24 mmol/L,24 h尿蛋白定量2.688 g,血红细胞3.72×10^{12}/L,血红蛋白117 g/L。

西医诊断: IgA肾病,慢性肾功能不全。

中医辨证: 脾肾亏虚,气阴不足,升清降浊失常,瘀浊毒滞留。

治法: 益气养阴,泄浊解毒化瘀。

处方: 黄芪30 g,北沙参15 g,生地15 g,黄连5 g,黄芩10 g,制大黄15 g,土茯苓30 g,卫矛30 g,王不留行30 g,陈皮10 g,莪术15 g,落得打30 g,甘草5 g,制半夏10 g,白鲜皮15 g,地肤子10 g。同时服降压药、碳酸氢钠、羟苯磺酸钙。

二诊:2011年12月5日,情况较好,治用前方续进。

三诊:2012年12月26日,皮肤痒减,纳可,大小便如前,复查血肌酐下降至145 μmol/L,尿素氮14.0 mmol/L,尿酸300 μmol/L。治用前方续进。

四诊:2012年1月16日,情况如前,纳呆乏力,大小便如前,皮肤痒减轻,复查:血红蛋白95 g/L,红细胞3.27×10^{12}/L。血肌酐127 μmol/L,尿素氮13.4 mmol/L,尿酸271 μmol/L。治用健脾和胃,益气养血,泄浊化瘀。处方:党参15 g,白术10 g,陈皮10 g,砂仁5 g,黄芪30 g,当归10 g,莪术15 g,桃仁10 g,制大黄15 g,土茯苓30 g,王不留行30 g,炙鸡内金10 g,谷芽、麦芽各15 g,落得打30 g,金雀根30 g,扦扦活30 g,炒枳壳10 g。

五诊:2012年2月20日,情况如前,舌苔薄质淡,脉细,血压135/85 mmHg,治用前方续进。

六诊:2012年3月5日,上周感冒之后,血肌酐上升至443 μmol/L,尿素氮18.7 mmol/L,尿酸191 μmol/L,尿蛋白(++),24 h尿蛋白定量920 mg,尿白细胞31个/HP,纳呆,有时泛恶,大便日2次,小便尚可,舌苔薄,脉细,血压135/85 mmHg,治用前方。

七诊:2012年3月26日,情况尚可,纳如常,腹中适,大便日2次,小便尚多,舌较淡苔薄,脉细。复查:红细胞2.88×10^{12}/L,血红蛋白87 g/L。血肌酐424 μmol/L,尿素氮15.6 mmol/L,尿酸240 μmol/L,血钙2.03 mmol/L,血磷1.26 mmol/L。尿蛋白(++),24 h尿蛋白定量1.4 g,尿白细胞(-),治用前方出入。处方:黄芪30 g,当归10 g,党参15 g,白术10 g,灵芝30 g,枳壳10 g,莪术15 g,桃仁10 g,桑椹30 g,甘草5 g,陈皮10 g,制半夏10 g,制大黄15 g,土茯苓30 g,王不留行30 g,金雀根30 g,落得打30 g,扦扦活30 g,黄精15 g。

八诊:2012年4月9日,情况平稳,治用前方。

九诊:2012年5月7日,病情无变化,纳可,大小便如前,舌淡较胖苔薄,脉细,正气虚明显,治用前方。

十诊:2012年6月18日,情况如前,乏力,纳可,大小便如前,舌较淡苔少,脉细,复查血肌酐373 μmol/L,尿素氮16.3 mmol/L,尿酸128 μmol/L,尿蛋白(++),治用前方续进。

十一诊:2012年8月15日,情况无特殊变化,复查血肌酐375 μmol/L,尿素氮16.7 mmol/L,尿酸186 μmol/L,24 h尿蛋白定量1.69 g,红细胞4.42×10^{12}/L,血红蛋白132 g/L,血胆固醇5.59 mmol/L,甘油三酯3.09 mmol/L。

十二诊:2012年8月25日,情况如前,治用前方加片姜黄10 g。

十三诊:2013年1月14日,近小便中有泥砂样东西解出,两侧腰酸,右下腹隐痛,纳可,大便日2次,并有咳嗽。B超检查示:肾囊肿,肾多发性结石,尿中有白细胞(+)。先以排石宣肺。处方：川牛膝15 g，金钱草30 g，石韦30 g，海金沙30 g，生鸡内金10 g，枳壳10 g，乌药10 g，三棱10 g，莪术15 g，桔梗6 g，牛蒡子10 g，杏仁10 g，甘草5 g。

十四诊： 2013年2月25日，小便清，已无结石排出，一般情况尚好，纳可，大便一次，小便尚多，舌少苔，脉细，复查血肌酐478 μmol/L，尿素氮19.9 mmol/L，尿酸243 μmol/L，24 h尿蛋白定量1.856 g，血红蛋白123 g/L，红细胞3.89×10^{12}/L，血胆固醇6.36 mmol/L，甘油三酯3.25 mmol/L，改服治本之方。处方：黄芪30 g，党参15 g，制首乌15 g，绞股蓝15 g，白术10 g，制大黄15 g，王不留行30 g，土茯苓30 g，莪术15 g，桃仁10 g，金雀根30 g，扦扦活30 g，落得打30 g，陈皮10 g，甘草5 g。

十五诊： 2013年3月11日，近头晕，甚则呕吐，血压158/102 mmHg，纳可，大便日1～2次，寐差，小便尚可，舌淡暗苔少，脉细，治用前方加天麻10 g，白蒺藜15 g，当归10 g，川芎10 g，黄连10 g。

十六诊： 2013年4月8日，近情况好转，血压降至120/80 mmHg，泛恶除，寐较安，大便日2次，小便尚多，舌形较小质淡暗，脉细，治用前方去天麻、白蒺藜、川芎。

十七诊： 2013年5月21日，情况如前，纳可，大便日2～3次，小便多，舌淡红苔薄，脉细，血压125/80 mmHg，复查血肌酐343 μmol/L，尿素氮17.2 mmol/L，尿酸220 μmol/L，血常规：红细胞3.68×10^{12}/L，血红蛋白110 g/L，治用前方。

十八诊： 2013年7月1日，近纳呆，有时恶心呕吐，大便薄，日3～4次，小便尚多，舌淡暗苔少，脉细，血压120/90 mmHg，复查血肌酐升至445 μmol/L，尿素氮20.9 mmol/L，尿酸211 μmol/L，血钾6.2 mmol/L，血红蛋白109 g/L，尿蛋白(++)，尿红细胞4～5个/HP，治用前方加减。处方：党参15 g，炒白术15 g，制半夏10 g，陈皮10 g，黄连6 g，砂仁5 g，莪术10 g，落得打30 g，制大黄15 g，王不留行30 g，土茯苓30 g，当归10 g，桑椹30 g，灵芝30 g，佛手6 g，谷芽、麦芽各15 g。

十九诊： 2013年8月26日，一般情况较好，纳可，大便日2～3次，小便较多，腹中适，舌淡红苔薄，脉细，复查血肌酐350 μmol/L，尿素氮35 mmol/L，尿酸195 μmol/L，血钾6.12 mmol/L，血钙2.08 mmol/L，血磷2.08 mmol/L，胆固醇6.15 mmol/L，三酰甘油2.18 mmol/L。血常规：红细胞4.58×10^{12}/L，白细胞6.37×10^9/L，血红蛋白141 g/L。治用以前方出入。处方：党参15 g，白术15 g，黄芪30 g，当归10 g，黄连10 g，甘草5 g，落得打30 g，黄芩10 g，桑椹30 g，桃仁10 g，枸杞子15 g，制大黄15 g，王不留行30 g，土茯苓30 g，莪术15 g，陈皮10 g，黄柏10 g，砂仁5 g。

二十诊： 2013年9月30日，情况如前，复查血肌酐317 μmol/L，尿素氮17.2 mmol/L，尿酸188 μmol/L。血常规：红细胞4.55×10^{12}/L，血红蛋白135 g/L。尿蛋白(++)，尿红细胞1～3个/HP。

二十一诊： 2013年10月21日，自觉情况平稳，纳可，大便日2次，小便多，舌少苔，脉细弦，血压90/60 mmHg，治用前方续进。

二十二诊：2013年11月25日，近头晕阵作，恶心呕吐，大便日2～3次，解时不爽，腹中尚适，口干，舌淡暗苔少，脉细，血压115/70 mmHg，复查血肌酐350 μmol/L，尿素氮19.9 mmol/L，尿酸239 μmol/L，血钾3.92 mmol/L，血胆固醇6.30 mmol/L，三酰甘油2.71 mmol/L。CT检查示：多发性腔隙性脑梗。治用前方出入。处方：党参15 g，白术10 g，黄芪30 g，当归10 g，川芎10 g，白蒺藜15 g，天麻10 g，制半夏10 g，陈皮10 g，黄连10 g，甘草5 g，白芍15 g，制大黄15 g，王不留行30 g，土茯苓30 g，枸杞子15 g，红花6 g。

二十三诊：2013年12月9日，药后头晕和恶心除，纳可，大小便如前，治用前方续进。

二十四诊：2014年1月6日，病情平稳，情况如前，治用前方续进。

二十五诊：2014年1月20日，情况如前，复查血肌酐383 μmol/L，尿素氮23.1 mmol/L，尿酸247 μmol/L。血常规：红细胞3.50×10^{12}/L，血红蛋白111 g/L。尿蛋白（+），血胆固醇3.55 mmol/L，三酰甘油1.77 mmol/L。

二十六诊：2014年3月3日，情况如前，血肌酐364 μmol/L，尿素氮26 mmol/L，尿酸264 μmol/L，血钾5.17 mmol/L，血钙2.08 mmol/L，血磷1.8 mmol/L，尿蛋白（+），血红细胞3.59×10^{12}/L，血红蛋白160 g/L，尿蛋白（+），尿白细胞3～5个/HP，治用前方去天麻、白蒺藜、红花，加制首乌15 g，鸡血藤30 g。

二十七诊：2014年6月3日，自觉情况尚可，纳可，大便日2～3次，小便尚可，舌淡红苔少，脉细，复查血肌酐409 μmol/L，尿素氮26.4 mmol/L，尿酸230 μmol/L。血常规：红细胞3.94×10^{12}/L，血红蛋白120 g/L（每10天注射促红素一次）。血胆固醇5.64 mmol/L，三酰甘油1.22 mmol/L，治用前方续进。

二十八诊：2014年8月25日，病情平稳，无特殊变化，复查血肌酐366 μmol/L，尿素氮27.5 mmol/L，尿酸221 μmol/L，血钾4.91 mmol/L，血钙1.98 mmol/L，血磷2.02 mmol/L，尿蛋白（++），血常规：红细胞4.9×10^{12}/L，血红蛋白123 g/L。

二十九诊：2014年9月22日，情况如前，治用前方。

三十诊：2014年10月27日，一般情况尚可，舌少苔质淡暗，脉细，纳可，大小便如前，但肾功能差，血肌酐升至479 μmol/L，尿素氮25.5 mmol/L，尿酸220 μmol/L，尿蛋白（+++）。血常规：红细胞3.00×10^{12}/L，血红蛋白91 g/L，治用前方加减。处方：党参15 g，黄芪30 g，当归10 g，炙龟板30 g，金雀30 g，肉苁蓉10 g，制大黄15 g，土茯苓30 g，王不留行15 g，落得打30 g，莪术15 g，桃仁10 g，白术15 g，甘草6 g，陈皮10 g，砂仁6 g，桑椹30 g，女贞子15 g，黄连6 g，黄精15 g。

三十一诊：2014年11月24日，近下肢肿，纳呆乏力，大小便如前，舌淡苔薄，脉细，血压130/70 mmHg，治用前方加藿梗、苏梗各15 g，佛手6 g。

三十二诊：2014年11月29日，近纳可，恶心呕吐除，大便日2次，小便尚多，舌苔脉象如前，血压110/80 mmHg，血肌酐512 μmol/L，尿素氮12.4 mmol/L，尿酸174 μmol/L,血红蛋白136 g/L,红细胞4.35×10^{12}/L,白细胞7.46×10^9/L,尿蛋白(++)。治用前方。

三十三诊:2014年12月22日,情况较差,纳呆,泛恶乏力,舌苔脉象如前,治用前方并用生晒参5 g,佛手6 g煎汤代饮。

三十四诊:2015年1月19日,情况如前,血肌酐升至557 μmol/L,尿素氮29.3 mmol/L,尿酸384 μmol/L,治用前方续进。

三十五诊:2015年3月14日,乏力下肢肿,纳可,口干,大便4~5次,溏薄,小便多,舌苔薄质暗,脉细,血肌酐404 μmol/L,尿素氮28.5 mmol/L,尿酸150 μmol/L,血常规:红细胞3.45×10^{12}/L,血红蛋白103 g/L。治用前方加熟附子6 g,桂枝10 g,车前子30 g。

三十六诊:2015年3月22日,情况如前,下肢稍肿,小便尚可,大便日2~3次,舌苔脉象如前,血常规:红细胞2.91×10^{12}/L,血红蛋白87 g/L。血肌酐454 μmol/L,尿素氮26.1 mmol/L,尿酸215 μmol/L,尿蛋白(+++),治用前方续进。

按语: IgA肾病(局灶节段硬化)是一种难治病症。患者曾经用激素、环磷酰胺治疗未见效,肾功能日渐变差,乃请中医诊治。辨证属虚实夹杂,以虚证为主。病机为脾肾亏虚,气血不足,气化无能,升清降浊失司,瘀浊毒内蕴,治以健脾益肾,补气养血为主,佐以化瘀泄浊解毒,同时继续服降压药、羟苯磺酸钙、注射促红素。患者坚持服中药,从近4年临床观察来看,病情比较平稳,症状不多,相当长的一段时间内肾功能维持在初服中药时的水平,血肌酐在300~400 μmol/L之间,服降压药后血压亦比较平稳,尿蛋白有所减少,血中红细胞和血红蛋白偏低,但变化不大。维持3年后,病变有所进展,临床表现下肢浮肿,时有泛恶,纳呆,血肌酐有所上升,血中红细胞、血红蛋白明显降低。一般肾衰患者由于正气亏虚易感受外邪而并发上呼吸炎症、尿路感染等,而该病例在近4年的中医药治疗过程中仅有过2次感冒,并曾排出肾结石,并发症比较少,病情进展不明显。

【间质性肾炎、慢性肾衰】

穆某,女,60岁。初诊日期:2007年10月26日。

现病史:患间质性肾炎已4年,病变不断发展,肾功能日渐衰退,血肌酐不断在升高。目前腰酸,四肢乏力,纳呆,恶心,大便2~3次,小便尚多,寐差,口干,舌苔黄腻,舌背青筋明显。血压130/80 mmHg,B超检查示:右肾缩小。实验室检查:血肌酐306 μmol/L,尿素氮10.8 mmol/L,尿酸276 μmol/L,24 h尿蛋白定量734 mg,尿红细胞6~10个/HP。三酰甘油2.91 mmol/L。

西医诊断:间质性肾炎,慢性肾功能衰竭。

中医辨证:病久脾肾亏虚,气化功能失常,湿热瘀毒浊蕴阻。

治法:清化湿热,解毒泄浊,化瘀解毒。

处方：黄连5 g，黄芩10 g，制大黄15 g，紫苏30 g，苦参6 g，连翘10 g，土茯苓30 g，甘草4 g，陈皮10 g，白茅根30 g，王不留行30 g，皂角刺30 g，砂仁5 g，景天三七30 g，制半夏10 g。

并以肾衰膏脐疗。

二诊：2007年11月2日，服上药后尚适，泛恶减少，纳较多，口干，大便日2～3次，小便尚多，舌苔质腻较薄，脉细，血压122/80 mmHg。治用前方加北沙参15 g，灵芝30 g，丹参30 g。

三诊：2007年11月16日，情况如前，泛恶少，但纳不旺，口干减，大小便如前，舌苔中尚腻，脉细弦，尿蛋白(+)，尿白细胞1～3个/HP，治用前方去皂角刺。

四诊：2007年11月30日，情况如前，近感两侧腰部胀，小便较少，大便日3～4次，腹中尚适，舌苔中腻较化，质暗红，脉细弦，血压150/70 mmHg，复查血肌酐412 μmol/L较升高，尿素氮8.3 mmol/L，尿酸306 μmol/L，红细胞3.2×10^{12}/L，血红蛋白108 g/L。尿蛋白(+)，治用前方续进。

五诊：2007年12月14日，情况如前，纳可，泛恶少，大小便如前，乏力，寐差，舌苔腻较化，脉细，治再前方去白茅根，加太子参15 g，灵芝30 g。

六诊：2007年12月28日，近牙龈肿痛，大便少，治再前方去太子参、灵芝、景天三七，加生大黄10 g，蒲公英30 g，紫花地丁30 g。

七诊：2008年1月11日，牙龈肿痛除，大便日3～4次，小便尚多，腰酸乏力气短，舌苔薄腻质暗红，脉细较数，血压136/76 mmHg，治用前方加减。处方：太子参15 g，灵芝30 g，丹参30 g，苦参10 g，黄连6 g，郁金10 g，制大黄30 g，王不留行30 g，土茯苓30 g，黄芩10 g，枳壳10 g，白茅根30 g，景天三七30 g，青皮、陈皮各10 g，皂角刺30 g，连翘10 g，制香附10 g，甘草4 g。

八诊：2008年1月25日，情况如前，近有胸闷心跳，纳可，大便不爽，小便如前，舌苔薄黄，质暗红，脉细较数，复查血常规：红细胞3.31×10^{12}/L，血红蛋白113 g/L。尿蛋白(+)，尿红细胞1～3个/HP，尿白细胞3～5个/HP，治用前方续进。

九诊：2008年2月15日，自觉情况较好，有时腰痛，纳可，大便较爽，小便如前，口干苦，舌苔中较腻，脉较弦，血压132/80 mmHg，复查血肌酐474 μmol/L，尿素氮8.5 mmol/L，尿酸273 μmol/L。血常规：红细胞3.31×10^{12}/L，血红蛋白113 g/L，治用前方。处方：黄连6 g，苦参10 g，制大黄20 g，王不留行30 g，桃仁10 g，土茯苓30 g，皂角刺30 g，落得打30 g，连翘15 g，金雀根30 g，黄芩10 g，黄柏10 g，甘草4 g，陈皮10 g，枳壳10 g，徐长卿30 g，鹿衔草30 g。

十诊：2008年2月29日，大便又不爽，小便尚多，胸闷，纳呆，口干苦，右上腹胀，矢气多，舌苔薄黄，脉细，治用前方出入，去鹿衔草、桑寄生、徐长卿、黄柏、丹参，加砂仁5 g，大腹子、大腹皮各10 g，青皮10 g，生大黄10 g。

十一诊：2008年3月14日，情况如前，纳可，口干，大便较多，腹尚感胀，矢气多,舌苔薄腻,脉细弦,血压120/80 mmHg,复查血肌酐461 μmol/L,尿素氮9.8 mmol/L,尿酸300 μmol/L,尿蛋白(+)。血常规:红细胞3.31×10^{12}/L,血红蛋白109 g/L。治用前方续进。

十二诊:2008年3月28日,腹胀减,纳可,大便日3～4次,小便尚多,口干苦减,但寐差,乏力,舌苔薄黄,质暗红,脉细弦,治用前方。

十三诊:2008年4月11日,自觉情况尚好,腹胀减,纳可,大小便如前,舌苔薄黄,质暗红,脉细较弦,再复查血肌酐524 μmol/L,较前上升,尿素氮9.2 mmol/L,尿酸310 μmol/L。血常规:红细胞3.42×10^{12}/L,血红蛋白111 g/L。尿蛋白(+),尿红细胞12～15个/HP,治用前方加三七粉4 g(吞)。

十四诊:2008年5月9日,腹胀矢气多,大便日3～4次,小便尚多,寐差,胸闷,舌苔中根较腻,质暗红,脉细较数,治再前方。处方:黄连6 g,黄芩10 g,丹参15 g,郁金10 g,甘草5 g,青皮、陈皮各10 g,枳壳10 g,制大黄20 g,土茯苓30 g,砂仁5 g,苦参10 g,落得打30 g,王不留行30 g,桃仁10 g,皂角刺30 g,制半夏10 g,莪术15 g,佛手6 g,白茅根30 g。

十五诊:2008年5月23日,病情较平稳,腹胀减,矢气少,口不干,纳可,大便日4次,小便如前,舌苔中腻,脉细弦,复查血肌酐463 μmol/L,尿素氮7.9 mmol/L,尿酸263 μmol/L,皆较前下降。血常规:红细胞3.47×10^{12}/L,血红蛋白111 g/L。尿蛋白(+),尿红细胞1～3个/HP,血钙2.25 mmol/L,血磷1.42 mmol/L,治用前方续进。

十六诊:2008年6月6日,上周肉眼血尿3天,目前尿色清,解小便尚利,大便不爽,腹又较胀,纳呆,口干,舌苔中腻,脉细较数,血压128/70 mmHg,治用前方出入。处方:生地15 g,丹皮10 g,旱莲草30 g,黄连6 g,制大黄20 g,土茯苓30 g,赤芍15 g,乌药10 g,黄芩10 g,落得打30 g,制半夏10 g,青皮、陈皮各10 g,鸡内金10 g,太子参15 g,枳壳10 g,砂仁5 g,白茅根30 g,小蓟30 g。

十七诊:2008年6月20日,小便较清,尿中有少许红细胞,纳较多,大便日3～4次,腹胀减,腰酸乏力,舌苔中黄腻,质暗红,脉细弦,治用前方续进。

十八诊:2008年7月4日,小便解时不适,腰腿酸楚乏力,大便不爽,有时恶心,舌苔中腻,脉细滑,复查血肌酐489 μmol/L,尿素氮9.5 mmol/L,尿酸247 μmol/L。血常规:红细胞2.90×10^{12}/L,血红蛋白95 g/L。皆较前下降。尿红细胞1～3个/HP,尿蛋白(+),治用前方出入。处方:鹿衔草30 g,桑寄生30 g,金雀根30 g,杜仲15 g,制大黄20 g,生大黄10 g,土茯苓30 g,落得打30 g,甘草5 g,灵芝30 g,王不留行30 g,黄连5 g,炙鸡内金10 g,制半夏10 g,藿梗、苏梗各15 g,青皮、陈皮各10 g,砂仁5 g,王不留行30 g。

十九诊:2008年7月18日,情况较好,治用前方续进。

二十诊:2008年8月1日,近大便又不爽,胸闷,纳气泛酸,口干,舌苔中腻,小便不适,治用前方,去杜仲、鹿衔草、桑寄生、金雀根,加制半夏10 g,炒乌贼骨15 g,

生大黄10 g,佛手6 g,砂仁5 g。

二十一诊:2008年8月15日,近3天又出现肉眼血尿,解时尚利不痛,大便较爽,日2～3次,纳可,口干,泛酸减少,舌苔薄黄,脉细弦,复查血肌酐503 μmol/L,尿素氮11.8 mmol/L,尿酸251 μmol/L。血常规:红细胞2.5×10^{12}/L,血钾4.25 mmol/L,血钙2.21 mmol/L,血磷1.64 mmol/L,血红蛋白86 g/L,白细胞6.7×10^{9}/L。尿红细胞21～25个/HP,尿中上皮细胞11～15个/HP,尿蛋白(+),治用前方加减。处方:生大黄15 g,丹皮10 g,白茅根30 g,小蓟30 g,炒蒲黄10 g(包),血余炭10 g,景天三七30 g,生地榆15 g,地锦草30 g,蒲公英30 g,藕节炭30 g,黄柏10 g,土茯苓30 g,制大黄20 g,生大黄10 g,黄连6 g,黄芩10 g,制半夏10 g,枳壳10 g,陈皮10 g,郁金10 g。

按语:本病例临床表现以湿热瘀毒浊蕴阻为主,按辨证用清利湿热,解毒泄浊化瘀之剂。连续治疗11个月,症状有所改善,肾功能未进一步明显恶化。患者经常大便不爽,腹胀不适,故重用大黄,生、制同用,以生大黄通腑泄浊,以制大黄化瘀解毒。药后大便通畅,腹胀减轻,黄腻苔渐化。患者病久有正气亏虚情况,但在病变过程中,主要表现为邪实,故在治疗上始终以祛邪为主,在邪势衰退时,适当加用扶正之品。

【肾囊肿】

案例1:肾囊肿,痛风,肾衰

顾某,男,63岁。初诊日期:2010年3月15日。

现病史:体检发现两肾多囊肾已5年,近半月来,左足大趾肿痛,一般情况尚可,纳可,大便日一次,小便尚多,舌苔薄质较红,脉缓。血压126/90 mmHg。

实验室检查:B超示二肾大小,右肾172 mm×90 mm,左肾171 mm×84 mm;CT检查示:双肾明显增大,双肾呈弥漫分布囊状水样密度影,最大者长约3 cm,肾实质明显受压变薄。血肌酐361 μmol/L,尿素氮16.9 mmol/L,尿酸600 μmol/L。

西医诊断:(1)双肾囊肿;
          (2)痛风;
          (3)慢性肾衰。

中医辨证:气滞血瘀,络脉不利,湿浊瘀毒滞留。

治法:利湿泄浊,祛瘀通络。

处方:川草薢30 g,络石藤30 g,虎杖30 g,卫矛30 g,制大黄15 g,王不留行30 g,皂角刺30 g,莪术15 g,秦皮15 g,落得打30 g,生薏仁30 g,枳壳10 g,甘草5 g,川牛膝15 g,威灵仙15 g,猫爪草30 g。

二诊:2010年4月26日,药后足趾肿痛减,舌苔薄,脉缓,治用前方续进加玉米须煎汤代饮。

三诊: 2010年5月24日, 情况平稳, 足趾肿痛除, 纳可, 大小便如常, 脉较细缓, 治用前方加益气活血之品, 黄芪30 g, 当归10 g。

四诊: 2010年6月21日, 近因感冒咳嗽咽痒, 鼻流涕, 咽部较红, 苔薄, 脉缓, 复查血肌酐374 μmol/L, 尿素氮13.8 mmol/L, 尿酸594 μmol/L, 血胆固醇5.69 mmol/L, 低密度脂蛋白3.53 mmol/L, 治以标本兼顾。处方: 牛蒡子10 g, 前胡10 g, 白花蛇舌草30 g, 炙僵蚕15 g, 甘草5 g, 蒲公英30 g, 桔梗6 g, 落得打30 g, 络石藤30 g, 枳壳10 g, 制大黄10 g, 王不留行30 g, 川萆薢30 g, 土茯苓30 g。

五诊: 2010年7月19日, 感冒已好, 尚有些足痛, 复查血肌酐370 μmol/L, 尿素氮13 mmol/L, 尿酸598 μmol/L, 治用前方出入。处方: 川牛膝15 g, 威灵仙15 g, 虎杖30 g, 秦皮30 g, 猫爪草30 g, 卫矛30 g, 制大黄15 g, 土茯苓30 g, 甘草5 g, 莪术15 g, 川萆薢30 g, 皂角刺30 g, 落得打30 g, 玉米须30 g, 王不留行30 g, 枳壳10 g。

六诊: 2010年8月30日, 情况如前, 腹中适, 腰不胀, 下肢不肿, 有时抽筋, 纳可, 大小便尚可, 苔薄微黄, 纳可, 脉缓, 复查血肌酐418 μmol/L, 尿素氮10.6 mmol/L, 尿酸388 μmol/L, 尿中有红细胞5～6个/HP, 治用前方出入。处方: 川牛膝15 g, 黄柏10 g, 土茯苓30 g, 制大黄20 g, 王不留行30 g, 甘草5 g, 虎杖30 g, 秦皮30 g, 莪术30 g, 砂仁5 g, 金雀根30 g, 落得打30 g, 扦扦活30 g, 黄连6 g, 伸筋草30 g, 红藤30 g, 枳壳10 g, 威灵仙15 g, 卫矛30 g。

七诊: 2010年10月11日, 情况如前, 治用前方加三棱15 g。

八诊: 2010年10月25日, 近皮肤痒, 大便少, 小便尚多, 纳可, 复查血肌酐505 μmol/L, 尿素氮15.7 mmol/L, 尿酸290 μmol/L。血常规: 红细胞3.7×10^{12}/L, 血红蛋白110 g/L。血肌酐有所上升, 但尿酸下降, 治用前方续进。

九诊: 2010年12月6日, 皮肤不痒, 一般情况如前, 苔薄腻舌背青筋明显, 复查肌酐601 μmol/L, 尿素氮9.3 mmol/L, 尿酸291 μmol/L, 治用前方加黄芪30 g, 黄精15 g。

十诊: 2011年1月10日, 情况如前, 无特殊变化, 血压110/70 mmHg, 复查血肌酐有所下降, 为553 μmol/L, 尿素氮11.6 mmol/L, 尿酸319 μmol/L。续用前方。

十一诊: 2011年3月7日, 诉乏力, 一般情况尚可, 腹中适, 纳可, 大小便如常, 舌苔薄质暗红, 脉缓, 复查血肌酐下降至381 μmol/L, 尿素氮16.7 mmol/L, 尿酸322 μmol/L, 治用前方出入。处方: 黄芪30 g, 鸡血藤30 g, 黄精15 g, 党参15 g, 灵芝30 g, 甘草5 g, 桑椹30 g, 制大黄15 g, 王不留行30 g, 土茯苓30 g, 白术15 g, 三棱10 g, 莪术15 g, 桃仁10 g, 当归10 g, 金雀根30 g, 虎杖30 g, 陈皮10 g。

十二诊: 2011年4月11日, 情况尚好, 无特殊不适, 舌苔薄质较暗红, 脉缓, 血压130/70 mmHg, 复查血肌酐403 μmol/L, 尿素氮19.6 mmol/L, 尿酸326 μmol/L, 血红细胞3.30×10^{12}/L, 血红蛋白107 g/L, 治用益气养血, 化瘀泄浊散结。处方: 黄芪30 g, 党参15 g, 白术15 g, 甘草5 g, 鸡血藤30 g, 桑椹30 g, 灵芝30 g, 三棱10 g, 莪术15 g，虎杖30 g，落得打30 g，皂角刺30 g，枳壳10 g，徐长卿15 g，制大黄15 g，王不留行30 g，土茯苓30 g，当归10 g。

十三诊：2011年6月20日，情况平稳，复查血肌酐413 μmol/L，尿素氮17.3 mmol/L，尿酸329 μmol/L，治用前方加枸杞子15 g，仙灵脾15 g。

十四诊：2011年8月1日，情况如前，无特殊变化，复查血肌酐370 μmol/L，尿素氮14 mmol/L，尿酸396 μmol/L，血红细胞3.5×10^{12}/L，血红蛋白111 g/L，治用前方加肉桂15 g，将军干30 g，蝼蛄30 g，地鳖虫30 g，砂仁15 g研末吞服，每次3 g，一日2～3次，以温肾化瘀利水。

十五诊：2011年8月15日，药后无不适，下肢关节稍有肿痛，大便较薄，日2～3次，小便如前，舌较红苔薄，改服祛风清热通络之剂。处方：防风、防己各10 g，豨莶草30 g，威灵仙15 g，忍冬藤30 g，络石藤30 g，徐长卿15 g，炒枳壳10 g，甘草5 g，丹皮10 g，赤芍15 g，川牛膝15 g，炒山楂、炒神曲各15 g。

十六诊：2011年9月5日，下肢肿痛消退，但活动尚欠利，纳可，大小便如常，苔薄脉缓，复查血肌酐421 μmol/L，尿素氮14.0 mmol/L，尿酸328 μmol/L，血红细胞3.46×10^{12}/L，血红蛋白108 g/L，治用治本为主。处方：黄芪30 g，当归10 g，川牛膝15 g，生地15 g，黄精15 g，灵芝30 g，制大黄15 g，王不留行30 g，土茯苓30 g，虎杖30 g，水红花子30 g，枳壳10 g，落得打30 g，白术10 g，三棱10 g，莪术15 g，皂角刺30 g，白芥子10 g，泽兰叶30 g，络石藤30 g，药粉继续服。

十七诊：2011年10月10日，情况如前，复查血肌酐388 μmol/L，尿素氮16.9 mmol/L，尿酸326 μmol/L，尿蛋白（+），血红细胞3.65×10^{12}/L，血红蛋白112 g/L。治用前方去生地、白芥子、水红花子，续进前方。

十八诊：2011年11月29日，情况尚好，无特殊不适，复查血肌酐327 μmol/L，尿素氮15.9 mmol/L，尿酸338 μmol/L，血红细胞3.62×10^{12}/L，血红蛋白115 g/L，尿蛋白（+）。续用前方。

十九诊：2012年2月20日，情况无特殊，纳可，大小便如常，腹中适，腰不胀，寐可，舌苔少，舌背青筋明显，脉缓，血压135/80 mmHg，复查血肌酐281 μmol/L，尿素氮14.9 mmol/L，尿酸303 μmol/L，血钾4.26 mmol/L，血钙2.26 mmol/L，血磷1.5 mmol/L，胆固醇5.83 mmol/L，三酰甘油1.36 mmol/L，治用前方续进。

二十诊：2012年4月23日，情况平稳，无特殊不适，舌苔薄，脉较细，血压130/80 mmHg，再次复查血肌酐305 μmol/L，尿素氮15.7 mmol/L，尿酸382 μmol/L，24 h尿蛋白定量9.07 mg，治用前方，大便干再加生大黄10 g后入，另用肉桂15 g，王不留行30 g，水蛭15 g，地鳖虫15 g，砂仁15 g研末吞服，每次3 g，日2～3次。

二十一诊：2012年7月30日，情况尚可，无特殊不适，舌苔薄，舌背青筋明显，脉缓，复查血肌酐349 μmol/L，尿素氮13.9 mmol/L，尿酸349 μmol/L，血红细胞3.82×10^{12}/L，血红蛋白117 g/L，治用前方续进。

按语：本病例连续诊治近二年半，患者不间断地认真服药。从两年多的情况来看，患者病情平稳，一般情况好，虽有1～2次痛风发作，但症状较轻。从实验室指标来看亦有所好转，特别是血肌酐，虽有1～2次升高至600 μmol/L左右，继续服药旋即下降至300 μmol/L左右。血尿酸下降也很明显，来服中药以前已升至600 μmol/L，后逐渐下降至300～400 μmol/L。尿素氮维持在15 mmol/L左右，红细胞和血红蛋白不再下降。本病例2年多来不但症状未加重，且实验室指标也比较稳定而有所下降。该例肾囊肿是实证，囊肿不断增大，肾实质受损出现气血亏虚，由实致虚，进而又因虚致实，即湿浊瘀毒蕴阻，虚实夹杂，故治疗始终以扶正和祛邪兼顾。

案例2：肾囊肿，慢性肾衰

诸某，女，41岁。初诊日期：2011年5月23日。

现病史：两肾囊肿已久，2004年1月右肾手术治疗。2011年2月6日B超检查：左肾306 mm×171 mm，右肾234 mm×102 mm。目前主诉腰部乏力，小便不多，大便日1～2次，下肢稍肿，纳可，舌苔薄质暗红，脉细弦。血压140/100 mmHg，血肌酐215 μmol/L，尿素氮11.46 mmol/L，尿酸448 μmol/L。

中医辨证：病属癥积，病久肾脏受损，正气亏虚。

治法：化瘀泄浊，散结消癥。

处方：三棱10 g，莪术15 g，石见穿30 g，皂角刺30 g，夏枯草30 g，泽兰30 g，猫爪草30 g，赤芍15 g，甘草5 g，制大黄15 g，王不留行30 g，土茯苓30 g，黄芪30 g，枳壳10 g，炒山楂、炒神曲各15 g。

二诊：2011年5月30日，药后尚适，下肢肿退，大便日2～3次，较溏薄，治用前方加丹参30 g，灵芝30 g，党参15 g，白术15 g。

三诊：2011年6月22日，情况如前，复查血肌酐249 μmol/L，尿素氮11.37 mmol/L，尿酸446 μmol/L，血压100/80 mmHg，治用前方再加水红花子15 g。

四诊：2011年7月11日，情况如前，纳可，大便日2次不薄，小便尚可，腹中适，舌苔薄舌形较胖，脉细，治用前方出入。处方：黄芪30 g，党参15 g，当归10 g，丹参30 g，制大黄15 g，土茯苓30 g，白术10 g，三棱10 g，莪术30 g，王不留行30 g，泽兰叶30 g，猫爪草30 g，甘草5 g，水红花子30 g，皂角刺30 g，枳壳10 g，夏枯草10 g，白芥子10 g。

五诊：2011年8月21日，情况如前，纳可，有时腹胀，大便日2～3次，较薄，小便多，舌较胖，苔薄质暗红，脉细弦，血压120/80 mmHg，血肌酐225 μmol/L，尿素氮11.8 mmol/L，尿酸446 μmol/L，治用前方加青皮、陈皮各10 g。

六诊：2011年10月17日，近每至下午两足稍肿，寐差，纳可，大小便如前，苔薄舌背青筋明显，脉细，血压110/70 mmHg，B超复查：左肾207 mm×103 mm，右肾

192 mm×94 mm,双肾大小较前缩小。双肾内强回声,右肾大6 mm,左肾大5 mm。血肌酐215 μmol/L,尿素氮13.21 mmol/L,尿酸449 μmol/L,治用前方加落得打30 g,当归10 g,桃仁10 g。

七诊: 2011年11月14日,情况如前,治用前方加服乌鸡白凤丸。

八诊: 2011年12月12日,情况如前,治用前方加党参15 g,白术10 g。

九诊: 2013年2月25日,一年多来诊治情况尚可,纳可,大小便如前,舌胖苔薄,舌背青筋明显,脉细弦,血压165/80 mmHg,实验指标较前差,血肌酐升至364 μmol/L,尿素氮升至20 mmol/L,尿酸181 μmol/L,血钾6.21 mmol/L,尿蛋白(+),辨证仍为正虚邪蕴,治用仍一方面健脾补气养血,一方面泄浊化瘀、软坚散结。处方:党参15 g,黄芪30 g,当归10 g,黄精15 g,三棱15 g,莪术15 g,制大黄15 g,桃仁10 g,白芥子10 g,王不留行30 g,地鳖虫6 g,土茯苓30 g,皂角刺30 g,砂仁5 g,夏枯草10 g,昆布15 g,海藻15 g,水红花子30 g,猫爪草30 g,青皮、陈皮各10 g。

十诊: 2013年4月22日,情况如前,B超复查肾囊肿,情况与上次复查情况相仿,复查血肌酐393 μmol/L,尿素氮22.01 mmol/L,尿酸206 μmol/L,血常规:血红蛋白88 g,红细胞2.99×10¹²/L,血钾5.38 mmol/L,治用前方续进。

十一诊: 2013年6月24日,近胃部不适,纳可,大便日2次,小便尚可,舌苔脉象如前,治用前方去黄精、皂角刺,加砂仁5 g,制香附10 g。

按语: 本病例患者患肾囊肿多年,肾功能已受损,虽然临床症状不多,但血肌酐和尿素氮已升高。经中医药治疗1年来,虽病情未见明显好转,但情况尚平稳,B超复查两肾增大的情况有所缩小,血肌酐和尿素氮一年半来多次复查未见明显升高,维持在初来中医药治疗时的水平,相对平稳。其后,患者中断中医药治疗1年余,虽然临床症状变化不大,B超复查肾脏情况与上次检查情况相似,无明显变化,但复查血肌酐明显增高,升至364 μmol/L,尿素氮升至20.0 mmol/L,血常规红细胞和血红蛋白明显降低,显示正虚加重,邪蕴增剧。

案例3:肾囊肿,慢性肾炎

吴某,男,76岁。初诊日期:2011年8月9日。

现病史: 3年前体检时发现双肾囊肿,近复查示双肾慢性肾损害,血肌酐上升至260 μmol/L,尿素氮14.8 mmol/L,尿酸537 μmol/L,尿蛋白(+++),尿红细胞119个/HP,尿白细胞7个/HP。自觉一般情况尚可,头项胀,腰酸,纳可,大便日一次,小便多,舌苔中腻,舌背青筋明显,脉弦。血压142/85 mmHg,B超检查:双肾囊肿。

中医辨证: 禀赋不足,气滞血瘀,络脉不利,湿浊瘀毒蕴阻。

治法: 祛瘀化湿,解毒泄浊。

处方: 三棱15 g,莪术15 g,水红花子30 g,制大黄15 g,王不留行30 g,白芥子

10 g，皂角刺30 g，落得打30 g，卫矛30 g，虎杖30 g，川草薢30 g，土茯苓30 g，陈皮10 g，金雀根30 g，扦扦活30 g。

二诊：2011年8月23日，药后尚适，纳可，大便日2次，小便较多，尿蛋白（++），尿红细胞（+++），血压150/80 mmHg，舌苔腻化薄，舌质较红，脉弦，治用前方加桃仁10 g，黄芩10 g，参三七粉4 g吞服。

三诊：2011年9月6日，情况如前，纳可，大便日2次，小便较多，腹胀矢气多，舌苔中黄腻，脉弦，血压130/80 mmHg，复查血肌酐259 μmol/L，尿素氮11.2 mmol/L，尿酸303 μmol/L，尿蛋白（+++），尿红细胞（+），治用前方去卫矛、三七粉、陈皮，加黄连5 g，白茅根30 g，广木香6 g，厚朴6 g，枳壳10 g。

四诊：2011年9月20日，腹胀较减，矢气尚多，小便较多，舌苔腻较化，脉弦，尿蛋白（+++），尿红细胞2～3个/HP，血压148/80 mmHg，治用前方出入。处方：三棱15 g，莪术15 g，水红花子30 g，制大黄30 g，黄连6 g，虎杖30 g，白芥子10 g，皂角刺30 g，枳壳10 g，土茯苓30 g，王不留行30 g，白茅根30 g，广木香6 g，砂仁5 g，金雀根30 g，扦扦活30 g，灵芝30 g，黄芪30 g，甘草5 g，白术10 g，三七粉4 g（吞），大腹子、大腹皮各15 g。

五诊：2011年10月5日，情况较好，腹胀减，纳可，大便日2～3次，先干后薄，夜尿较多，舌苔薄腻，舌背青筋明显，脉弦，复查血肌酐有所下降为218 μmol/L，尿素氮11 mmol/L，尿酸432 μmol/L，尿蛋白（+++），尿红细胞1～2个/HP。治用前方去灵芝、皂角刺、三七粉，加落得打30 g，黄芩10 g。

六诊：2011年11月，情况如前，腹尚感胀不适，矢气多，大便日2次，纳可，小便尚多。治用前方续进。

七诊：2012年1月6日，情况尚平稳，纳可，大便日2次，小便多，近有牙龈肿痛，复查血肌酐178 μmol/L，尿素氮12.8 mmol/L，尿酸440 μmol/L。治用前方去黄芪、白芥子，加忍冬藤30 g，连翘15 g，蒲公英30 g，白花蛇舌草30 g。

八诊：2012年1月20日，牙龈肿痛已除，纳可，大便日2次，小便多，腹不胀，舌苔中腻微黄，脉弦。处方：三棱15 g，莪术15 g，水红花子30 g，制大黄20 g，虎杖30 g，黄连10 g，黄芩10 g，金雀根30 g，熟附块6 g，甘草5 g，扦扦活30 g，落得打30 g，枳壳10 g，砂仁5 g，白芥子10 g，王不留行30 g，土茯苓30 g，泽兰叶30 g。

九诊：2012年2月24日，情况平稳，舌苔腻较化，脉弦，复查血肌酐201 μmol/L，尿素氮9.6 mmol/L，尿酸428 μmol/L，尿蛋白（+），治用前方续进。

十诊：2012年4月6日，情况尚可，无特殊变化，纳可，大便不多，小便多，舌苔较黄腻，脉缓，复查血肌酐206 μmol/L，尿素氮10.3 mmol/L，尿酸461 μmol/L，尿蛋白（++），尿红细胞0～3个/HP，尿白细胞0～2个/HP，治用前方加制苍术10 g。

十一诊：2012年6月1日，情况尚平稳，纳可，大便日2次，小便尚多，舌苔黄腻，脉弦。血压120/80 mmHg，复查血肌酐179 μmol/L，尿素氮10.8 mmol/L，尿酸

429 µmol/L,24 h尿蛋白定量1.8 g,红细胞2～4个/HP,治用前方续进。

十二诊：2012年7月17日，情况如前，无不适，舌苔腻减轻，脉缓，血压140/60 mmHg，复查血肌酐108 µmol/L，尿素氮12.0 mmol/L，尿酸472 µmol/L，尿蛋白（++），治用前方续进。

十三诊：2013年1月4日，近半年来情况尚可，但近皮肤痒，口干，舌苔黄腻，舌背青筋明显，脉弦，纳可，大小便如前，血压140/70 mmHg，复查血肌酐较前上升至228 µmol/L，尿素氮11.6 mmol/L，尿酸464 µmol/L。辨为湿热瘀毒内蕴，治用前方加丹皮10 g，赤芍10 g。

十四诊：2013年3月8日，每1月来一次诊治，皮肤尚痒，下肢稍肿，纳可，大便日1～2次，小便尚多，舌苔薄黄，脉较弦。复查血肌酐235 µmol/L，尿素氮10.6 mmol/L，尿酸440 µmol/L，尿蛋白（++），尿红细胞（+），B超复查两肾情况无明显改变，治用前方加减。处方：三棱15 g，莪术15 g，黄芩15 g，黄柏10 g，土茯苓30 g，制大黄20 g，卫矛30 g，虎杖30 g，泽兰叶30 g，水红花子30 g，桃仁10 g，王不留行30 g，皂角刺30 g，枳壳10 g，金雀根30 g，扦扦活30 g，白术10 g。

十五诊：2013年8月23日，5月来情况无明显变化，皮肤已不痒，纳可，大小便如前，舌苔较腻，脉缓，血压128/70 mmHg，复查血肌酐232 µmol/L，尿素氮9.2 mmol/L，尿酸433 µmol/L，尿蛋白（++），尿红细胞（+），尿白细胞6～8个/HP，治用前方加减。处方：制白术、制茅术各10 g，莪术15 g，桃仁10 g，黄连10 g，黄芩15 g，葫芦巴10 g，乌药10 g，卫矛30 g，落得打30 g，制大黄15 g，虎杖30 g，王不留行30 g，土茯苓30 g，地鳖虫10 g，珠儿参10 g，金雀根30 g，白茅根30 g，枳壳10 g。

十六诊：2013年9月27日，患者前列腺肥大，2周前小腹胀尿潴留，目前小便尚利，大便日一次，舌苔腻，脉弦，治用前方加冬葵子10 g。

十七诊：2013年11月1日，近因前列腺癌手术治疗，目前纳可，大便日一次，小便尚多，舌苔尚腻，脉弦，复查血肌酐上升至352 µmol/L，尿素氮16.0 mmol/L，尿酸497 µmol/L，尿蛋白（+++），尿红细胞（+），治用前方加减。处方：三棱15 g，莪术15 g，半枝莲30 g，甘草5 g，黄连10 g，土茯苓30 g，制大黄15 g，虎杖30 g，金雀根30 g，王不留行30 g，枳壳10 g，葫芦巴10 g，卫矛30 g，落得打30 g，桃仁10 g。

十八诊：2013年12月27日，情况尚好，但皮肤又痒，口干引饮，纳可，大便日2次，舌苔较腻，脉弦，血压140/60 mmHg，血肌酐337 µmol/L，尿素氮20.2 mmol/L，尿酸492 µmol/L，尿蛋白（++），尿红细胞（+），治用前方加减。处方：黄芪30 g，白术10 g，三棱15 g，莪术15 g，白茅根30 g，半枝莲30 g，黄连10 g，黄芩10 g，制首乌15 g，制大黄15 g，白蒺藜15 g，徐长卿15 g，白鲜皮15 g，地肤子15 g，王不留行30 g，金雀根30 g，卫矛30 g，落得打30 g，土茯苓30 g。

十九诊：2014年3月21日，情况如前，复查血肌酐降至208 µmol/L，尿素氮仍有24 mmol/L，尿酸457 µmol/L，尿蛋白（+++），尿红细胞2～3个/HP。治用前方。

二十诊：2014年4月18日，情况如前，血肌酐又升至353 μmol/L，尿素氮24.6 mmol/L，尿酸429 μmol/L，尿蛋白(++)，尿红细胞0～2个/HP，治用前方。

二十一诊：2014年5月16日，情况如前，下肢稍肿，纳可，大便日3次，小便多，舌苔薄黄腻，脉弦，血压140/60 mmHg，血肌酐361 μmol/L，尿素氮19.7 mmol/L，尿酸418 μmol/L，尿蛋白(+++)，尿红细胞2～3个/HP，尿白细胞6～8个/HP，治用前方。

二十二诊：2014年8月20日，近因冠心病住院，气急、足肿，经住院后好转，复查血肌酐364 μmol/L，尿素氮26.4 mmol/L，尿酸415 μmol/L，尿蛋白(+)，皮肤痒减轻，纳可，大便日2次，小便尚可，治用前方加减。处方：丹参30 g，黄芪30 g，当归10 g，制大黄15 g，土茯苓30 g，桑椹30 g，枳壳10 g，泽兰叶30 g，虎杖30 g，落得打30 g，黄连6 g，莪术15 g，地肤子15 g，徐长卿15 g，砂仁5 g，桃仁10 g。

二十三诊：2014年10月17日，情况如前，气促、足肿减，但近食后腹胀，大便较少，日一次，小便尚多，皮肤尚痒，血肌酐283 μmol/L，尿素氮28.3 mmol/L，尿酸341 μmol/L，血钾6.2 mg，血磷2.11 mg，血钙2.55 mg，治用前方加减。处方：厚朴6 g，青皮、陈皮各10 g，制半夏10 g，制大黄15 g，落得打30 g，枳壳10 g，广木香6 g，砂仁5 g，土茯苓30 g，莪术15 g，地肤子15 g，白鲜皮15 g，徐长卿15 g，白蒺藜15 g，甘草5 g，泽兰30 g，丹参30 g，丹皮10 g，赤芍10 g，黄连6 g，虎杖30 g。

按语：慢性肾病病程长，由于病久正气亏虚，在病程中易感受外邪，并发多种病症。本例患者有冠心病史，出现胸闷不适；前列腺癌出现尿潴留，牙龈肿痛等，并经常出现腹胀、矢气多，大便不爽，舌苔黄腻。辨证以实证为主。初来诊治时实验室检查血肌酐升高，尿中有红细胞(+++)，蛋白(+++)，治以祛瘀化湿，解毒泄浊。服药1个月后血尿减为(+)，以后虽尿中有红细胞，但皆比较少，蛋白尿未见减少。关于肾功能情况，初来时血肌酐为260 μmol/L，3年来，血肌酐上下有波动，一般保持稳定。后来因前列腺手术后血肌酐升高，继续服中药血肌酐又下降至200 μmol/L。患者高龄，患有慢性肾衰，又伴冠心病、前列腺癌，坚持服中药调治3年，肾功能未迅速恶化，说明中药起了一定的作用。

案例4：肾囊肿，血尿

盛某，男，51岁。初诊日期：2011年9月30日。

主诉：镜检血尿9年。

现病史：患者自诉镜检血尿已9年，平时感腰酸，神疲，纳可，大便日一次，小便利，色较深，小便时不痛、爽利，舌苔薄腻微黄，舌背青筋明显，脉缓。血压120/80 mmHg，B超示：两肾囊肿。实验室检查：尿红细胞(++++)，尿蛋白(+)，血肌酐97 μmol/L，尿酸264 μmol/L，尿素氮5.3 mmol/L。

中医辨证：肾虚湿热内蕴，迫血妄行。

治法：益肾清利，化瘀止血。

处方：生地15 g,丹皮10 g,黄柏10 g,淮牛膝10 g,鹿衔草30 g,桑寄生30 g,白茅根30 g,小蓟30 g,甘草5 g,炒蒲黄10 g,茜草炭10 g,仙鹤草30 g,陈皮10 g。

二诊：2011年11月12日,服药1月余,情况无改变,考虑尿血已久,瘀阻明显,治以加重祛瘀消积之品。处方：三棱15 g,莪术15 g,水红花子30 g,猫爪草30 g,琥珀粉4 g,三七粉4 g(吞),丹皮10 g,赤芍15 g,炒蒲黄10 g,茜草炭15 g,血余炭10 g,藕节炭30 g,炒枳壳10 g,黄柏10 g。

三诊：2012年1月6日,药后情况尚可,但血尿仍(++++),小便色黄,脘腹胀不适,纳可,舌苔见化,脉缓,治用前方加乌药、生地榆30 g。

四诊：2013年3月16日,情况如前,复查肾功能正常,尿中红细胞(++++),白细胞3～4个/HP,24 h尿蛋白定量0.63 g。失血日久,未见贫血,血常规红细胞4.56×10^{12}/L,血红蛋白140 g/L,血小板2.57×10^9/L,腹胀减,纳可,大便正常,舌苔根腻,脉缓,治用前方去猫爪草、水红花子,加黄柏10 g,苍术10 g,红景天10 g。

五诊：2012年4月27日,近来情况较好,连续2次尿中红细胞(++),纳可,大便正常,舌苔黄腻,脉缓,治用前方。

六诊：2012年5月25日,情况如前,尿中红细胞(+),白细胞4～5个/HP,但口干,胃部不适泛酸,治用前方出入。处方：黄柏10 g,知母10 g,三棱15 g,莪术15 g,丹皮10 g,赤芍15 g,生地榆15 g,茜草炭15 g,制香附10 g,制半夏10 g,海螵蛸15 g,红景天15 g,三七粉4 g(吞)。

七诊：2012年6月22日,近因劳累过度,血尿又增多至(+++),一般情况好,治用前方加卷柏10 g。

八诊：2012年7月20日,近复查尿红细胞(+),尿蛋白(-),但胃中有灼热感,泛酸,治用前方去知母,加黄连6 g,制苍术10 g,茯苓15 g。

九诊：2012年8月17日,一般情况好,胃中较前适,舌苔薄,脉缓。血压120/80 mmHg,复查尿红细胞(+～++),治用前方续进。

按语：肾囊肿多由于先天禀赋不足,肾脏部分组织气滞血瘀,络脉运行不利,水液积聚形成囊肿,属于瘀积之证。有尿血的情况比较多。本病例血尿已9年,根据临床情况,考虑为肾囊肿引起的血尿,按辨证论治用清化湿热,活血化瘀,凉血止血之剂。服中药8个月,尿中红细胞(++++),始终未见减少,但一般情况尚好,肾功能未见恶化。继续按原来方法治疗,又服中药7个月后尿中红细胞(++),有时(+),有时因劳累过度,尿中红细胞(++++),但继续中药治疗又减少。连续服药又5个月,一般情况好,尿中红细胞(+～++),较前明显减少。

案例5：肾囊肿,肾衰

刘某,男,48岁。初诊日期：2009年9月23日。

现病史：多囊肾已10年余,有家族史,去年发现肾功能不好,血肌酐升高至

200 µmol/L 多,后因心脏病变装支架后,血肌酐不断升高,目前升高至 467 µmol/L,尿素氮 21 mmol/L,尿酸 510 µmol/L。下肢浮肿,小便短数,尿中蛋白(++),大便每日 1～2 次,腹中无不适,纳可,舌苔较腻,脉弦。血压 140/90 mmHg。血常规:红细胞 4.6×10^{12}/L,白细胞 7.61×10^9/L,血红蛋白 150 g/L。

中医辨证:癥积日久正气亏虚,湿浊瘀毒阻滞。

治法:活血祛瘀,泄浊利湿解毒。

处方:莪术 15 g,桃仁 10 g,王不留行 30 g,土茯苓 30 g,制大黄 15 g,卫矛 30 g,虎杖 30 g,泽兰叶 30 g,红藤 30 g,枳壳 10 g,砂仁 5 g,黄连 6 g,马鞭草 30 g,落得打 30 g。另肾衰膏脐疗。

二诊:2009 年 10 月 21 日,服药 4 周,情况尚好,纳可,大小便正常,复查肾功能无明显恶化,血肌酐 450.6 µmol/L,尿素氮 21.6 mmol/L,尿酸 543 µmol/L,尿常规正常,血压 120/90 mmHg。治用前方。

三诊:2010 年 1 月 6 日连续服中药治疗 2 月多,病情维持稳定,复查血肌酐 465.4 µmol/L,尿素氮 19.3 mmol/L,尿酸、肾功能维持在初服中药的情况,治疗方药基本不变。

四诊:2010 年 2 月 3 日,情况如前,治用前方。

五诊:2010 年 5 月 12 日,病情如前,除下肢稍肿,无其他变化,复查血肌酐 394.6 µmol/L,较前稍降,尿素氮 19.8 mmol/L,尿酸 411 µmol/L 无变化。治用前方。

六诊:2010 年 6 月 23 日,病情无变化,但血肌酐有所下降,为 189 µmol/L,尿素氮有所上升,为 24.5 mmol/L,尿酸 455 µmol/L。治用前方。

七诊:2010 年 8 月 17 日,近来有腹胀,大便溏薄,乏力,舌苔薄,脉缓。血压 130/80 mmHg,尿蛋白(+),血肌酐又上升至 362.4 µmol/L,尿素氮 28.0 mmol/L,尿酸 421 µmol/L,治用前方加减,扶正与祛邪并进。处方:黄芪 30 g,白术 10 g,莪术 20 g,山棱 15 g,虎杖 30 g,卫矛 30 g,枳壳 10 g,桃仁 10 g,陈皮 10 g,制大黄 15 g,甘草 5 g,猫爪草 30 g,落得打 30 g,王不留行 30 g,土茯苓 30 g。

八诊:2010 年 9 月 15 日,情况如前,复查肌酐 290 µmol/L,尿素氮 32.3 mmol/L,尿酸 522 µmol/L。治用前方。

九诊:2011 年 1 月 19 日,近大便较少,小便尚多,纳可,舌苔较腻,脉弦,血压 120/90 mmHg,复查血肌酐升高至 479.4 µmol/L,尿素氮 38.4 mmol/L,尿酸 537 µmol/L。血常规:红细胞 3.47×10^{12}/L,白细胞 6.72×10^9/L,血红蛋白 113 g/L,尿蛋白(+),尿红细胞 2～4 个/HP,尿白细胞(+)。治用前方。

十诊:2011 年 4 月 27 日,虽在不断服药,但近来情况有变化,纳呆泛恶,呕吐,下肢轻度浮肿,大便每日 2～3 次,量少,小便尚多,舌苔薄,质暗红,脉弦,血压 150/100 mmHg,复查血肌酐升高至 882 µmol/L,尿素氮 49.4 mmol/L,尿酸 507 µmol/L,治用前方出入。处方:黄连 6 g,制半夏 10 g,藿香、佩兰各 15 g,紫苏30 g,陈皮10 g,生大黄10 g,甘草5 g,莪术30 g,山棱10 g,制大黄15 g,泽兰叶30 g,落得打30 g,桃仁10 g。

按语:本例多囊肾已10多年,本来情况尚可,后因心脏病而装支架后,肾功能变差,不到一年时间血肌酐不断上升,前来治疗时血肌酐已升至467 μmol/L,但临床症状不多。经中医药治疗4个月后,病情尚平稳,血肌酐维持在300~400 μmol/L上下,有一年多时间不再升高。本病例连续服中药1年9个月,从肾功能的变化情况看,中医药对延缓肾衰的进展似有一定的作用。

【肾肿瘤】

姜某,男,79岁。初诊日期:2003年7月22日。

现病史:患有高血压、冠心病已多年。2月前体检发现右肾有一肿瘤33 mm×28 mm。目前感右侧腰部胀不适,晨起头晕,一般情况尚可,纳可,口干,大小便如常,舌苔薄质暗红,脉较弦。血压120/60 mmHg。因年龄大,且有冠心病、高血压,不愿做手术乃来求诊中医。

中医辨证:高龄气阴亏虚,肝阳上亢,气滞血瘀,以致肾内形成肿块。

治法:补益气阴而平肝,理气化瘀,散结消癥。

处方:生地20 g,北沙参15 g,枸杞子10 g,天麻10 g,嫩双钩30 g,白蒺藜15 g,三棱10 g,莪术15 g,制大黄15 g,桃仁10 g,赤芍15 g,石见穿30 g,枸橘30 g,青皮、陈皮各10 g,卫矛30 g,猫爪草30 g,土茯苓30 g。

二诊:2005年1月11日,前方间断服药一年多,情况无特殊变化,有时头晕,血压正常110/60 mmHg,舌苔薄质较红,口干,脉较弦,大小便正常,治用前方出入。生地15 g,北沙参15 g,枸杞子10 g,天麻10 g,三棱10 g,莪术10 g,制大黄15 g,土茯苓30 g,赤芍15 g,石见穿30 g,枸橘30 g,猪苓15 g,猫爪草30 g,卫矛30 g,猫人参30 g,桃仁10 g,白花蛇舌草30 g。

三诊:2005年3月11日,B超复查,右肾肿瘤36 mm×30 mm比前稍增大,一般情况尚可,无特殊症状,右侧腰部有时胀,舌苔少质较红,脉较弦,血压120/60 mmHg,治用前方续进。

四诊:2005年9月,一般情况尚可,右侧腰腹部隐痛,纳可,大小便如常,舌苔薄,脉缓,血压118/60 mmHg,治用前方出入。处方:北沙参15 g,太子参15 g,三棱10 g,莪术10 g,延胡索15 g,徐长卿15 g,甘草5 g,赤芍15 g,青皮、陈皮各10 g,猫爪草30 g,夏枯草10 g,石见穿30 g,卫矛30 g,王不留行30 g,枳壳10 g,皂角刺30 g,白花蛇舌草30 g。

五诊:2005年11月25日,情况如前,B超复查右肾肿块44 mm×42 mm,较前增大,腰部未见淋巴结肿大,治用前方续进。

六诊:2006年4月14日,右侧腰部和胁下隐痛,舌苔脉象如前,治用前方续进。

七诊：2008年11月14日，情况尚可，右侧腰部和胁痛不明显，但感乏力，纳可，大小便如常，舌边光红，脉较弦，治用前方出入。处方：太子参15 g，生地10 g，甘草5 g，莪术15 g，白蒺藜15 g，石见穿30 g，猫爪草30 g，卫矛30 g，炙鸡内金10 g，桃仁10 g，夏枯草10 g，丹参30 g，青皮、陈皮各10 g。

八诊：2009年1月16日，B超复查肿块较前增至48 mm×40 mm，患者诉右侧腰部胁下隐痛，食入后腰部作胀，大小便如前，舌苔薄，脉较弦，治用前方出入。处方：炒白术10 g，炒枳壳10 g，青皮、陈皮各10 g，三棱10 g，莪术15 g，夏枯草15 g，猫爪草30 g，威灵仙10 g，生牡蛎30 g，卫矛30 g，延胡索10 g，石见穿30 g，赤芍10 g，炙鸡金10 g，甘草5 g。

九诊：2009年7月17日，B超复查肿块又较前增大至65 mm×62 mm。主诉现感右侧腰部隐痛，大小便尚可，纳可，舌苔薄，脉缓，血压110/60 mmHg，前方加减。处方：三棱10 g，莪术15 g，石见穿30 g，卫矛30 g，猫爪草30 g，夏枯草10 g，延胡索10 g，王不留行30 g，桃仁10 g，甘草5 g，赤芍15 g，枳壳10 g，生牡蛎30 g丹参30 g。

十诊：2009年12月18日，再次B超复查右肾肿块增大至100 mm×74 mm，患者头晕情况尚可，无特殊不适，纳可，大小便如常，舌苔薄，边尖红，脉弦，治用前方。处方：北沙参15 g，太子参15 g，莪术10 g，三棱15 g，石见穿30 g，猫爪草30 g，夏枯草10 g，山慈菇10 g，丹参30 g，赤芍15 g，桃仁10 g，卫矛30 g，枸橘30 g，甘草5 g，生牡蛎30 g。

十一诊：2010年2月12日情况如前，自觉无特殊变化，治用前方续进。

按语：肾肿瘤良性者大多数无症状，有症状者多属于恶性。血尿、腹部肿块、疼痛为肾癌的三大主要症状。本例患者临床表现不多，其主要症状是腹部肿块，腰部轻度胀痛。肾肿瘤的治疗主要应手术切除，患者因有冠心病、高血压且年龄大而未手术乃求中医药治疗。从2003年7月来诊治，间断服中药近7年。主要按辨证论治原则，一方面扶正以益气养阴为主，另一方面以活血化瘀，软坚散结消癥。服中药后无不良反应。初期肿瘤进展缓慢，症状有所改善。之后，肿瘤增大较快，但临床症状未见明显增剧。从七年治疗情况观察，中医药虽不能抑制肿瘤的发展，但使其发展缓慢，并有一定的改善症状作用。

【糖尿病肾病】

案例1：糖尿病肾病

胡某，女，62岁。初诊日期：2007年3月23日。

主诉：乏力，小便多泡沫3年。

现病史：患糖尿病已15年，用胰岛素治疗，近来小便中有蛋白，经多方治疗未见改善。目前感乏力，纳可，口干不甚，左胁下隐痛，大便2天一次，小便较多，肢体不肿，舌质红少苔，脉细。血压130/72 mmHg。

实验室检查：红细胞3.18×10^{12}，血红蛋白93 g/L，血肌酐91 μmol/L，尿素氮13.0 mmol/L，尿蛋白（++～+++），空腹血糖6.2 mmol/L。

西医诊断：糖尿病肾病。

中医辨证：脾肾亏虚，气血不足，瘀毒内蕴。

治法：健脾益肾，补气养血，化瘀解毒。

处方：党参15 g，白术15 g，炙黄芪30 g，当归10 g，生地、熟地各10 g，山茱萸10 g，鹿衔草30 g，桑寄生30 g，虎杖30 g，卫矛30 g，地鳖虫5 g，制香附10 g，枳壳10 g，黄连5 g，黄芩10 g，炙僵蚕15 g。

二诊：2007年4月7日，药后尚适，胁下痛除，但大便溏薄，每日2～3次，腹不痛，小便有解不尽之感，舌淡苔薄黄，脉细，治用前方去生地、熟地、山茱萸、鹿衔草、桑寄生、地鳖虫，加淮山药15 g，石韦30 g。

三诊：2007年4月27日，情况如前，大便仍溏薄，次数较多，纳可，小便尚多，尿蛋白（++），舌淡苔少，脉细，治用前方加煨诃子10 g，五倍子10 g。

四诊：2007年5月18日，服上方后大便较干，次数减少，每日1～2次，纳可，诉腰酸乏力，舌苔脉象如前，原方去石韦，加鹿衔草30 g，桑寄生30 g，杜仲15 g。

五诊：2007年6月22日，情况较好，大便成形，每日一次，复查血肌酐69 μmol/L，尿素氮12.5 mmol/L，尿酸394 μmol/L，血红蛋白85 g/L，红细胞2.83×10^{12}，尿蛋白（+～++），治用前方出入。处方：党参15 g，炒白术15 g，黄芪30 g，当归10 g，鸡血藤30 g，淮山药30 g，煨诃子10 g，五倍子10 g，葫芦巴10 g，卫矛30 g，黄连6 g，黄芩10 g，杜仲15 g，炒枳壳10 g，炒山楂、炒神曲各15 g，炙僵蚕15 g。

六诊：2007年7月2日，近来情况尚可，大便日一次成形，小便如常，尚有腰酸乏力，下肢有麻木，舌淡胖苔少脉细，治用前方去炒山楂、炒神曲、五倍子、煨诃子，加补气养血化瘀之品，加灵芝30 g，黄精15 g，熟地15 g，砂仁5 g，丹参30 g，甘草5 g。

七诊：2007年8月17日来诊，情况平稳，大便日一次成形，腹中适，纳可，小便如前，但面色萎黄，血红蛋白84 g/L，肌酐67 μmol/L，尿素氮16.4 mmol/L，尿酸403 μmol/L，餐后血糖11.1 mmol/L，血虚明显，治用前方去黄连、黄芩，加仙灵脾30 g，虎杖30 g。

八诊：2007年9月14日，近日大便又溏薄，日3～4次，寐差，下肢麻，舌苔脉象如前。前方去熟地、黄精，加黄连3 g，广木香6 g，炒枳壳10 g，炒山楂5 g。

九诊：2007年10月12日，情况如前，大便尚溏薄，日2～3次，治用前方，加煨诃子10 g，石榴皮15 g。

十诊：2007年11月9日，情况尚平稳，大便干，日1～2次，舌苔脉象如前，前方再加山茱萸10 g。

十一诊：2007年12月21日，近1周来大便又溏薄日2～3次，纳可，腹不痛，舌苔脉象无改变，治用前方，再加炮姜4 g，炙鸡内金10 g。

按语：本病以正虚为主，故治疗重在扶正，佐以化瘀解毒。治疗过程中大便溏薄一日多次，无明显感受外邪或伤食等原因。考虑患者脾虚不能承受生地、熟地、山茱萸等滋阴之品，故予处方中减去滋阴药，加煨诃子、五倍子以收敛固涩。药后大便即成形而次数减少，后又加用山茱萸致大便又溏薄，由此说明大便溏薄与滋阴之品有关。患者经中药治疗后病情尚平稳，一般症状有所改善，尿蛋白亦减少，肾功能未进一步恶化。

案例2：糖尿病肾病

宋某，男，51岁。初诊日期：2009年12月18日。

现病史：患糖尿病已5年，近3年来血压高，尿蛋白（+++），血肌酐升高已1年多。目前感腰酸乏力，纳可，口不干，大便日1～2次，小便多，舌苔微黄，质暗红，脉细弦。血压160/90 mmHg，24 h尿蛋白定量4.22 g，尿红细胞（+），血肌酐379 μmol/L，尿素氮16.4 mmol/L，尿酸491 μmol/L，红细胞2.9×10^{12}/L，血红蛋白77 g/L。

西医诊断：糖尿病肾病，慢性肾衰。

中医辨证：病久脾肾亏虚，气血不足，湿浊瘀蕴阻。

治法：益肾健脾清化。

处方：鹿衔草30 g，桑寄生30 g，白术10 g，莪术15 g，黄芩10 g，制大黄15 g，丹参30 g，土茯苓30 g，王不留行30 g，金雀根30 g，黄芪30 g，扦扦活30 g，落得打30 g，桃仁10 g，陈皮10 g。

二诊：2009年12月25日，药后尚适，情况如前，夜寐多汗，治用前方去黄芩、丹参，加山茱萸10 g，五味子10 g，黄柏10 g。

三诊：2010年1月8日，药后夜寐汗出减少，治用前方续进。

四诊：2010年1月22日，病情尚平稳，纳可，大小便如常，舌苔薄黄，脉弦，治用前方出入。处方：黄芪30 g，当归10 g，鸡血藤30 g，红藤30 g，制大黄15 g，王不留行30 g，土茯苓30 g，黄连5 g，莪术15 g，鹿衔草30 g，桑椹30 g，山茱萸10 g，枸杞子15 g，甘草5 g，陈皮10 g，虎杖30 g，猫爪草30 g，金雀根30 g，扦扦活30 g，落得打30 g。

五诊：2010年2月26日，情况尚可，血压120/75 mmHg，治用前方续进。

六诊：2010年3月26日，腰酸乏力头晕，复查血肌酐352 μmol/L，尿素氮12.0 mmol/L，尿酸414 μmol/L，红细胞3.01×10^{12}/L，血红蛋白90.3 g/L，尿蛋白（+++），治用前方加服乌鸡白凤丸。

七诊：2010年4月9日，自觉情况较好，舌苔薄，质淡暗，脉较数，纳可，大小便如前，治再服前方。

八诊：2010年5月7日，情况尚平稳，但感乏力，治用前方加党参15 g，白术15 g，紫河车粉4 g（吞服）。

九诊: 2010年7月16日,近1个多月来下肢稍肿,腹部较胀满,小便较减少,大便较薄,日2～3次,舌淡苔薄,脉较细弦,复查肌酐380 µmol/L,尿素氮20.8 mmol/L,尿酸177 µmol/L,红细胞2.4×10^{12}/L,血红蛋白77 g/L,尿蛋白(+),尿红细胞11个/HP,治用前方出入。处方: 黄芪30 g,白术10 g,当归10 g,制大黄15 g,鸡血藤30 g,王不留行30 g,土茯苓30 g,莪术15 g,猫爪草30 g,桃仁10 g,虎杖30 g,落得打30 g,扦扦活30 g,泽兰叶30 g,赤苓、猪苓各15 g,卫矛30 g,黄连6 g,陈皮10 g。

十诊: 2010年8月6日,下肢稍肿乏力,纳呆,大便日一次,腹较胀,舌苔薄腻,舌质淡,脉细弦,血压135/70 mmHg,治用前方加大腹子、大腹皮各10 g,砂仁5 g,青皮、陈皮各10 g,制半夏10 g,炙鸡内金10 g。

十一诊: 2010年8月20日,情况如前,纳可,大便溏薄,每日3次,腹胀隐痛,矢气多,舌淡苔薄腻,脉细弦,血压160/70 mmHg,治用前方减去制大黄、猫爪草、卫矛、虎杖,加熟附块6 g,白术10 g,炒山楂、炒神曲各15 g,谷芽、麦芽各15 g。

按语: 本病例为糖尿病肾病,气血亏虚的临床表现较明显。连续服益肾健脾清化等中药8个月,病情尚平稳,肾衰的实验室指标未明显升高,维持在初用中医药治疗时的水平,红细胞和血红蛋白未见提高。本病例为虚实夹杂,以虚证为主,治以扶正和祛邪并进,但处方中扶正之剂尚嫌药力不够。

案例3: 糖尿病肾病,水肿症

张某,男,47岁。初诊日期: 2011年9月21日。

现病史: 患者体胖,自诉2010年糖尿病酸中毒,1个月后尿中出现蛋白(+)。2011年8月起两下肢肿甚,尿蛋白(+++),尿红细胞(++～+++)。目前下肢浮肿明显,按之凹陷,小便尚多,大便日3次,纳可,腹不胀,口不干,有时感冒发热汗出,舌胖有齿形,苔薄,舌背青筋明显,脉较数。血压140/95 mmHg,尿蛋白(+++),24 h尿蛋白定量8.7 g,尿红细胞(+),血肌酐100 µmol/L,尿素氮51 mmol/L,尿酸439 µmol/L,血糖6.9 mmol/L,血总蛋白53 g/L,白蛋白28 g/L,胆固醇8.34 mmol/L,三酰甘油6.86 mmol/L,血常规:血红蛋白150 g/L,红细胞5.81×10^{12}/L,白细胞9.6×10^9/L。

中医辨证: 脾肾亏虚,水湿痰瘀滞留。

治法: 健脾温阳,化瘀利水。

处方: 白术30 g,黄芪30 g,熟附块6 g,桂枝6 g,泽泻15 g,猪苓15 g,卫矛30 g,泽兰15 g,莪术15 g,桃仁10 g,虎杖30 g,大腹皮15 g,陈皮10 g,决明子30 g,黄连5 g,黄芩10 g,金雀根30 g。

二诊: 2012年3月2日,药后自觉情况好转,下肢肿渐退,小便尚多,泡沫减少,大便2次,纳可,舌苔脉象如前,治用前方加扦扦活30 g,落得打30 g。

三诊: 2012年3月16日,小便量较前增多,尿中泡沫减少,下肢肿逐渐消退,纳可,血糖正常,大便日3次,腹中适,自觉体力较好,舌胖苔薄脉弦。血压145/105 mmHg,治用前方,再加红景天15 g。

四诊: 2012年4月6日,情况如前,复查血肌酐76 μmol/L,尿素氮5.0 mmol/L,尿酸491 μmol/L,胆固醇8.32 mmol/L,三酰甘油744 mmol/L,血浆总蛋白54 g/L,白蛋白32 g/L,尿蛋白(+++),治用前方,去黄连,加党参15 g,山茱萸10 g。

五诊: 2012年5月4日,自觉情况好转,舌胖较减,脉缓,治用前方去红景天,加茯苓15 g。

六诊: 2012年6月28日,下肢尚有轻度浮肿,小便多,大便日一次,纳可,舌胖质较暗红,脉缓,血压150/100 mmHg,治用前方加减。处方:黄芪30 g,白术30 g,党参15 g,山茱萸15 g,金雀根30 g,扦扦活30 g,落得打30 g,莪术15 g,桃仁10 g,卫矛30 g,茯苓15 g,川牛膝10 g,灵芝30 g,泽兰30 g,虎杖30 g。

七诊: 2012年7月27日,情况如前,下肢肿渐退,近咽部有痰,舌苔根部较减,脉弦,治用前方,加炙僵蚕15 g,地鳖虫6 g,甘草5 g。

八诊: 2013年1月4日,前一段时期因支气管炎而停服中药,目前下肢不肿,小便多,尿蛋白(++),纳可,大便如前,舌胖有齿形,舌薄腻,脉弦,血压增高170/110 mmHg,治用前方出入。处方:黄芪30 g,白术30 g,卫矛30 g,金雀根30 g,枳壳10 g,扦扦活30 g,落得打30 g,桑寄生30 g,虎杖30 g,莪术15 g,炙僵蚕15 g,桃仁20 g,泽兰叶30 g,茯苓15 g。

按语: 糖尿病肾病水肿是难治之症。本病例病程长,三高一低(高度浮肿,大量蛋白尿,高血脂,低蛋白血症),按中医辨证,用健脾温阳利水化瘀之剂。患者坚持长期服药,水肿逐渐消退,取得了一定的疗效,但实验室指标改善不明显。

【高血压肾病】

陈某,男,66岁。初诊日期:2007年11月23日。

主诉: 高血压30余年。

现病史: 高血压已30余年,近5年来腰背酸痛,夜间有时胸闷心慌阵作。今年9月,发现肾功能不好,血肌酐上升至347 μmol/L,尿中有蛋白(++~+++),尿红细胞6~8个/HP。至11月12日血肌酐升至368 μmol/L,尿素氮21.4 mmol/L,尿酸567 μmol/L。目前不肿,纳可,但嗳气多,口干,大便日1~2次,小便尚多,舌苔薄黄腻,舌背青筋明显,脉弦。血压140/80 mmHg,长期在服降压药。实验室检查:尿蛋白(+++),尿红细胞(+++),血红细胞3.63×10^{12},血红蛋白119 g/L,血肌酐368 μmol/L,尿素氮21.4 mmol/L,尿酸567 μmol/L,血甘油三酯2.16 mmol/L。心电图报告:心肌缺血。

西医诊断: (1)高血压肾病;

　　　　　　(2)慢性肾功能衰竭。

中医辨证：心肾亏虚，肝阳偏亢，湿热瘀毒内蕴。

治法：先以祛邪为主，解毒泄浊，活血化瘀，理气和胃。

处方：黄连6 g，制大黄15 g，党参10 g，王不留行30 g，黄芩10 g，丹参30 g，郁金10 g，土茯苓30 g，丹皮10 g，卫矛30 g，制半夏10 g，青皮、陈皮各10 g，甘草5 g，皂角刺30 g。

二诊：2007年11月30日，药后大便日2～3次，其他情况如前。治用前方，加白蒺藜15 g，桑寄生30 g，石韦30 g。

三诊：2007年12月14日，情况如前，胸闷心慌稍好转，口干减，纳可，大便日二次，小便泡沫多，腰酸，舌苔薄黄，脉弦，治用前方。

四诊：2008年1月18日，情况好转，胸闷心慌减，腰酸轻，复查血肌酐较前下降至318 μmol/L，尿素氮下降至10.0 mmol/L，尿酸563 μmol/L，尿蛋白（+++），尿红细胞（++），血压140/88 mmHg。治用前方加减。处方：黄连6 g，黄芩10 g，卫矛30 g，石韦30 g，虎杖30 g，制大黄15 g，白茅根30 g，旱莲草30 g，炒槐花30 g，土茯苓30 g，鹿衔草30 g，景天三七30 g，小蓟30 g，黄芪30 g，灵芝30 g，青皮、陈皮各10 g，丹皮10 g。

五诊：2008年2月4日，诊治情况如前，治用前方，加金雀根30 g，秦皮30 g，落得打30 g，王不留行30 g，桃仁10 g，甘草5 g。

六诊：2008年2月22日，近咽部充血不适，腰酸乏力，纳可，大便日2～3次，小便尚多，舌苔薄黄，舌背青筋明显，脉弦。血压116/80 mmHg，治用前方出入。处方：白花蛇舌草30 g，蛇莓15 g，制大黄20 g，石韦30 g，白茅根30 g，卫矛30 g，炙僵蚕15 g，虎杖30 g，金雀根30 g，鹿衔草30 g，旱莲草30 g，土茯苓30 g，黄连6 g，川萆薢30 g。

七诊：2008年3月7日来诊，情况较好，复查血肌酐又较前下降至283 μmol/L，尿素氮上升至18.9 mmol/L，尿酸554 μmol/L，尿蛋白（++），尿红细胞（+），咽部尚较红，大便不爽，治用前方，再加生大黄10 g。药后大便多次则不要加入。

八诊：2008年4月11日，情况尚平稳，咽部情况好转，复查血肌酐下降至259 μmol/L，尿素氮16.30 mmol/L，尿酸559 μmol/L，尿蛋白（++），尿红细胞（+），血红细胞3.63×10^{12}，血红蛋白119 g/L，治用前方去白花蛇舌草、蛇莓，加丹参30 g，灵芝30 g，黄芪30 g，甘草5 g，桃仁10 g，桑寄生30 g。

九诊：2008年5月16日，情况尚可，无特殊变化，复查血肌酐、尿素氮、尿酸维持原来情况。尿蛋白（++），尿红细胞（+），治用前方加减适当扶正。处方：黄芪30 g，灵芝30 g，鹿衔草30 g，杜仲15 g，甘草5 g，桃仁10 g，卫矛30 g，虎杖30 g，秦皮30 g，景天三七30 g，炒枳壳10 g，土茯苓30 g，王不留行30 g，生大黄10 g，炙僵蚕15 g，金雀根30 g，落得打30 g，皂角刺30 g。

十诊：2008年6月13日，患者情况如前，无特殊变化，复查血肌酐219 μmol/L，尿素氮 17.17 mmol/L，尿酸 548 μmol/L，血红细胞 3.38×10^{12}，血红蛋白 110 g/L，尿蛋白（++），尿红细胞（++），舌苔脉象如前。治用前方加当归 10 g，白茅根 30 g，川萆薢 30 g。

十一诊：2008年7月18日，自诉情况较好，纳可，大小便如前，腰酸减，寐可。复查 24 h 尿蛋白定量 1.76 g，血肌酐 209 μmol/L。治用前方。处方：黄芪 30 g，卫矛 30 g，炙僵蚕 20 g，石韦 30 g，芡实 30 g，虎杖 30 g，金雀根 30 g，土茯苓 30 g，制大黄 10 g，当归 10 g，灵芝 30 g，落得打 30 g，秦皮 15 g，桃仁 10 g，川萆薢 30 g，王不留行 30 g，炒枳壳 10 g，景天三七 30 g。

十二诊：2008年8月22日，上周感冒发热5天，鼻塞咽痛，咳嗽，汗出，大便日2～3次，小便尚可，苔薄白，咽充血，脉缓，治以标本兼顾。处方：荆芥 10 g，紫苏 30 g，前胡 10 g，桔梗 6 g，甘草 5 g，板蓝根 15 g，辛夷 6 g，炙僵蚕 15 g，落得打 30 g，制大黄 10 g，土茯苓 30 g，虎杖 30 g，王不留行 30 g，陈皮 10 g，制半夏 10 g，川萆薢 30 g，卫矛 30 g，石韦 30 g。

十三诊：2008年9月5日，感冒已好，一般情况如前，纳可，大小便如前，苔薄腻，脉数。血压 138/84 mmHg，复查尿蛋白（+++），较感冒前增多，尿红细胞（+），血肌酐 237 μmol/L，较感冒前增多，尿素氮 16.60 mmol/L，尿酸 571 μmol/L 维持原状。血红细胞 3.5×10^{12}，白细胞 7.1×10^9，血红蛋白 114 g/L。辨证表邪已解，继续如前方药。

十四诊：2008年10月17日，症情稳定，主诉腰酸乏力，纳可，大便日2次，小便尚多，舌苔薄腻，脉弦。治用前方出入。处方：黄芪 30 g，炙僵蚕 30 g，卫矛 30 g，灵芝 30 g，芡实 30 g，虎杖 30 g，金雀根 30 g，景天三七 30 g，制大黄 10 g，桃仁 10 g，白茅根 30 g，落得打 30 g，土茯苓 30 g，王不留行 30 g，川萆薢 30 g，炒枳壳 10 g，石韦 30 g，玉米须 30 g，煎汤代水。

十五诊：2008年10月31日，情况如前，血压 130/90 mmHg，治用前方，复查血肌酐 233 μmol/L，尿素氮 15.8 mmol/L，血红细胞 3.60×10^{12}，血红蛋白 117 g/L，尿蛋白（++），尿红细胞（+）。治用前方。

按语：本病例患者高血压已30余年，近5年出现心、肾病变情况，已发现肾功能衰竭而来诊。服中药治疗1年，病情维持平稳，症状有所好转，血肌酐下降至 233 μmol/L，尿素氮下降至 16 mmol/L，尿酸维持在 550 μmol/L 左右，尿白蛋白（++），血红细胞 3.5×10^{12}/L，血红蛋白 110 g/L，血压维持在 130～140/80～90 mmHg（服降压药）。中医药治疗主要以扶正和祛邪兼顾，重点在祛邪方面，予利湿泄浊，化瘀解毒治疗，在病程中根据不同情况随症加减，症状得到改善，遏制了病情的进展。

【高尿酸血症】

罗某，男，62岁。初诊日期：2009年11月9日。

病史：患者诉18岁时因患肾结核将右肾切除，至45岁发现血中尿酸增高。近1年来下肢足趾疼痛反复发作，血肌酐、尿素氮均升高。目前右下肢足趾肿痛，并有腰酸，纳可，大小便尚可，舌淡红，脉数滑。B超检查示：左肾124 mm×48 mm，较大，血肌酐131 μmol/L，尿素氮9.2 mmol/L，尿酸518 μmol/L，血压154/90 mmHg。

中医辨证：脾肾气虚，湿浊瘀阻。

治疗：益肾健脾，补气活血通络。

处方：鹿衔草30 g，桑寄生30 g，黄芪30 g，当归10 g，鸡血藤30 g，制大黄10 g，土茯苓30 g，王不留行30 g，忍冬藤30 g，络石藤30 g，甘草5 g，虎杖30 g，卫矛30 g，川萆薢30 g。

二诊：2009年3月27日，情况较好，腰酸减，足趾肿痛已退，复查血肌酐下降至110 μmol/L，尿素氮亦下降至7.2 mmol/L，尿酸仍518 μmol/L未下降，治用前方续进。

三诊：2009年7月3日，近因饮食不慎，右下肢足趾又肿痛，大小便如常，苔薄质较胖，脉缓，治用前方出入。处方：黄柏10 g，川萆薢30 g，络石藤30 g，甘草5 g，虎杖30 g，制大黄10 g，赤芍15 g，川牛膝15 g，丹皮10 g，徐长卿15 g，土茯苓30 g，威灵仙15 g，玉米须30 g，炒枳壳10 g。

四诊：2009年10月8日，药后足趾肿痛消除，但感乏力，舌质较胖苔少，脉缓，治用益肾健脾清化。处方：熟地15 g，巴戟肉10 g，党参15 g，白术15 g，黄芪30 g，甘草5 g，鹿衔草30 g，仙灵脾30 g，桑寄生30 g，炒枳壳10 g，虎杖30 g，威灵仙15 g，制大黄10 g，川萆薢30 g，秦皮15 g，土茯苓30 g，王不留行30 g。

五诊：2010年8月13日，患者间断服药，足趾肿痛未发，一般情况尚好，腰酸痛减，纳可，大小便如常，复查血肌酐109 μmol/L，尿素氮4.6 mmol/L，血尿酸426 μmol/L，较前下降，舌质淡胖，苔薄，脉缓，治用前方出入。处方：黄芪30 g，白术10 g，淮牛膝10 g，鹿衔草30 g，桑寄生30 g，甘草5 g，川萆薢30 g，制大黄15 g，土茯苓30 g，王不留行30 g，威灵仙15 g，仙灵脾30 g，虎杖30 g，炒枳壳10 g。

六诊：2010年10月28日，情况较好，纳可，大小便如常，舌苔少，脉缓，治用前方。处方：党参15 g，白术15 g，黄芪30 g，甘草5 g，仙灵脾30 g，鹿衔草30 g，桑寄生30 g，巴戟肉10 g，制大黄10 g，川萆薢30 g，虎杖30 g，枳壳10 g，秦皮30 g，土茯苓30 g。

七诊：2010年12月17日，情况如前，舌质嫩，苔少，脉缓。复查尿酸又升高至651 μmol/L，血肌酐94 μmol/L，尿素氮6.70 mmol/L，治用前方，另以玉米须10 g，丝瓜络10 g煎汤代饮。

八诊：2011年1月2日，情况好，无特殊不适，纳可，大小便如常，舌苔脉象如前，治用前方。

按语：本病例临床症状不多，主要是下肢足趾肿痛反复发作，腰部疼痛，血中尿酸高，肌酐和尿素氮亦有所升高。经中医诊治，下肢足趾肿痛发作明显减少，血肌酐亦有所下降,但血尿酸不易下降,后又反复升高。对本病例,中医药治疗一方面予益肾健脾补气,一方面化瘀利湿泄浊,对减少痛风反复发作,改善一般情况有一定的疗效,但血尿酸反复升高是个问题。一般情况下,症状改善,化验指标亦好转,但有些情况下,化验指标仍不正常,甚至升高。

【慢性肾衰】

案例1:慢性肾衰

黄某,女,65岁。初诊日期:2005年4月13日。

现病史:自诉30年前患肾病综合征,用激素治疗后缓解,1年半前B超检查右肾缩小,今复查右肾大小64 mm×32 mm,结构紊乱,血流量明显减少。左肾大小84 mm×42 mm,化验血肌酐211 μmol/L,尿素氮8.1 mmol/L,总胆固醇6.81 mmol/L,三酰甘油2.89 mmol/L,尿无异常。血压130/90 mmHg,患者平时感头重乏力,腰骶不适,纳可,大便正常,小便尚多,面色萎黄,舌苔薄腻,脉细,血红蛋白110 g/L,红细胞$3.84×10^{12}$/L。

西医诊断:慢性肾衰。

中医辨证:脾肾亏虚,气血不足,湿浊瘀内蕴。

治法:培补脾肾,益气养血,化瘀泄浊利湿。

处方:熟地30 g,黄芪30 g,当归10 g,炙甘草5 g,鹿衔草30 g,桑寄生30 g,杜仲15 g,葫芦巴10 g,制大黄15 g,王不留行30 g,土茯苓30 g,皂角刺30 g,丹参30 g,陈皮10 g。

二诊:2005年5月25日,服药1个月余,情况较好,复查血肌酐减为189 μmol/L,尿素氮12 mmol/L,血脂仍较高,胆固醇6.47 mmol/L,三酰甘油2.3 mmol/L,低密度脂蛋白4.2 mmol/L,治用前方,加灵芝30 g,桑椹30 g。

三诊:2005年7月6日,情况如前,纳可,大便日一次较薄,小便如前,复查血肌酐下降至167 μmol/L,尿素氮7.9 mmol/L,尿酸334 μmol/L,三酰甘油3.87 mmol/L,治用前方缓进。

四诊:2005年11月2日,情况平稳无特殊不适,纳可,大小便如常,复查血肌酐163 μmol/L,尿素氮13.3 mmol/L,尿酸331 μmol/L,尿阴性,血红细胞$4.06×10^{12}$/L,血红蛋白121 g/L,治用前方。

五诊:2006年2月8日,近来一般情况尚好,纳可,大小便无异常,苔薄白,脉细,血压140/90 mmHg,复查血肌酐168.6 μmol/L,尿素氮12.20 mmol/L,尿酸384 μmol/L,治用前方出入。处方:熟地15 g,砂仁3 g,黄芪30 g,当归10 g,灵芝30 g,党参15 g,制大黄15 g,土茯苓30 g,王不留行30 g,陈皮10 g,制首乌15 g,黄精15 g,皂角刺30 g,莪术10 g。

六诊:2006年5月24日,3月上旬有上呼吸道感染,咳嗽持续3周,标本兼顾,治疗后咳除,继续以前方加减,复查血肾功能维持在原来情况。

七诊: 2006年9月6日,情况如前,B超复查左肾109 mm×44 mm,右肾64 mm×29 mm,肾内血流明显减少,血红蛋白125 g/L,红细胞4.37×10^{12}/L,舌较暗,苔薄,脉细,血压135/85 mmHg,治用前方出入。处方:黄芪30 g,当归10 g,灵芝30 g,丹参30 g,黄精15 g,太子参15 g,桑椹30 g,白术10 g,陈皮10 g,制大黄10 g,土茯苓30 g,王不留行30 g,炙甘草5 g。

八诊: 2007年5月30日,前一段时间有过2次感冒,一次肠炎腹泻,目前情况尚可,纳可,大小便正常,苔薄腻,脉细,复查血胆固醇6.6 mmol/L,三酰甘油3.33 mmol/L,低密度脂蛋白4.87 mmol/L,血肌酐135 μmol/L,尿素氮6.0 mmol/L,尿酸342 μmol/L,血红蛋白128 g/L,红细胞4.48×10^{12}/L,治用前方加生山楂15 g,决明子15 g,虎杖30 g续进。

九诊: 2008年4月2日,去年有过两次感冒,一般情况尚好,复查血肌酐166 μmol/L,尿素氮11.0 mmol/L,尿酸410 μmol/L,三酰甘油2.0 mmol/L,血红蛋白139 g/L,红细胞4.56×10^{12}/L,尿蛋白(+),舌苔薄脉细,血压110/80 mmHg,治用前方,随症加减。

十诊: 2009年4月8日,情况如前,面色萎黄,纳可,大小便尚可,苔薄质较暗脉细,B超右肾缩小,肾实质损害,与前相似。血压170/70 mmHg,尿化验阴性,血肌酐175 μmol/L,尿素氮12.0 mmol/L,尿酸375 μmol/L,血胆固醇5.1 mmol/L,三酰甘油1.88 mmol/L,低密度脂蛋白3.75 mmol/L,治用前方加减。

十一诊: 2010年4月18日,患者诉近有腰痛,小便尚多,大便日2次,舌苔薄质暗红,脉细,B超复查右肾49 mm×25 mm,左肾90 mm×39 mm,胆囊萎缩,胆囊结石,血肌酐163 μmol/L,尿素氮12.4 mmol/L,尿酸391.6 μmol/L,尿蛋白(+++),红细胞15个/HP,白细胞6个/HP,血红蛋白139 g/L,红细胞4.64×10^{12}/L。处方:鹿衔草30 g,金雀根30 g,扦扦活30 g,落得打30 g,黄芪30 g,白术15 g,郁金10 g,金钱草30 g,莪术15 g,制大黄15 g,王不留行30 g,土茯苓30 g,枳壳10 g。

十二诊: 2010年5月2日,下身阴部痒,有黄色分泌液,小便尚利,尿蛋白(+++),尿红细胞16个/HP,尿白细胞40个/HP,腰酸,湿热蕴阻下焦,治疗前方加黄柏10 g,椿根皮15 g,苦参10 g清利湿热之剂。

十三诊: 2010年7月21日,阴部痒,分泌物已除,尿蛋白(+),腰痛减,舌苔薄脉细,血压125/75 mmHg,治用前方加减。处方:黄芪30 g,党参15 g,白术10 g,鹿衔草30 g,桑寄生30 g,灵芝30 g,甘草5 g,川芎10 g,金雀根30 g,扦扦活30 g,落得打30 g,陈皮10 g,制大黄15 g,土茯苓30 g,王不留行30 g。

十四诊: 2010年8月18日,乏力腰酸稍肿,纳可,大便日2次,小便尚可,尿蛋白(+),尿红细胞6个/HP,舌暗红苔薄,脉细,治用前方续进。

十五诊: 2011年4月13日,不久前又感冒咳嗽三周,目前已好转,但尿蛋白

(+)，尿红细胞14个/HP，尿白细胞41个/HP，小便尚利，血肌酐179 μmol/L，尿素氮12.26 mmol/L，尿酸406 μmol/L，胆固醇7.0 mmol/L，三酰甘油2.84 mmol/L，低密度脂蛋白4.54 mmol/L，治再以前方。

十六诊：2012年6月20日，前一时期又有感冒，目前外感症状已消除，但血肌酐上升至205 μmol/L，尿素氮10.57 mmol/L，尿酸447 μmol/L，胆固醇下降至4.54 mmol/L，三酰甘油1.53 mmol/L，症状如前，治用以扶正祛邪。处方：黄芪30 g，党参15 g，当归10 g，莪术15 g，桃仁10 g，绞股蓝15 g，生甘草5 g，虎杖30 g，制大黄15 g，土茯苓30 g，王不留行30 g，枳壳10 g，陈皮10 g。

十七诊：2013年3月20日，情况尚平稳，无特殊变化，纳可，大小便如常，口干舌形较小，苔少质暗红，脉细，血压130/75 mmHg，血肌酐189 μmol/L，尿素氮12.43 mmol/L，尿酸429 μmol/L，胆固醇6.8 mmol/L，三酰甘油2.83 mmol/L，低密度脂蛋白3.51 mmol/L，治用前方随症加减。

十八诊：2014年3月19日，近有头胀痛，血压升高160/85 mmHg，大便日2次，小便如前，纳可，复查血肌酐201 μmol/L，尿素氮13 mmol/L，尿酸407 μmol/L，胆固醇5.9 mmol/L，三酰甘油1.51 mmol/L，低密度脂蛋白3.51 mmol/L，尿蛋白和尿红细胞（-），尿白细胞为0，苔薄腻脉细弦，治以平肝潜阳，清化泄浊。处方：白蒺藜15 g，双钩藤30 g，夏枯草10 g，黄芩10 g，黄柏10 g，甘草5 g，制大黄15 g，王不留行30 g，土茯苓30 g，落得打30 g，川芎6 g，陈皮10 g，白花蛇舌草30 g，蒲公英30 g。

十九诊：2014年5月7日，头胀痛减，血压降低128/65 mmHg，治用前方加瞿麦15 g，生地榆15 g。

二十诊：2014年8月27日，近头重，血压130/80 mmHg，纳可，大小便如前，苔薄脉细，复查血肌酐179 μmol/L，尿素13.41 mmol/L，尿酸367 μmol/L，胆固醇5.56 mmol/L，三酰甘油3.96 mmol/L，尿中蛋白（+），尿红细胞8个/HP，尿白细胞30个/HP，治用前方出入。处方：白蒺藜15 g，天麻10 g，川芎6 g，金雀根30 g，甘草5 g，制大黄10 g，土茯苓30 g，王不留行30 g，落得打30 g，炒枳壳10 g，郁金10 g，虎杖30 g，瞿麦15 g，丹参15 g。

二十一诊：2015年4月23日，自觉情况尚可，B超复查左肾96 mm×42 mm，右肾64 mm×27 mm体积小，回声增强，结构紊乱，血流明显减少，血肌酐181 μmol/L，尿素氮11.17 mmol/L，尿酸396 μmol/L，胆固醇4.79 mmol/L，三酰甘油2.63 mmol/L，低密度脂蛋白2.53 mmol/L，尿蛋白（+-），尿红细胞2个/HP，尿白细胞31个/HP，血红蛋白126 g，红细胞4.34×10^{12}/L，血压偏高154/64 mmHg，治用前方去瞿麦，郁金，加黄柏10 g，鹿衔草30 g，桑寄生30 g，红景天15 g，桃仁10 g。

二十二诊：2015年2月9日，情况尚可，B超复查左肾88 mm×40 mm，右肾66 mm×27 mm，肾实质变薄，结构不清，血流减少，血肌酐182 μmol/L，尿素氮13 mmol/L，尿蛋白（+），尿红细胞7个/HP，尿白细胞108个/HP，治用前方加穿心莲10 g,生地榆15 g。

二十三诊:2016年11月9日,头重乏力,劳累后下肢稍肿,纳可,大小便尚可,舌苔薄质较暗,脉细,血压130/60 mmHg,复查血肌酐225 μmol/L,尿素氮13.5 mmol/L,尿酸329 μmol/L,尿蛋白(+),尿红细胞8个/HP,尿白细胞5个/HP,治用前方出入。处方:白蒺藜15 g,天麻6 g,丹参30 g,生甘草5 g,制大黄15 g,王不留行30 g,土茯苓30 g,莪术10 g,落得打30 g,枳壳10 g。

患者坚持长期服用中药,每1～2个月来诊治一次,因诊治时期长,已11年余,这次整理病案只能每一年摘录1～2次。

按语:一般情况下,慢性肾衰是不断进展的,快慢则有差异。原因有多种,某些情况与原发病有关,如慢性肾炎者肾衰发展较快,高血压、痛风、肾囊肿等引发肾衰者发展较慢。病程中的反复感染也会促使肾衰发展加快。

本病例有肾病病史,在逾11年诊治过程中每年可有几次感冒或尿路感染,但不是严重的感染。本病例中医药治疗11年多,目前病情尚稳定,反复检查血肌酐、尿素氮虽有波动,但无明显升高,B超检查示肾脏维持在初诊时状况,无明显改变,说明病变进展不快。

总结11年来应用中医药的治疗情况,按正虚邪实的不同,扶正祛邪并进,随症加减。扶正以补肾健脾,益气养血法,常用生地、熟地、鹿衔草、桑寄生、杜仲、党参、黄芪、白术、当归、黄精、灵芝、甘草等;祛邪以泄浊解毒活血,化瘀祛风利湿法,泄浊解毒法,常用制大黄、土茯苓、黄连、黄柏、黄芩;活血化瘀用莪术、桃仁、赤芍、丹皮、王不留行、丹参;祛风利湿用虎杖、落得打、茯苓、川草薢等。

案例2: 慢性肾衰

邢某,女,86岁。初诊日期:2008年10月13日。

现病史:患者于2005年发现肾功能不好。至2007年血肌酐升至231 μmol/L,尿素氮10.0 mmol/L,尿酸370 μmol/L。目前血肌酐240 μmol/L,尿素氮10.0 mmol/L,尿酸370 μmol/L,一般情况尚好,但乏力口感,纳可,大便日一次,小便尚多,尿蛋白(+-),尿红细胞1～2个/HP,尿白细胞3～4个/HP,舌质较红少苔,脉细,血压120/80 mmHg。

中医辨证:高龄肾气亏虚,气阴不足,浊瘀毒蕴阻。

治法:扶正为主,益气养阴,泄浊化瘀解毒。

处方:生地、熟地各10 g,北沙参15 g,黄芪30 g,灵芝30 g,太子参15 g,甘草5 g,丹参30 g,鸡血藤30 g,王不留行30 g,石斛15 g,卫矛30 g,金雀根30 g,陈皮10 g。

二诊:2009年3月22日,情况如前,腰部时有不适,时有颜面潮红,纳可口干,舌红少苔,脉细,血压130/70 mmHg,复查血肌酐232 μmol/L,尿素氮14.1 mmol/L,

尿酸414 μmol/L,治用前方去黄芪、鸡血藤、丹参,加丹皮10 g,熟女贞10 g,枸杞子10 g,黄柏10 g,佛手6 g。

三诊:2009年5月11日,情况如前,颜面潮红减轻,舌红少苔,脉细,血压124/70 mmHg,治用前方去黄柏,加鸡血藤30 g。

四诊:2009年9月28日,情况尚可,舌红少苔,脉细,血压130/80 mmHg,治用前方续进。

五诊:2012年1月9日,两年多未诊治,近来大便不爽,一般情况尚可,纳可,小便尚多,口干,舌苔薄,质暗红,脉细弱,血肌酐升高至428 μmol/L,尿素氮18.7 mmol/L,尿酸405 μmol/L。辨证为肾阴亏虚,浊毒瘀内蕴,治以滋阴泄浊,解毒化瘀。处方:生地15 g,北沙参15 g,麦冬10 g,制首乌10 g,枸杞子10 g,生大黄10 g,土茯苓30 g,旱莲草30 g,落得打30 g,莪术15 g,王不留行15 g,陈皮10 g,金雀根30 g,甘草5 g,制大黄10 g,炒枳壳10 g。

六诊:2012年6月25日,近一段时期来反复感冒,低热,咳嗽,咳痰不爽,纳呆口干,大便不爽,小便尚多,舌红苔少,脉细数,血压122/75 mmHg,治拟标本兼顾。处方:细柴胡10 g,前胡10 g,青蒿15 g,黄芩10 g,桔梗6 g,甘草5 g,牛蒡子10 g,地骨皮30 g,制大黄15 g,土茯苓30 g,王不留行30 g,杏仁10 g,象贝母10 g,陈皮10 g,天花粉30 g,谷芽、麦芽各15 g。

七诊:2012年7月2日,尚有低热,咽痛,咳嗽痰少,口干,纳呆,大便日一次,小便尚可,舌红苔薄,脉细数,治用前方加减。处方:青蒿15 g,黄芩10 g,地骨皮30 g,天花粉30 g,前胡10 g,桔梗6 g,甘草5 g,蒲公英30 g,白花蛇舌草30 g,杏仁10 g,象贝母10 g,陈皮10 g,谷芽、麦芽各15 g,制大黄15 g,王不留行30 g,土茯苓30 g,牛蒡子10 g。

八诊:2012年7月16日,低热渐退,咽痛,咳减,纳呆,有时泛恶,腹中不适,大便少,小便尚可,舌暗红苔薄,脉细较弦,血压130/60 mmHg。复查血肌酐390 μmol/L,尿素氮23.0 mmol/L,尿酸435 μmol/L,血胆固醇3.69 mmol/L,三酰甘油1.28 mmol/L,低密度脂蛋白1.73 mmol/L,治用前方去蒲公英、白花蛇舌草、天花粉、地骨皮,加黄连5 g,制半夏10 g,藿香、佩兰各15 g,炒山楂、炒神曲各15 g,砂仁5 g。

按语:本病例的肾衰病程较长,从初起发现血肌酐上升至最后一次诊治计有7年时间。患者已是耄耋之年,在这7年中,不是连续诊治而是间断诊治,其中一次最长的有2年多未来诊治。从中医临床来看,多数慢性肾衰患者舌质淡暗,苔薄腻,而本例患者的特点是阴虚明显,主要表现为舌红少苔,口干,脉细数,邪实的症状不多。中医诊治初期,血肌酐已升至240 μmol/L,4年后血肌酐升至390 μmol/L,4年期间因反复感冒曾升至428 μmol/L,后来又稍有下降。病情进展比较缓慢。

案例3：慢性肾衰，皮肤瘙痒症

汪某，男，70岁。初诊日期：2010年12月10日。

主诉：神疲乏力，皮肤瘙痒半年。

现病史：患者小便淋漓不爽，诊断为前列腺肥大，并伴有肾积水一年余。经手术治疗后小便爽利，但检验肾功能差，血肌酐升至270 μmol/L，血尿素氮13.5 mmol/L，尿酸462 μmol/L。曾服中药半年，肾功能未见好转，尿蛋白（++），尿白细胞（+），尿红细胞0～3个/HP。目前自觉神疲乏力，下肢皮肤发疹瘙痒，口干，纳可，大便日一次，小便尚利，舌较胖嫩，苔薄，舌背青筋明显，脉细弦。血压155/85 mmHg。

中医辨证：病久气血亏虚，湿热瘀浊蕴阻肌肤。

治法：益气养血，清利湿热，泄浊化瘀。

处方：黄芪30 g，当归10 g，黄柏10 g，知母10 g，黄芩10 g，制大黄15 g，王不留行30 g，土茯苓30 g，徐长卿15 g，地肤子10 g，白鲜皮10 g，甘草5 g，赤芍10 g，丹皮10 g，陈皮10 g，莪术15 g。

二诊：2011年1月7日，下肢皮肤瘙痒减轻，近感冒咽痛（+），并有黏痰，大便日一次，小便尚多，治以标本兼顾。处方：荆芥、防风各10 g，牛蒡子10 g，白花蛇舌草30 g，蛇莓15 g，蒲公英30 g，丹皮10 g，赤芍10 g，白鲜皮15 g，地肤子15 g，制大黄15 g，王不留行30 g，土茯苓30 g，徐长卿15 g，莪术30 g，黄芩10 g，陈皮10 g。

三诊：2011年1月28日，咽痛除，皮肤瘙痒尚有，大便每日1～2次，小便利，尿蛋白（+），血肌酐210 μmol/L，较前下降，尿素氮12.9 mmol/L，尿酸468 μmol/L，治用前方加蝉蜕6 g，白蒺藜15 g。

四诊：2011年2月25日，皮肤瘙痒减少，一般情况较好，治用前方续进。

五诊：2011年3月26日，情况尚平稳，皮肤瘙痒少，纳可，大小便尚可，尿蛋白少量，白细胞1～2个/HP，舌苔薄尖红，脉缓，治用前方加减。处方：荆芥、防风各10 g，丹皮10 g，赤芍10 g，甘草5 g，白蒺藜10 g，制大黄15 g，王不留行30 g，土茯苓30 g，菝葜30 g，地肤子15 g，白鲜皮15 g，白花蛇舌草30 g，枳壳10 g，莪术30 g，徐长卿15 g，黄芪30 g，蝉蜕6 g。

六诊：2011年4月8日，情况渐好，皮肤瘙痒少，纳可，大小便正常，舌苔微黄，口干，脉缓，治用前方去黄芪，加黄柏10 g，知母10 g。

七诊：2011年4月22日，情况好，纳可，大小便如前，舌苔薄，脉缓，复查肾功能血肌酐下降至164 μmol/L，尿素氮15.6 mmol/L，尿酸421 μmol/L，尿蛋白（+-），治用前方去荆芥，防风续进。

八诊：2011年5月5日，病情平稳，皮疹消除尚有些痒，舌苔薄，脉细，诉乏力，治用前方去白鲜皮、蝉蜕、白花蛇舌草、知母，加党参15 g，黄芪30 g，白术10 g。

九诊：2011年6月10日，情况好，舌苔脉象如前，复查肾功能血肌酐160 μmol/L，尿素氮15.5 mmol/L，尿酸421 μmol/L。

十诊：2011年7月16日，病情平稳，纳可，大小便正常，皮肤稍痒，复查血常规红细胞4.03×10^{12}/L，血红蛋白123 g/L，尿蛋白（+−），尿白细胞5个/HP，尿红细胞3个/HP，血肌酐167 μmol/L，尿素氮12.7 mmol/L，尿酸445 μmol/L。B超检查示：双肾较萎缩。治用前方加减。处方：党参15 g，黄芪30 g，白术10 g，制大黄15 g，王不留行30 g，土茯苓30 g，莪术30 g，徐长卿15 g，甘草5 g，白蒺藜15 g，黄柏10 g，黄精10 g，当归10 g，地肤子15 g，陈皮10 g，菝葜30 g。

十一诊：2011年10月21日，近来间断服中药，情况良好，无特殊不适，再以扶正，用前方随症加减。

按语：本病例主要因前列腺肥大、小便不利导致肾积水，肾功能不全。按辨证为淋证日久，肾气虚衰，气化功能失常，湿浊瘀毒蕴阻，并由于血虚生风或外感风邪，湿浊瘀毒蕴阻而发皮疹瘙痒，成为患者的主症。其证以邪实为主，治以祛风化湿浊，泄浊解毒祛瘀。药后皮肤瘙痒渐减轻，皮疹少发，一般情况好转，肾功能有所好转。患者同时在服羟苯磺酸钙，该药对血肌酐暂时下降有一定的作用，但不能使尿素氮下降。该病例经治疗后肌酐下降，尿素氮亦稍下降，临床主症皮肤瘙痒及皮疹消除，这与中医药的作用是分不开的。

案例4：慢性肾衰

杨某，男，65岁。初诊日期：2010年10月31日。

现病史：2006年住院诊断为慢性肾炎，肾功能衰竭，CKD3期，高尿酸血症。目前感冒，鼻塞、咳嗽，痰黄，下肢轻度浮肿，小便尚多，大便1～2天一次，纳可，口不干，舌中剥苔薄微黄，脉弦较数，血压120/80 mmHg。实验室检查：血肌酐477 μmol/L，尿素氮20.30 mmol/L，尿酸690 μmol/L，24 h尿蛋白定量1.09 g，血常规：白细胞9.6×10^9/L，红细胞3.43×10^{12}/L，血红蛋白107 g/L。

西医诊断：慢性肾炎，肾功能衰竭，上呼吸道感染。

中医辨证：病久正虚，外邪犯肺。

治法：标本兼顾，疏风宣肺，泄浊解毒。

处方：紫苏30 g，荆芥10 g，牛蒡子10 g，前胡10 g，桔梗6 g，甘草5 g，辛夷6 g，甘菊花10 g，杏仁10 g，象贝母10 g，生大黄10 g，制大黄15 g，落得打30 g，射干10 g，陈皮10 g。

二诊：2011年11月26日，感冒咳嗽已除，下肢轻度浮肿，纳可，口干，小便尚多，大便干，舌苔薄微黄，脉较细弦。治以泄浊解毒，清利湿热。处方：黄柏10 g，土茯苓30 g，甘草5 g，制大黄15 g，王不留行30 g，落得打30 g，虎杖30 g，川草薢30 g，枳壳10 g，赤苓、猪苓各15 g，玉米须30 g，丝瓜络10 g，秦皮30 g。

三诊：2010年12月10日，药后情况可，纳如常，口不干，小便尚多，大便不多，舌有齿痕，苔薄，脉细弦，治用前方去赤苓、猪苓，加黄芪30 g，当归10 g。

四诊：2011年1月28日，情况如前，又有咳嗽、鼻塞，苔薄，脉缓，治用前方再加牛蒡子10 g，射干10 g。

五诊：2011年2月18日，近又感冒咳嗽，痰黄白色，胸部隐痛，下肢较肿，小便尚多，大便每日1～3次，纳可，舌苔薄尖红，脉较弦，血压120/80 mmHg，治用前方出入。处方：牛蒡子10 g，射干10 g，炙僵蚕15 g，甘草5 g，制大黄15 g，王不留行30 g，土茯苓30 g，虎杖30 g，秦皮30 g，落得打30 g，陈皮10 g。

六诊：2011年4月8日，近来无感冒，一般情况较好，无浮肿，纳可，大便日2次，小便多，血压90/60 mmHg，治以扶正调理。处方：黄芪30 g，丹参30 g，白术10 g，灵芝30 g，金雀根30 g，扦扦活30 g，卫矛30 g，落得打30 g，制大黄10 g，虎杖30 g，秦皮30 g，土茯苓30 g，王不留行30 g，甘草5 g，枳壳10 g，莪术10 g。

七诊：2011年5月6日，近左足踇趾肿痛并有发热已一周，复查血肌酐481 μmol/L，尿素氮19.0 mmol/L，尿酸492 μmol/L。血常规：红细胞3.43×10^{12}/L，血红蛋白105 g/L，大便每日2次，小便尚多，舌苔薄，舌尖红，脉较数，治以三藤汤加味。处方：忍冬藤30 g，络石藤30 g，鸡血藤30 g，黄柏10 g，土茯苓30 g，黄芩10 g，虎杖30 g，赤芍10 g，蒲公英30 g，卫矛30 g，制大黄15 g，王不留行30 g，莪术15 g，落得打30 g，陈皮10 g，威灵仙15 g，丹皮10 g，甘草5 g。

八诊：2011年7月8日，左足肿痛消退，一般情况尚可，纳如常，大便少，小便尚多，咽部较红，舌苔薄，脉较细，治用前方减清解之品，去忍冬藤、蒲公英、丹皮、赤芍、黄芩、黄柏、威灵仙、卫矛，加黄芪30 g，黄连6 g，川草薢30 g，当归10 g。

九诊：2011年9月9日，情况如前，治用前方续进。

十诊：2011年11月25日，情况尚平稳，舌苔薄质胖有齿痕，脉缓，复查血肌酐480 μmol/L，尿素氮23.4 mmol/L，尿酸562 μmol/L，治用前方。处方：黄芪30 g，当归10 g，党参15 g，制大黄15 g，王不留行30 g，土茯苓30 g，黄连6 g，落得打30 g，虎杖30 g，秦皮30 g，莪术15 g，桃仁10 g，川草薢30 g，甘草5 g，陈皮10 g。

按语：本病例来中医诊治已1年多，每1个月来1次，多则2个月来1次，其中有过2次感冒，1次痛风发作，并发症使病情反复，血肌酐、尿酸升高。患者坚持中医药调治，虽因并发症而病情反复，血肌酐仍维持在一年前的程度，血尿酸较前下降。中医药治疗按标本缓急、扶正祛邪的原则处方用药，对延缓慢性肾衰的进展有一定的作用。

案例5：尿毒症

顾某，男，53岁。初诊日期：2011年4月23日。

现病史：患者自诉患高血压已20年，今年3月体检发现血肌酐升高至453 μmol/L，尿素氮17.4 mmol/L，尿酸680 μmol/L，尿蛋白（++），尿红细胞1～3个/HP，尿白细胞3～5个/HP，血胆固醇5.07 mmol/L，三酰甘油1.77 mmol/L。B超检查：双肾弥漫性病变,右肾81 mm×39 mm,左肾88 mm×35 mm。目前患者腰酸,下肢轻度浮肿,小便尚多,大便日2次,头痛,口干,舌质红苔薄,脉弦。血压160/100 mmHg。

西医诊断:慢性肾炎,尿毒症。

中医辨证:病久肾阴亏虚,肝阳上亢,热毒瘀浊内蕴。

治法:滋阴平肝,泄浊清热,解毒化瘀。

处方:生地15 g,丹皮10 g,双钩藤30 g,白蒺藜15 g,夏枯草10 g,黄连6 g,黄芩10 g,鹿衔草30 g,桑寄生30 g,制大黄15 g,金雀根30 g,生石决明30 g,王不留行30 g,土茯苓30 g,虎杖30 g,落得打30 g。

另,一般对症处理服降压片,碳酸氢钠。

二诊:2011年4月29日,药后尚可,情况如前,前方加天麻9 g,天冬、麦冬各10 g。

三诊:2011年5月27日,头痛较减,有耳鸣,舌苔薄黄且干,脉弦。复查血肌酐455 μmol/L,尿素氮18.10 mmol/L,尿酸593 μmol/L,尿蛋白(++),维持在原来情况,血压虽服降压药,但仍居高不降,有180/100 mmHg,治用前方续进。

四诊:2011年6月10日,头痛,腰酸减轻,治用前方加玄参10 g续进。

五诊:2011年8月5日,近口干苦,腹胀,大便少,下肢稍肿,舌苔薄黄,脉弦,血压下降130/85 mmHg。复查血肌酐554 μmol/L,尿素氮18.40 mmol/L,尿蛋白(+),治用前方加减。处方:生地30 g,玄参15 g,天花粉30 g,生大黄10 g,制大黄15 g,黄连10 g,黄芩15 g,莪术30 g,泽兰30 g,丹皮10 g,陈皮10 g,砂仁5 g,虎杖30 g,桃仁10 g,土茯苓30 g,王不留行30 g,大腹子、大腹皮各15 g。

六诊:2011年9月2日,大便增多,口干苦减,小便尚多,舌苔薄黄,脉弦,血肌酐542 μmol/L,尿素氮19.10 mmol/L,尿酸404 μmol/L。血常规:红细胞$3.52×10^{12}$/L,白细胞$6.4×10^9$/L,血红蛋白102 g/L,治用前方加北沙参15 g,白术10 g,黄精15 g。

七诊:2011年10月14日,情况如前,再复查血肌酐下降至482 μmol/L,尿素氮21.07 mmol/L,尿酸下降至378 μmol/L。

八诊:2011年12月2日,中药在不断的服用,情况尚可,下肢稍有肿,皮肤痒,舌质较淡暗苔薄黄,脉迟缓,纳可,大小便如前。复查血肌酐523 μmol/L,尿素氮22.3 mmol/L,尿酸346 μmol/L,尿蛋白(+),尿红细胞3~4个/HP。热证减退,亏虚明显,治以扶正与祛邪并进。处方:党参30 g,黄芪30 g,当归10 g,黄精15 g,丹参30 g,灵芝30 g,莪术30 g,桃仁10 g,白术10 g,制大黄15 g,黄连5 g,熟附块6 g,土茯苓30 g,徐长卿30 g,砂仁5 g,陈皮10 g,金雀根30 g,扦扦活30 g。

九诊:2011年12月30日,情况尚可,但乏力,纳可,大小便如前,下肢稍肿,舌淡红苔薄黄,脉较弦。血压120/90 mmHg,复查血肌酐下降至483 μmol/L,尿素氮17.28 mmol/L,尿酸371 μmol/L,血常规:红细胞$3.36×10^{12}$/L,血红蛋白105.7 g/L。尿常规:尿蛋白(+),尿红细胞1~2个/HP,治用前方续进。

　　十诊：2012年4月20日，4个月来病情尚平稳，下肢稍肿，纳可，大小便如前，有时口干，皮肤痒，腹隐痛，舌苔薄，舌背青筋明显，脉较弦，复查血肌酐473 μmol/L，尿素氮18.5 mmol/L，尿酸513 μmol/L，血常规：红细胞3.28×10^{12}/L。尿常规：尿蛋白（+++），治用前方加延胡索10 g，广木香6 g，乌药10 g。

　　十一诊：2012年7月27日，情况尚可，血压134/85 mmHg，纳可，大小便如前，舌淡红苔薄，脉缓。复查血肌酐547 μmol/L，尿素氮19.4 mmol/L，尿酸376 μmol/L，血常规：红细胞3.55×10^{12}/L，血红蛋白103 g/L。尿常规：尿蛋白（+），治用前方。

　　十二诊：2012年8月17日，近右侧肢体麻木，行动不利，核磁共振检查为脑梗死，血压135/80 mmHg，其他情况如前，治用前方去延胡索、广木香、乌药，加红花6 g，地鳖虫6 g。

　　十三诊：2013年1月4日，因脑梗死行动不便停服中药3月，目前下肢稍肿，小便尚多，大便不爽，纳呆，口干，皮肤痒，舌质淡暗苔薄，脉弦。血压160/90 mmHg，B超复查：双肾弥漫性病变，右肾囊肿，尿蛋白（+++），血肌酐升高至727 μmol/L，尿素氮24.9 mmol/L，尿酸653 μmol/L。血常规：红细胞3.10×10^{12}/L，血红蛋白105 g/L，白细胞7.8×10^{9}/L。治以益气活血，祛瘀通络，清热解毒，泄浊利湿。处方：黄芪30 g，丹参30 g，卫矛30 g，虎杖30 g，莪术15 g，桃仁10 g，黄连6 g，制大黄15 g，王不留行30 g，枳壳10 g，黄柏10 g，黄芩10 g，金雀根30 g，落得打30 g，甘草5 g，陈皮10 g，砂仁5 g，广木香6 g。

　　十四诊：2013年2月22日，药后情况较好，复查血肌酐下降至453 μmol/L，尿素氮30.1 mmol/L，尿酸545 μmol/L，血钾5.6 mmol/L。

　　十五诊：2013年4月26日，自觉情况尚好，除皮肤痒较甚外其他情况无特殊改变，复查血肌酐383 μmol/L，尿素氮28.5 mmol/L，尿酸580 μmol/L，血钾4.90 mmol/L较前下降，尿蛋白（++）。血常规：红细胞2.72×10^{12}/L，血红蛋白76.5 g/L，治用前方续进。

　　十六诊：2013年6月21日，情况尚可，皮肤痒减轻，肾功能尚平稳，治用前方。复查血肌酐370 μmol/L，尿素氮28.1 mmol/L，尿酸597 μmol/L，治用前方续进。

　　十七诊：2013年8月23日，近下肢又浮肿，尿蛋白（+++），血肌酐407 μmol/L，尿素氮25.2 mmol/L，尿酸590 μmol/L。血常规：红细胞2.75×10^{12}/L，血红蛋白81 g/L，治用前方。

　　十八诊：2013年10月11日，停服中药2周，病情进展，下肢肿加剧，小便少，头晕，血压升高160/90 mmHg，舌苔薄黄，脉弦。正虚邪盛，病情进展。治以平肝解毒，利水消肿，化瘀泄浊。处方：天麻10 g，白蒺藜15 g，夏枯草10 g，双钩藤30 g，黄芩10 g，黄连15 g，白芍15 g，丹皮10 g，莪术15 g，桃仁10 g，制大黄20 g，土茯苓30 g，王不留行30 g，半枝莲30 g，车前子30 g，猪苓、茯苓各15 g，甘草5 g，落得打30 g，陈皮10 g，金雀根30 g。

十九诊：2013年10月25日，药后头晕减，其他情况如前，口干，舌苔薄黄，脉弦，复查血肌酐498 μmol/L，尿素氮27.0 mmol/L，尿酸507 μmol/L，尿蛋白（++），治用前方续进。

二十诊：2013年11月8日浮肿甚，小便少，胸闷气短，纳可，大便日2次，舌苔微黄质淡暗，脉弦。血压150/80 mmHg，治用前方去平肝之品加泻肺利水之品，如葶苈子、桑白皮。

中医药治疗过程中肾功能变化情况如表1。

表1　中医药治疗过程中肾功能变化情况

日　　期	肌酐（μmol/L）	尿素氮（mmol/L）	尿酸（μmol/L）
2011-4-23	453	17.4	680
2011-5-27	455	18.1	593
2011-8-5	554	18.4	554
2011-9-2	542	19.1	404
2011-10-14	482	21.07	378
2011-12-2	523	22.3	346
2011-12-30	483	17.28	371
2012-4-30	473	18.5	513
2012-7-27	547	19.4	376
2013年1月4日停服中药3月后肾功能变差并伴有脑梗死			
2013-1-4	727	24.9	653
2013-2-22	453	30.1	454
2013-4-26	383	28.5	580
2013-6-21	370	28.1	597
2013-8-23	407	25.2	590

按语：该病例诊治时间比较长，除因脑梗死停服3个月和另一次其他情况停服半个月，连续服中药计有2年半。在长期治疗过程中除观察到临床变化外，并多次检验肾功能等微观指标，提供了客观的数据，对总结临床经验有帮助。

该尿毒症病程长，病情较复杂，合并有脑梗死，临床辨证热、毒、瘀、浊蕴阻甚，病情重。尿毒症到后期有2种情况：一种是脾肾衰败，气血虚亏，湿浊瘀毒阻滞，临床表现面色萎黄,神疲肢软,浮肿,小便短少,大便溏薄,舌淡暗苔薄或腻,脉细或弦细,血红细胞和血红蛋白明显减少;另一种是肝肾阴亏,肝阳上亢,热毒瘀浊阻滞,面色灰暗,头晕头痛,口干苦,大便干或秘结,小便短赤,皮肤瘙痒,舌暗苔薄黄或黄腻。该病例属后一种情况,经治疗后热证表现减退,气血亏虚情况日益明显。按辨证用滋阴平肝、清热解毒、化瘀泄浊方治疗。服药1年多,症状有所改善,血肌酐维持在400~500 μmol/L,尿素氮稳定在17.0~24.0 mmol/L。后来并发脑梗死,中药停服,尿酸时低时高。至2013年1月患者再来诊治时,尿毒症情况加重,血肌酐升高至727 μmol/L,尿素氮升至24.9 mmol/L,尿酸升至653 μmol/L。再以原来治法方药服药1月半后情况好转,血肌酐下降至453 μmol/L,尿酸下降至454 μmol/L,但尿素氮上升至30.1 mmol/L,上述治疗情况说明中医药的治法方药有一定作用。

在该病例治疗过程中,始终以扶正和祛邪兼顾,但重点在祛邪,予清热解毒,化瘀泄浊,重用大黄、黄连、黄芩,连续应用。在服中药的2年半时间里,肌酐波动不大,维持在400~500 μmol/L上下。因脑梗死停上述方药3个月后,血肌酐明显上升。后来再服以前所用的方药,血肌酐又下降至原来的水平,说明上述方药对抑制血肌酐、尿素氮的增多确有一定的作用。

案例6:尿毒症,头痛

李某,女,67岁。初诊日期:2006年2月24日。

主诉:头痛4月余。

现病史:患者诉于去年10月因头晕、恶心、呕吐住院,经检查诊断为尿毒症。当时血肌酐809 μmol/L,尿素氮31.1 mmol/L,即进行血液透析治疗,2个月后情况较好转。近4个月来出现头胀痛,寐差,口中痰涎多,血压较高,为164/80 mmHg,在服降压药,纳可,大便日一次,小便尚可,面色萎黄,舌苔薄,舌背青筋明显,脉弦。

中医辨证:病久阴血亏虚,肝阳上亢,湿浊瘀毒内蕴。

治法:滋阴平肝,清化湿浊瘀毒。

处方:生地15 g,枸杞子10 g,白蒺藜15 g,双钩藤30 g,甘菊花10 g,制大黄15 g,王不留行30 g,土茯苓30 g,陈皮10 g,制半夏10 g,甘草4 g,决明子10 g,黄连5 g。

二诊:2006年3月3日,药后尚适,血压130/84 mmHg,治用前方加徐长卿15 g,延胡索10 g,白芷10 g,川芎6 g,天花粉30 g。

三诊:2006年3月17日,头颈酸痛轻,口吐痰涎减少,胃中不适,嗳气畅,大便3天未解,舌苔较腻,质暗红,脉弦,血压150/80 mmHg,治用前方加减。处方:天麻10 g,嫩钩藤30 g,白蒺藜15 g,甘菊花10 g,陈皮10 g,制半夏10 g,制大黄15 g,黄连5g,决明子10g,制香附10g,延胡索10g,王不留行30g,土茯苓30g,川芎6g,白芷6g。

四诊: 2006年3月31日,头痛减,血液透析一周2次,小便尚多,每日在1500 mL左右,大便不爽,口吐痰涎减少,胃中较适,舌苔较腻,质暗红,脉弦,血压148/80 mmHg,治用前方去延胡索,加丹参30g,广木香6g。

五诊: 2006年4月14日,自觉情况较前好转,头痛轻,小便多,大便日一次,纳可,口中痰涎少,左侧鼻腔内不适,舌苔薄黄,脉较弦,血压150/80 mmHg,治用前方加减。**处方:** 天麻10g,白蒺藜16g,甘菊花10g,陈皮10g,蒲公英30g,辛夷10g,延胡索10g,黄柏10g,黄连5g,决明子10g,王不留行30g,土茯苓30g,川芎6g,白芷6g,丹参30g。

六诊: 2006年4月28日,近来纳佳,大便日2次,爽利,精神好,有时鼻塞头痛,口中痰涎不多,血压140/80 mmHg,舌苔薄,脉细,治用前方出入。**处方:** 白蒺藜15g,甘菊花10g,白芷6g,川芎6g,辛夷6g,黄连5g,制大黄15g,决明子10g,青皮、陈皮各10g,丹参30g,天麻6g,王不留行30g,白花蛇舌草30g,蒲公英30g。

七诊: 2006年5月19日,情况如前,大便不爽,鼻塞流涕,头痛轻,口中痰涎少,舌苔薄,质暗红,脉细,血压130/70 mmHg,血液透析每周2次,血液透析前血肌酐691 μmol/L,尿素氮21.7 mmol/L,血液透析后血肌酐158 μmol/L,尿素氮4.27 mmol/L,治用前方。**处方:** 甘菊花10g,白芷6g,川芎10g,辛夷6g,决明子10g,黄连5g,制大黄15g,生大黄10g,青皮、陈皮各10g,天麻10g,土茯苓30g,白花蛇舌草30g,甘草4g,丹参30g,蔓荆子10g,灵芝30g。

按语: 本例尿毒症已进入血液透析治疗阶段,求中医诊治时主诉头胀痛,口吐痰涎多。尿毒症、高血压可有头痛,口中痰涎多,可能与鼻炎有关,追问病史过去确有鼻炎史。诊疗过程中有鼻塞,且鼻塞时头胀痛加重,由此可见患者的头痛、口中痰涎与鼻炎有关,但与尿毒症、高血压也有一定关系。按辨证用滋阴平肝,清化湿浊瘀毒之剂。随症加减治疗一段时间,取得一定疗效,使患者不但头痛减轻,口中痰涎减少,血压降低,一般情况也好转。

案例7:尿毒症

王某,女,38岁,初诊日期:2015年3月2日。

现病史: 2014年12月诊断为尿毒症,血肌酐631 μmol/L,尿素氮21.6 mmol/L,尿酸674 μmol/L,过去只知道有贫血,目前面部下肢不肿,纳呆泛恶,大便日一次,腹中尚适,小便频多,舌质红苔薄,舌背青筋明显,脉细,血压120/80 mmHg。血常规:血红白蛋66 g/L,红细胞2.4×10^{12}/L,尿蛋白(++),尿红细胞(+++),尿白细胞(±),血胆固醇4.8 mmol/L,三酰甘油2.21 mmol/L,低密度脂蛋白2.96 mmol/L。B超检查示:双肾慢性肾病,右肾囊肿。

中医辨证：脾肾虚亏气血衰少，湿浊瘀毒蕴阻。

治法：扶正祛邪并进。

处方：党参15 g，炙黄芪30 g，白术15 g，甘草5 g，当归10 g，桑椹30 g，陈皮10 g，制半夏10 g，黄连6 g，砂仁5 g，灵芝30 g，制大黄15 g，土茯苓30 g，王不留行30 g，丹参30 g。

并用羟苯磺酸钙、碳酸氢钠。

二诊：2015年3月9日，药后尚适，纳可，泛恶除，腹中适，大便日1～2次，小便尚多，尿蛋白（++），尿红细胞（+++），舌苔根较腻，脉细，血压110/80 mmHg，治用前方加三七粉4 g，旱莲草30 g，茜草根15 g，藕节炭30 g。

三诊：2015年3月16日，情况较好，纳可，大便日1～2次，小便如常，舌苔薄舌质红，脉细，血压110/80 mmHg。实验室检查：尿蛋白（+++），尿红细胞（+++），血肌酐422 μmol/L，尿素氮20.3 mmol/L，尿酸427 μmol/L。治用前方再加熟地15 g，熟女贞10 g，枸杞子15 g，另生晒参5 g煎汤代饮，晨服乌鸡白凤丸。

四诊：2015年3月23日，月经来，量少，但10天未干净，情况尚可，纳可，大小便如前，舌苔中根较腻，脉沉细，血压110/80 mmHg，复查血肌酐422 μmol/L，尿素氮20.3 mmol/L，尿酸427 μmol/L，尿蛋白（++），尿红细胞（+++），治用前方加减。处方：党参15 g，黄芪20 g，白术15 g，炒白芍15 g，仙鹤草30 g，旱莲草30 g，地榆炭10 g，三七粉4 g，茜草根15 g，藕节炭30 g，土茯苓30 g，桑椹30 g，陈皮10 g，当归10 g，制大黄15 g，砂仁5 g，黄连6 g。

五诊：2015年3月31日，情况较好，纳可，大小便如前，舌苔薄，脉细，皮肤痒，复查血肌酐356 μmol/L，尿素氮25.0 mmol/L，尿酸380 μmol/L，尿蛋白（++），尿红细胞（+++），治用前方去炒白芍、藕节炭、地榆炭，加生地、熟地各5 g，珠子参10 g，白茅根30 g，槐花15 g。

六诊：2015年4月13日，近日来大便少，小便尚多，纳呆又有泛恶，舌苔腻，脉细。属湿浊瘀毒瘀阻，胃气上逆，改服化湿泄浊，解毒和胃之方。处方：制半夏10 g，陈皮10 g，黄连5 g，吴茱萸3 g，紫苏15 g，藿香、佩兰各15 g，制大黄15 g，王不留行15 g，土茯苓30 g，砂仁5 g，鸡内金10 g，白茅根30 g，珠子参10 g，党参15 g，白术10 g，桑椹30 g。

七诊：2015年4月20日，自觉情况较好，纳可，泛恶除，解大便一次，大便尚多，舌苔薄，脉细，复查血肌酐317 μmol/L，尿素氮25.0 mmol/L，尿酸345 μmol/L，尿蛋白（++），尿红细胞5～6个/HP，治用前方去藿香、佩兰，加白术10 g，黄芪30 g，三七粉4 g。

八诊：2015年4月27日，现情况平稳，纳可，大小便如前，舌苔薄，脉濡细，血压110/78 mmHg，复查血肌酐317 μmol/L，尿素氮25.9 mmol/L，尿酸345 μmol/L，治用前方加减。处方：党参15 g，黄芪30 g，白术10 g，甘草5 g，生地、熟地各15 g，桑椹

30 g,陈皮10 g,珠子参10 g,制大黄15 g,土茯苓30 g,莪术15 g,谷芽、麦芽各15 g,鸡内金10 g,砂仁5 g,黄连5 g,落得打30 g,王不留行30 g。

九诊: 2015年5月4日,情况如前,复查尿蛋白(++),尿红细胞5～6个/HP,白细胞2～4个/HP,治用前方加当归10 g。

十诊: 2015年5月10日,情况平稳,复查血肌酐318 μmol/L,尿素氮21.9 mmol/L,尿酸311 μmol/L,尿蛋白(++),尿红细胞5～6个/HP,治用前方加丹参30 g,三七粉4 g。

十一诊: 2015年6月15日,近来纳呆乏力,大便日1～2次,小便尚多,舌苔中根部腻,质较暗,脉细濡,治用前方加减。处方: 太子参15 g,丹参30 g,黄连6 g,制半夏10 g,陈皮10 g,甘草5 g,制大黄15 g,王不留行15 g,土茯苓30 g,紫苏30 g,藿香、佩兰各15 g,莪术15 g,砂仁5 g,谷芽、麦芽各15 g,三七粉4 g,丹参30 g,鸡内金10 g,黄芩10 g。

十二诊: 2015年6月22日,情况如前,复查血肌酐升至554 μmol/L,尿素氮27.1 mmol/L,尿酸650 μmol/L,血钾5.6 mmol/L,继用前方加黄芪30 g,白术10 g,桑椹30 g。

十三诊: 2015年7月18日,情况同前,纳可,大便日2～3次,小便尚多,舌苔薄,脉细。血压120/85 mmHg,复查血肌酐216 μmol/L,尿素氮35.4 mmol/L,尿酸473 μmol/L,血钾5.11 mmol/L,治用前方出入。处方: 黄芪30 g,当归10 g,太子参15 g,黄精15 g,桑椹30 g,丹参30 g,景天三七30 g,鸡血藤30 g,黄连6 g,党参15 g,制大黄15 g,王不留行30 g,土茯苓30 g,莪术15 g,桃仁10 g,白术10 g,陈皮10 g,制半夏10 g,甘草5 g。

十四诊: 2015年8月24日,情况如前,纳仍差,大小便如前,舌苔脉细如前,治用前方去黄精、桑椹、景天三七、党参,加砂仁5 g,炙鸡内金10 g,谷芽、麦芽各15 g,落得打30 g,复查血肌酐203 μmol/L,尿素氮37 mmol/L,尿酸354 μmol/L。血常规:血红蛋白69 g/L,红细胞2.3×10^{12}/L。

十五诊: 2015年9月4日,近有感冒,鼻塞,咳嗽痰不多,纳可,大便日2次,小便尚多,苔薄,舌质红,脉细软,复查血肌酐203 μmol/L,尿素氮37.5 mmol/L,尿酸354 μmol/L,血钾5.9 mmol/L。血常规:血红蛋白69 g/L,红细胞2.3×10^{12}/L,白细胞5.2×10^{9}/L,治以标本兼顾。处方: 荆芥10 g,辛夷6 g,紫苏15 g,前胡10 g,牛蒡子10 g,桔梗6 g,党参15 g,制大黄15 g,土茯苓30 g,王不留行30 g,莪术15 g,落得打30 g,陈皮10 g,桃仁10 g,旱莲草30 g。

按语: 该病例尿毒症诊断明确,因患者不想接受血液透析治疗,从外地来沪求治。当时血肌酐631 μmol/L,尿素氮21.6 mmol/L,血红蛋白为66 g/L,红细胞只有2.4×10^{12}/L。按辨证为正气亏虚,湿浊瘀毒蕴阻内盛,予扶正与祛邪并进,并服羟苯磺酸钙、碳酸氢钠。服药后症状有所减轻,检验指标有所下降。在服中药治疗的半年时间里,病情基本在稳定状态,纳可,大小便如常,精神尚可。但患者情况好转后,活动过多至劳累过度,又感受外邪侵入而发感冒致病情进展,不得不去透析治疗。从该病例的治疗经过来看,对于慢性肾功能衰竭的治疗,中医药在改善症状,延缓肾衰进展方面有一定的疗效,但尚不够理想。

【肾结石】

案例1:肾结石手术后腰酸

张某,男,36岁。初诊日期:2004年2月13日。

现病史:左肾结石,经3次碎石排出,目前主诉腰酸乏力,性功能差,寐不佳,纳可,大小便正常,舌形较小,舌苔薄边光,脉细。

中医辨证:多次手术排石致肾气亏虚。

治法:补肾益气。

处方:生地、熟地各30 g,菟丝子30 g,枸杞子15 g,仙灵脾30 g,杜仲15 g,黄芪30 g,仙鹤草30 g,桑寄生30 g,当归10 g,丹参30 g,陈皮10 g,夜交藤30 g,淮牛膝15 g,枳壳10 g。

二诊:2004年3月19日,服药3周,情况好转,近因声带息肉手术后感咽干,有少许黄色黏痰,舌苔薄黄,脉细,治用前方,去当归、菟丝子,加玄参10 g,桔梗6 g,射干10 g,金银花30 g,青皮、陈皮各10 g。

三诊:2004年4月2日,近腰酸乏力明显减轻,寐亦较好,咽部适,痰少,舌苔薄,脉细,治再前方续进。

按语:该例肾结石经3次碎石后排出,但肾气受损而出现腰酸乏力,性功能差,按辨证治以补肾益气后好转。又因声带息肉手术后出现咽干有黄色黏痰,在前方中加清咽化痰之品,经调治1个月后而症状消除。

案例2:肾结石继发感染

吴某,男,43岁。初诊日期:2009年1月9日。

现病史:肾结石已十余年,平时腰痛不适,曾住院用激光治疗过2次,目前检查左肾结石多枚,右肾积水(B超右肾分离47 mm)。去年10月中旬积水甚,出现肾功能衰竭,肌酐升至580 μmol/L,用插管引流,经常感染。目前腰部不适,小便短,尿浑,有白细胞,大便日1~2次,口干,舌苔黄白腻,质暗,脉细,血压126/80 mmHg。

中医辨证:石淋日久,湿热下注,肾气亏虚,气滞血瘀。

治法:益肾泄浊,清热利湿。

处方:川牛膝15 g,三棱15 g,莪术15 g,赤芍15 g,王不留行30 g,制大黄10 g,威灵仙15 g,金钱草30 g,石韦30 g,穿心莲10 g,蒲公英30 g,白花蛇舌草30 g,甘草5 g,瞿麦30 g,海金沙30 g,夏枯草10 g,桃仁10 g,青皮、陈皮各10 g。

二诊：2009年2月27日，情况如前，前方续进。

三诊：2009年4月10日，近来小便中有芝麻大小结石多颗排出，小便尚浑，但解时较前爽利，尿常规：尿白细胞290个/μL，尿红细胞920个/μL，蛋白（+−），B超复查示：左肾结石8 mm，右肾积水消失，情况有所好转。纳可，舌苔腻，脉缓。治用前方加减。处方：川牛膝15 g，三棱10 g，莪术15 g，王不留行30 g，冬葵子15 g，制大黄10 g，桃仁10 g，赤芍15 g，川萆薢30 g，金钱草30 g，石韦30 g，蒲公英30 g，白花蛇舌草30 g，海金沙30 g，瞿麦30 g，青皮、陈皮各10 g，甘草4 g，生鸡内金10 g。

按语：本病例是比较难治之病。肾结石经激光治疗未能完全消失，且有肾盂积水致肾功能衰竭。经中医药治疗3月，情况有所好转，尿中有结石排出，右肾积水消失。患者来诊治3次后，未再来复诊，未复查肾功能，因此未能了解到最后情况。

【肾萎缩】

案例1：左肾萎缩，肾功能不全

李某，女，45岁。初诊日期：2011年7月8日。

现病史：两肾积水，后腹膜纤维化，左肾体积缩小，经治疗肾积水已消失。目前腰酸乏力，纳可，大小便如常，舌苔薄，质暗红，脉细弦，血压125/75 mmHg，血肌酐130 μmol/L，尿素氮5.6 mmol/L，尿酸359 μmol/L，尿常规阴性。B超示：左肾体积缩小，为80 mm×39 mm，右肾110 mm×50 mm。

西医诊断：左肾萎缩，肾功能不全。

中医辨证：肾虚血瘀浊阻。

治法：补肾益气，化瘀泄浊。

处方：鹿衔草30 g，桑寄生30 g，黄芪30 g，当归10 g，甘草5 g，莪术15 g，赤芍10 g，川芎6 g，虎杖30 g，王不留行30 g，制大黄10 g，土茯苓30 g，陈皮10 g，卫矛30 g。

二诊：2011年7月22日，药后自觉情况较好，舌苔脉象如前，治用前方去卫矛，加党参10 g，淮牛膝10 g。

三诊：2011年8月5日，情况如前，复查血肌酐125 μmol/L，有所下降，尿素氮5.3 mmol/L，尿酸354 μmol/L，近胃中不适，大便日1～2次，小便多，苔薄腻，质暗红，脉细弦。治用前方去黄芪、当归，加砂仁5 g，佛手6 g。

四诊：2011年9月20日，胃中适，纳可，大小便如前，治用前方。

五诊：2011年9月23日，情况好，但左侧腰酸，复查血肌酐降至107 μmol/L，尿素氮8.2 mmol/L，尿酸388 μmol/L，治用前方出入。处方：鹿衔草30 g，黄芪30 g，党参10 g，甘草5 g，莪术15 g，制大黄10 g，王不留行30 g，土茯苓30 g，虎杖30 g，枳壳10 g，杜仲10 g，陈皮10 g。

六诊：2011年11月4日，一般情况好，复查血肌酐107 μmol/L，尿素氮5.15 mmol/L，尿酸423 μmol/L，治疗前方加三棱10 g。

七诊：2011年11月18日，近3天来小便频数疼痛，小腹胀痛，大便日2次，纳可，舌苔黄腻，脉细滑，尿中白细胞200个/μL，湿热蕴阻下焦并发湿热淋证，急则治标先以清利湿热为主。处方：黄柏10 g，土茯苓30 g，穿心莲10 g，瞿麦30 g，萹蓄30 g，黄芩10 g，白茅根30 g，乌药10 g，香附10 g，白花蛇舌草30 g，蒲公英30 g，枳壳10 g，陈皮10 g。

八诊：2011年12月2日，药后小便情况好转，解时不痛，次数减少，小腹不痛，尿常规示白细胞消除，淋证已好，改处方治本为主。处方：黄芪30 g，当归10 g，党参15 g，山棱10 g，莪术10 g，甘草5 g，黄柏10 g，土茯苓30 g，泽兰叶30 g，水红花子30 g，乌药10 g，虎杖30 g，香附10 g，陈皮10 g。

九诊：2012年1月20日，情况好，腰酸已除，再以前方续进。

十诊：2012年2月24日，无不适，小便正常，复查血肌酐102 μmol/L，尿素氮6.8 mmol/L，尿常规正常，治用前方。

十一诊：2012年4月6日，随访，情况平稳，无特殊不适，舌苔薄质暗红，脉细，纳可，大小便如常，再次复查血肌酐107 μmol/L，尿素氮4.8 mmol/L，尿酸418 μmol/L。

按语：本病例临床症状不多，从病史和检查中了解到肾脏病变情况，求诊中医。治以补肾益气，活血化瘀泄浊。服药后症状得到改善，实验室检查肾功能有所好转。在病程中发生湿热淋证，用清热利湿通淋方法，较快得到治愈。药后诊治计9个月，情况良好。

案例2：左肾萎缩，肾动脉狭窄

王某，男，77岁。初诊日期：2008年10月9日。

现病史：高血压已40年。8年前检查左肾萎缩，双肾动脉狭窄，高血压虽用降压药，但仍比较高，收缩压经常在200 mmHg上下，舒张压在80～90 mmHg。平时经常头晕，大便秘结，2～3天解一次，小便尚多，纳可，口干，舌苔黄白腻，脉弦。实验室检查：血肌酐173 μmol/L，尿素氮11.46 mmol/L，尿酸511 μmol/L，小便正常。

中医辨证：肝阳上亢，浊瘀毒阻滞。

治法：平肝潜阳，通腑泄浊，化瘀解毒。

处方：双钩藤30 g，夏枯草10 g，生石决明30 g，黄芩10 g，丹皮10 g，生大黄15 g，王不留行30 g，土茯苓30 g，决明子30 g，莪术15 g，陈皮10 g，夜交藤30 g，景天三七30 g。

二诊：2008年12月4日，连续服药2个月，血压有所下降150～160/80～90 mmHg，头晕好转，大便2天一次，尚不爽，苔薄腻较化，脉弦，复查血肌酐减低至130 μmol/L，尿素氮减少至8.0 mmol/L，尿酸420 μmol/L。

三诊：2009年6月7日，情况较平稳，血压160/80 mmHg，纳可，大便日一次，但尚不爽，小便尚可，舌苔薄腻，脉较弦，复查血肌酐130 μmol/L，尿素氮7.6 mmol/L，尿酸420 μmol/L。血常规：红细胞3.98×10^{12}/L，血红蛋白116 g/L。仍以前方加减。处方：白蒺藜15 g，双钩藤30 g，黄芩10 g，丹皮10 g，决明子15 g，生大黄15 g，枳壳10 g，王不留行30 g，土茯苓30 g，虎杖30 g，落得打30 g，桃仁10 g，赤芍15 g。

四诊：2009年10月21日，情况如前，血压170/80 mmHg，头不晕，纳可，大便日一次，舌苔较腻，脉弦，再复查血肌酐120 μmol/L，尿素氮7.1 mmol/L，尿酸438 μmol/L，治用前方。

按语：本病例高血压病程已久，肾功能受损，血肌酐、尿素氮升高。按中医辨证治以平肝潜阳，通腑泄浊，化瘀解毒，临床症状有所改善，血肌酐、尿素氮不仅不上升且有所下降，延缓了肾功能衰退，取得一定的疗效。

【血尿】

案例1：血尿

杜某，女，43岁。初诊日期：2009年2月7日。

现病史：6年前有血尿，解小便时疼痛。目前镜检尿红细胞20～40个/HP，尿红细胞形态为肾性血尿。尿蛋白（－），解时不痛，腰酸乏力，面浮盗汗，纳可，大便日一次，舌质胖，苔薄，脉细。

中医辨证：脾肾亏虚。

治法：益气健脾补肾。

处方：黄芪30 g，太子参15 g，鹿衔草30 g，桑寄生30 g，杜仲15 g，白术10 g，炙甘草5 g，仙鹤草30 g，五味子10 g，陈皮10 g，淮牛膝10 g，炒枣仁10 g。

二诊：2009年2月24日，药后尚适，尿中红细胞阴性，但仍腰酸乏力，眼睑肿，小便尚可，舌苔脉象如前，治用前方加茯苓15 g。

三诊：2009年4月27日，尿中有红细胞（+），腰酸乏力，舌胖苔薄，脉细，治以益气补肾止尿血。处方：鹿衔草30 g，桑寄生30 g，太子参15 g，仙鹤草30 g，旱莲草30 g，血余炭10 g，甘草5 g，陈皮10 g，茯苓15 g，白术10 g，炒枳壳10 g，佛手6 g。

四诊：2009年5月25日，情况较好，尿中红细胞3～4个/HP，舌胖苔薄，脉濡细，治用前方加减。处方：太子参15 g，黄芪30 g，仙灵脾30 g，白术10 g，黄精15 g，甘草5 g，茯苓15 g，旱莲草30 g，鹿衔草30 g，桑寄生30 g，仙鹤草30 g，陈皮10 g，制香附10 g，炒枳壳10 g，炒槐花15 g。

五诊：2009年9月14日，情况如前，腰酸乏力，近来大便溏薄次数不多，纳可，腹中无不适，舌胖苔薄，脉细，尿中红细胞3～4个/HP，治用前方出入。处方：党参15 g，炒白术15 g，淮山药30 g，煨诃子10 g，茯苓15 g，仙灵脾30 g，鹿衔草30 g，桑寄生30 g，炒枳壳10 g，杜仲15 g，旱莲草30 g，甘草5 g，景天三七30 g。

六诊：2009年11月9日,情况较好,纳可,大便日一次较薄,舌胖少苔,脉濡细,尿中红细胞0～1个/HP,治用前方去鹿衔草、桑寄生、杜仲,加芡实30 g,炒槐花30 g。

七诊：2010年12月20日,尿中又有红细胞4～5个/HP,仍有腰酸乏力,大便2～3天一次,纳可,舌胖苔薄,脉濡细,治用前方加减。处方：党参15 g,炒白术15 g,淮山药30 g,黄芪30 g,仙鹤草30 g,旱莲草30 g,炒枳壳10 g,砂仁5 g,茯苓15 g,陈皮10 g,炒蒲黄10 g(包),炙鸡内金10 g。

八诊：2011年1月10日,近来纳呆,腹中不适,大便3天未解,舌苔薄质胖,脉细,小便中有少许红细胞,治以理气通腑。处方：厚朴6 g,枳壳10 g,制大黄10 g,火麻仁15 g,青皮、陈皮各10 g,广木香6 g,砂仁5 g,炙鸡内金10 g,甘草5 g,谷芽、麦芽各15 g,大腹子、大腹皮各10 g。

九诊：2011年1月24日,药后大便日一次,腹胀除,纳可,但腰酸乏力,舌胖苔薄,脉细,尿中红细胞4～5个/HP,治以健脾益肾。处方：党参15 g,白术15 g,仙灵脾15 g,淮山药30 g,黄芪30 g,炒枳壳10 g,陈皮10 g,旱莲草30 g,仙鹤草30 g,淮牛膝10 g,桑寄生30 g。

十诊：2011年2月21日,腰酸乏力,纳可,大便日一次,小便如前,但尿中红细胞增至6～8个/HP,舌苔脉象如前,治用前方加炒蒲黄10 g,卷柏10 g,茜草炭10 g。

十一诊：2011年3月14日,情况较好,尿中红细胞消失,治用前方。

十二诊：2011年5月2日,近感冒鼻塞流涕,咳嗽痰少,口不干,纳可,大小便如前,尿中红细胞又出现(+),舌胖有齿痕,脉细,先以疏解宣肺。处方：荆芥10 g,牛蒡子10 g,前胡10 g,桔梗6 g,甘草5 g,杏仁10 g,陈皮10 g,白茅根30 g,小蓟30 g,荠菜花30 g。

十三诊：2011年11月14日,近来脘胀嗳气多,纳呆,大便溏薄日一次,腰酸乏力,舌胖苔薄,脉细,尿中红细胞(++),治以健脾和胃止血尿。处方：炒白术10 g,炒枳壳10 g,制香附10 g,延胡索10 g,谷芽、麦芽各15 g,砂仁5 g,炙鸡内金10 g,炒蒲黄包10 g,炒山楂、炒神曲各15 g,仙鹤草30 g,旱莲草30 g,茜草炭10 g,血余炭10 g。

十四诊：2011年11月19日,脘胀嗳气除,纳可,大便2～3天一次,小便尚可,尿中红细胞8～10个/HP,苔薄质较胖,脉细,治用前方去炒山楂、炒神曲,加制大黄6 g,火麻仁10 g,景天三七30 g。

十五诊：2012年2月20日,近腰酸乏力,纳可,大便3天不解,小便利,但尿中红细胞(++),舌胖少苔,脉细,治以补气益肾。处方：黄芪30 g,茯苓15 g,仙鹤草15 g,景天三七30 g,鹿衔草30 g,枸杞子15 g,炙甘草5 g,淮牛膝10 g,陈皮10 g,茜草炭10 g,旱莲草30 g。

十六诊：2012年4月9日,情况如前,尿中红细胞减少1～2个/HP,治用前方。

十七诊：2014年3月14日，一年多来间断服中药，腰酸乏力，大便溏薄等症状有所减轻，但舌仍胖，时有齿痕，苔少脉细，尿中红细胞较前减少，近来检查尿红细胞4～5个/HP，治以培补脾肾为主。处方：党参15 g，白术10 g，炙黄芪30 g，茯苓15 g，甘草5 g，仙灵脾30 g，仙鹤草30 g，淮山药30 g，灵芝15 g，景天三七30 g，陈皮10 g。

十八诊：2014年7月14日，近来情况好，尿中无红细胞，纳可，大小便正常，但舌仍胖少苔，脉细，治用前方。

按语：本病例多次尿检，红细胞最多为(++)，一般为3～10个/HP，时多时少。经服中药治疗后有所减少，至后期多次为阴性。临床症状主要为腰酸乏力，大便溏薄，有时秘结，舌象多为质胖而少苔，脉象以细濡为主。辨证主要为脾肾气虚。长期以来用补气健脾，佐以益肾止血之品，病情改善，舌苔脉象无明显改变。

案例2：血尿

边某，女，54岁。初诊日期：2006年4月8日。

主诉：两肾囊肿4年余。

现病史：患两肾囊肿4年多，镜检尿红细胞(+～+++)，尿红细胞形态70%异常。刻诊：自诉乏力，肩背酸楚，小便利，次数不多，大便溏薄，日1～2次，腹中时感不适，矢气多，纳可，口干苦有气味，舌苔黄腻，脉细缓，自述有心肌炎后遗症，时有胸闷手麻，血压100/72 mmHg，尿红细胞(+++)。

西医诊断：血尿。

中医辨证：脾肾亏虚，湿热蕴阻，肝郁气滞。

治法：清化湿热，健脾疏肝，化瘀止血。

处方：黄柏10 g，黄芩10 g，黄连3 g，白术10 g，熟薏苡仁30 g，土茯苓30 g，白茅根30 g，小蓟30 g，甘草5 g，陈皮10 g，枳壳10 g，炒山楂、炒神曲各15 g。

二诊：2006年5月6日，药后尚可，大便较干，腹中尚有不适，矢气多，小便如常，舌苔黄腻，脉细。尿红细胞(++)，治用前方，加血余炭10 g，荠菜花30 g，生地榆15 g。

三诊：2006年6月2日，情况如前，尿红细胞(++)，口干苦有气味，腹中尚有不适，舌苔薄黄腻，脉细，治用前方加减。处方：黄柏10 g，黄连3 g，黄芩10 g，生地榆10 g，炒白术10 g，炒枳壳10 g，熟薏苡仁30 g，血余炭30 g，仙鹤草30 g，白茅根30 g，小蓟30 g。

四诊：2006年6月30日，情况较好，尿红细胞(+)，大便成形，舌苔黄，脉细，寐差，治用前方，加夜交藤30 g。

五诊：2006年9月1日，尿红细胞(++)，情况如前，有头晕，治用前方，加党参15 g，天麻6 g，丹参30 g。

六诊：2006年9月15日，尿红细胞（+），头晕减，大便干，治用前方。

七诊：2006年11月13日，尿红细胞3～4个/HP，大小便尚可，有时腹胀，矢气较多，舌苔薄，脉细，治用前方加减。处方：黄柏10 g，土茯苓30 g，制香附10 g，甘草5 g，白茅根30 g，地锦草30 g，旱莲草30 g，青皮、陈皮各10 g，乌药10 g，枳壳10 g，白蒺藜15 g。

八诊：2006年11月24日，尿红细胞5～7个/HP，舌苔薄黄腻，脉细缓，腹仍有胀，矢气后松，治用前方。处方：黄柏10 g，土茯苓30 g，甘草5 g，地锦草30 g，白茅根30 g，小蓟30 g，炒蒲黄20 g，景天三七30 g，血余炭10 g，制香附10 g，枳壳10 g，青皮、陈皮各10 g，乌药10 g。

九诊：2007年1月5日，尿红细胞1～2个/HP，白细胞1～2个/HP，腹中尚有不适，大便正常，矢气多，舌苔薄微黄，脉细，治以理气清化之剂。处方：厚朴6 g，枳壳10 g，制大黄6 g，黄芩10 g，广木香6 g，黄连3 g，砂仁3 g，大腹子、大腹皮各15 g，炙鸡内金20 g，谷芽、麦芽各15 g，景天三七30 g。

十诊：2007年2月2日，腹胀减，大便解，纳可，尿中红细胞3～4个/HP，治用前方加减。处方：制香附10 g，枳壳10 g，延胡索10 g，炒白术10 g，炒蒲黄10 g，血余炭10 g，合欢花10 g，景天三七30 g，黄连4 g，郁金10 g，甘草4 g。

十一诊：2007年7月6日，近腹中尚有不适，矢气多，大便溏，药后一次，小便尚利，但尿红细胞（++），舌苔薄黄，口干，神疲乏力，脉细。予健脾理气，化瘀止血。处方：炒白术10 g，党参15 g，炒枳壳10 g，青皮、陈皮各10 g，血余炭10 g，旱莲草30 g，炒蒲黄10 g，白茅根30 g，小蓟30 g，黄柏10 g，甘草5 g，琥珀4 g，三七粉4 g（吞），藕节炭15 g，炙鸡内金10 g。

按语：本病例血尿4年多，腹中不适，大便溏薄，舌苔黄腻。按辨证病在脾肾，湿热蕴阻，脾肾功能失司，肝郁气滞。治以清化湿热，健脾疏肝，化瘀止血。经1年多的治疗，血尿减少，胃肠功能改善。但之后病情反复，又现腹部不适，血尿增多。血尿病情反复有诸多原因，如感受外邪所致的感冒、发热后小便有变化，又如劳累过度，饮食不当，药毒伤肾等因素。因此，血尿患者在病情好转情况下应注意保养，避免上述多种因素以防止病情反复。

案例3：上呼吸道感染，血尿

陈某，男，42岁。初诊日期：2010年2月14日。

现病史：2年前曾出现血尿，诊治服药后消除。近因上呼吸道感染后腰酸，小便色深，实验室检查：尿红细胞670个/μL，尿蛋白（+-），解时利，次数不多，大便日一次，咽部红不适，舌苔薄质红，脉细。

西医诊断：上呼吸道感染，血尿。

中医辨证：感受风热，邪入少阴。

治法：益肾清利。

处方：牛蒡子10 g，白花蛇舌草30 g，蒲公英30 g，四季青30 g，甘草5 g，白茅根30 g，小蓟30 g，血余炭10 g，炒蒲黄10 g，鹿衔草30 g，桑寄生30 g，陈皮10 g。

二诊：2010年3月3日，情况好转，腰酸减，咽部较适，小便色淡，尿中红细胞减至46个/μL，舌苔薄尖红，脉细，治用前方续进。

三诊：2010年3月17日，腰酸轻，咽部适，充血减但寐差，心跳阵作，苔薄质较胖，脉有间歇，尿中红细胞又增多至205个/μL，治用前方加益肾补气宁心。处方：鹿衔草30 g，桑寄生30 g，淮牛膝10 g，党参15 g，丹参15 g，郁金10 g，五味子10 g，炒枣仁10 g，炙远志6 g，仙鹤草30 g，甘草5 g，炒蒲黄10 g，白茅根30 g，血余炭10 g，陈皮10 g，小蓟30 g。

四诊：2010年4月28日，情况好，尿中红细胞减少至10个/μL上下，腰酸，咽部尚有不适，心悸阵作，口干，纳可，舌苔薄，脉细。

五诊：2011年3月17日，患者间断服药，一般情况好，尿中红细胞因感冒而增多，心悸阵作减少，治用前方。

六诊：2015年1月6日随访3年多来一般情况尚好，患者每1～3月来复查小便情况，统计24次，小便化验报告尿红细胞在40个/μL以上的有4次，在30个/μL以上有3次，20个/μL以上有4次，在10个/μL以上的有6次，在10个/μL以下的有7次，近年来尿红细胞逐渐减少，心悸情况亦减轻。

按语：本病例以血尿为主要症状，属于隐匿性肾炎。初来中医药治疗时血尿明显，服药后逐渐减少，后病情稳定，至近1年半，多次尿检查，红细胞在10个/μL以下，心悸等症亦少，5年来无其他变化，一般情况好。

案例4：血尿

马某，女，41岁。初诊日期：2010年7月19日。

主诉：镜检血尿5年余。

现病史：发现镜检血尿已5年多，尿中红细胞多时(++++)，少则(+)。目前自诉腰酸乏力，咽部红不适，口干，纳可，大便1～2天一次，舌红少苔脉细，血压130/60 mmHg。平时易感冒，感冒后血尿加重。实验室检查：尿红细胞(++)，尿白细胞1～2个/HP。

中医辨证：肾阴亏虚而虚火上炎，或感受风热之邪，热伤肾络，迫血妄行。

治法：滋阴清火，益肾化瘀止血。

处方：生地15 g，丹皮10 g，鹿衔草30 g，桑寄生30 g，旱莲草30 g，白茅根30 g，小蓟30 g，卷柏10 g，枳壳10 g，藕节炭30 g，炒蒲黄10 g，三七粉4 g，琥珀粉4 g，黄柏10 g。

二诊：2010年8月2日，药后适，情况如前，尿红细胞(+)，治用前方加北沙参

15 g。

三诊：2010年10月25日，每2周诊治一次，情况尚可，小便如前，尿红细胞（＋－～＋＋），大便较干，有时寐差，咽红不适，舌红少苔，脉细，前方加减。处方：生地15 g，玄参10 g，旱莲草30 g，景天三七30 g，制大黄10 g，白茅根30 g，小蓟30 g，牛蒡子10 g，白花蛇舌草30 g，三七粉4 g（吞），琥珀粉4 g（吞），藕节炭30 g，陈皮10 g，甘草5 g。

四诊：2011年9月5日，一年来情况可，近感冒头痛鼻塞，咽部红，口干，舌红苔薄，脉细，大便干，小便尚可，由于感受外邪，尿中红细胞增加至（＋＋＋），急则治标，治以辛凉清解而止血尿。处方：荆芥10 g，牛蒡子10 g，甘菊花10 g，桑叶10 g，桔梗6 g，甘草5 g，白茅根30 g，炒蒲黄10 g（包），侧柏叶30 g，茜草炭10 g，小蓟30 g，陈皮10 g。

五诊：2011年10月24日，感冒除，尿中红细胞尚有（＋＋＋），腰酸乏力，舌红少苔，脉细，改用滋阴凉血，化瘀止血。处方：生地15 g，丹皮10 g，旱莲草30 g，甘草5 g，白茅根30 g，小蓟30 g，藕节炭30 g，茜草炭10 g，陈皮10 g，仙鹤草30 g，三七粉4 g（吞），琥珀粉4 g（吞）。

六诊：2012年4月1日，半年来尿中红细胞在（＋～＋＋）之间，有感冒或劳累过度则要上升至（＋＋＋），中药间断治疗，以前方随症加减，一般情况尚可。

七诊：2014年7月7日，近来一般情况较前好，寐食佳，体重亦增加，原来舌红较小而少苔，现在苔红较淡，舌形亦较大，舌苔仍少，尿中红细胞少，有时只有3～4个/HP，但感冒或劳累过度则尿红细胞又增多，肾功能正常。

按语：镜检血尿往往病程长，属难治之症。本病例镜检血尿时多时少，证属阴亏内热。经滋阴清火，益肾化瘀止血调治，身体情况改善，尿血亦较前好转，但未能根治。从诊治过程来看，尿血往往因外感而加重，提示调治本症，尚需注重平时的身体保养，养正避邪不可忽视。

案例5：尿血

虞某，女，42岁。初诊日期：2014年10月29日。

主诉：发现小便色深3年。

现病史：3年前患肾炎，有血尿、蛋白尿，经治疗好转。近咽痛发低热，小便色深，解时尚利，口干，纳呆，大便2～3天一次，苔薄黄尖红，脉细。实验室检查：尿蛋白（＋），尿红细胞731个/μL。

中医辨证：风热蕴结，热迫血妄行致尿血。

治法：疏散风热，凉血止血。

处方：牛蒡子10 g，白花蛇舌草30 g，蒲公英30 g，连翘15 g，金银花15 g，白茅根30 g，小蓟30 g，甘草5 g，炒蒲黄10 g，茜草炭30 g，藕节炭30 g，陈皮10 g。

二诊：2014年11月5日。感冒减轻，纳可，咽痛，黏痰不多，鼻涕尚有，大便日一次，小便利，苔薄尖红脉细。实验室检查：红细胞4.11×10^{12}/L，白细胞5.11×10^9/L；血肌酐72 μmol/L，尿素氮5.90 mmol/L。治用前方去连翘，加射干10 g，黄芩10 g。

三诊：2014年11月26日。感冒好转，小便利，纳可，大便日一次，苔薄，脉细。实验室检查：尿蛋白弱阳性，尿红细胞55个/μL，尿白细胞2个/μL。治以滋阴清热，凉血止血。处方：珠子参10 g，旱莲草30 g，牛蒡子10 g，白花蛇舌草30 g，白茅根30 g，小蓟30 g，炒蒲黄10 g，茜草炭10 g，金雀根30 g，炙僵蚕15 g，陈皮10 g，藕节炭30 g。

四诊：2015年1月13日，情况好转，咽部适，纳可，大便日2次，小便爽利，寐差，口不干，苔较黄，脉数滑。实验室检查：尿蛋白弱阳性，尿红细胞39.6个/μL，尿白细胞3个/μL。治用前方加黄柏10 g。

按语：《金匮要略·五脏风寒积聚病脉证并治第十一》曰："热在下焦，则尿血。"《丹溪心法·尿血》曰："尿血，痛者为淋，不痛者为尿血。"《医学心悟·尿血》曰："凡治尿血，不可轻用止涩药。"《景岳全书·四证》曰："凡治血证，须知其要，而血证之因，惟火惟气耳。故察火者但察其有火无火，察气者但察其气虚气实，知此四者，而得其所以，则治血之法无余义矣。"小便中混有血液或伴血块为尿血，其病性有寒热虚实不同，病位有表里气血、脏腑的区别，病情有轻重缓急。首先应辨明外感内伤及虚证、实证。因风热犯肺、膀胱湿热、火毒迫血所致为外感，外感多实证；心肝火盛、阴虚火旺、脾肾亏虚、瘀血内阻属于内伤，内伤多虚证。本病例既往有慢性肾炎3年余，此次因外感风热而见发热、咽痛、血尿，治当标本兼顾，然急则先治标，以疏散风热，清咽利喉，用牛蒡子、蒲公英、白花蛇舌草、金银花、连翘等。三诊患者感冒已好，尿常规示尿蛋白弱阳性，尿中红细胞从700多个/μL降至50多个/μL，辨证为阴虚火旺。治以珠子参、旱莲草滋阴清热，藕节炭、茜草炭、炒蒲黄等活血化瘀，凉血止血。至四诊尿中红细胞已降至30多个/μL，效果显著。

血尿不同于其他的出血性疾病，要注重辨证，标本同治，脾肾亏虚应补益脾肾，下焦湿热当清热利湿，瘀血阻络宜活血化瘀血，不可见血止血，妄投收涩止血之品，以免闭门留寇。单用止血药，易致血块堵塞，造成排尿困难。

【尿路感染】

案例1：急性肾盂肾炎

王某，女，49岁。初诊时间：1985年6月20日。

主诉：腰酸痛，小便频数涩痛1周。

现病史：1周前起腰酸痛，小便频数涩痛，继而恶寒发热，无汗，口干引饮，大便干燥，舌苔薄黄脉数，体温39.3℃。实验室检查：白细胞20.3×10^9/L，尿中白细胞满视野，尿培养大肠埃希菌，菌落计数10万/mm^{2}以上。

西医诊断：急性肾盂肾炎。

中医辨证：湿热蕴阻下焦。

治法：表里双解，一方面疏解表邪，一方面清利湿热。

处方：柴胡10 g，葛根15 g，金银花30 g，连翘10 g，荆芥10 g，瞿麦30 g，萹蓄30 g，凤尾草30 g，白花蛇舌草30 g，黄柏10 g，黄芩10 g，土茯苓30 g，甘草5 g。

一日服药两剂，分4次服，每3小时服药一次，另外适当补液。治疗3天后，发热退，小便较前爽利，化验血白细胞下降至正常，前方去葛根、荆芥，加鹿衔草30 g，连续服药3周，诸症消除，化验血常规正常，尿中白细胞1～2个/HP，但尿培养细菌未转阴，出院后继续门诊治疗，一周后再次尿培养，细菌已转阴。

按语：急性肾盂肾炎在中医诊治中有两种情况：一是发热而有小便频数涩痛，属于湿热淋证；一是无明显小便频数、涩痛，主要以发热为主，属于温热病范畴。本病例属于湿热淋证。由于湿热邪盛或同时感受外邪而表里同病，恶寒高热不退或寒热往来，同时小便频数涩痛，腰痛，小腹不适等，故辨证为热证、实证，治法以祛邪为主。需一日服两剂，每3小时服药一次。此外，可用穿心莲60 g，生地榆30 g，保留灌肠，以增强药力，高热而大便干结者可加入生大黄10 g通腑泄热，且可以改善小便频数涩痛。

案例2：急性肾盂肾炎

徐某，男，45岁，工人。1986年4月12日住院。

主诉：小便频数不爽5天。

现病史：入院前5天起小便频急不爽，继而寒热往来，腰部疼痛，每日下午恶寒发热，体温在38～39℃左右，大便干燥，纳呆泛恶，舌苔黄腻，舌质红，脉数。实验室检查：血白细胞13.5×10^9/L，尿白细胞60～80个/HP，尿红细胞10～15个/HP，尿培养大肠埃希菌，菌落计数10万/mm²以上。

西医诊断：急性肾盂肾炎。

中医辨证：湿热蕴阻下焦，侵及肾与膀胱。

治法：和解清热，解毒通淋。

处方：柴胡15 g，黄芩15 g，白花蛇舌草30 g，鸭跖草30 g，甘草5 g，生山栀10 g，生大黄10 g（后下），黄柏10 g，黄连6 g，苍术10 g，瞿麦30 g，萹蓄30 g。

每日2剂，分4次服用，每3小时一次，并用穿心莲60 g煎汤保留灌肠，每日一次，适当静脉补液，上述治疗4天，寒热渐退，小便渐爽利，大便通畅，腰酸痛减，舌苔黄腻渐化，前方去柴胡、黄连、山栀，加生薏仁30 g，陈皮10 g，生地榆15 g，又服药1周，情况明显好转，改中药每日1剂，仍保留灌肠，又1周后症状消除，化验血常规正常，尿常规正常，但尿培养未转阴，出院后门诊继续中药调理，两周后再做尿培养，细菌已阴性。

按语：本病主要由湿热之邪侵入膀胱与肾。膀胱与肾表里相连，病邪可由膀胱上侵于肾；另一种情况是病邪可由肾下传至膀胱，病轻则邪在膀胱，出现尿频尿急尿痛，病重则邪侵入肾，可出现腰痛发热。本病例先出现小便频急不爽，继而腰痛，恶寒发热，说明病邪初在膀胱，继而入侵于肾，由于病邪盛，病情比较重，以祛邪为主，且需加大药量，多途径给药而取得疗效。

案例3：慢性尿路感染

卢某，女，60岁。初诊日期：2005年1月26日。

主诉：小便浑浊已8月。

现病史：2004年6月出现小便浑浊，小便时尿道口不适，彩超检查示：左肾萎缩，右肾积水，右肾盂内可见泥沙样沉淀结石，经各种抗生素治疗未见好转，目前尿中白细胞满视野，舌苔薄黄腻，质较胖，纳可，大便正常，脉较细。

中医辨证：湿热蕴阻肾与膀胱。

治法：清利湿热。

处方：黄柏10 g，土茯苓30 g，石韦30 g，甘草5 g，川草薢30 g，白头翁30 g，白花蛇舌草30 g，蒲公英30 g，紫花地丁30 g，凤尾草30 g，瞿麦30 g，乌药10 g，车前草30 g。

二诊：2005年3月2日，自觉情况较好，小便较清，尿中白细胞较减少，舌苔薄黄，质暗红，脉细，治用前方加黄连5 g。

三诊：2005年6月22日，情况如前，小便浑，有时较清，解时利，纳可，舌苔薄黄，脉较细。B超复查右肾大小约137 mm×90 mm，肾盂肾盏分离扩张，肾盂分离约46 mm，于上中部肾盂内见约11 mm的强回声团，后方伴声影，右肾积水中度，右肾结石，左肾萎缩。治用前方加扶正和化瘀之品。处方：黄柏10 g，土茯苓30 g，黄连5 g，金钱草30 g，白花蛇舌草30 g，四季青30 g，制大黄10 g，甘草5 g，王不留行30 g，泽兰叶30 g，赤芍10 g，皂角刺10 g，黄芪30 g，太子参15 g，青皮、陈皮各10 g，怀牛膝15 g。

四诊：2005年12月8日，近半年来病情尚平稳，小便时浑时清，尿中白细胞时多时少，一般情况尚好，舌较胖，苔薄，脉细。病久正气较虚，治用前方出入。生地、熟地各15 g，川牛膝15 g，黄芪30 g，黄连5 g，黄芩10 g，败酱草30 g，紫花地丁30 g，四季青30 g，泽兰叶30 g，赤芍15 g，制香附10 g，白花蛇舌草30 g，陈皮10 g。

五诊：2007年12月26日，2年来间断服中药，病情如前，湿热阻滞不清，治疗以清利湿热为主，但复查肾功能血脂有变化，血肌酐77.8 μmol/L，尿素氮8.80 mmol/L，尿酸620 μmol/L，三酰甘油5.60 mmol/L，尿中白细胞有所减少30～40个/HP，尿蛋白(+)，治用前方出入。处方：黄柏10 g，穿心莲10 g，地锦草30 g，虎杖30 g，皂角刺30 g，四季青30 g，黄连6 g，黄芩10 g，白花蛇舌草30 g，制大黄15 g，鬼针草30 g，王不留行30 g，卫矛30 g，青皮、陈皮各10 g，川草薢30 g，秦皮30 g，苦参10 g。

六诊：2008年3月5日，小便情况好转，纳可，大便日1次，苔薄黄腻，质较胖，脉较细，尿蛋白(+)，尿白细胞减少至10~20个/HP，治用前方加白头翁15 g。

七诊：2008年11月26日，小便时清时浑，尿中白细胞时多时少，一般情况为好，舌苔薄质暗红，脉细。血压120/85 mmHg，血肌酐78 μmol/L，尿素氮7.80 mmol/L，尿酸下降至518 μmol/L，血脂偏高，胆固醇5.79 mmol/L，三酰甘油5.41 mmol/L，低密度脂蛋白3.01 mmol/L，尿蛋白(+)，尿白细胞20~30个/HP，治用前方。

八诊：2011年6月15日，近3年来病情变化不大，间断服药，目前小便较浑，解时尚爽利，纳可，大便正常，后背疼痛，舌苔薄质暗红，脉细。B超复查右肾120 mm×57 mm，肾盂分离30 mm，结构不清，左肾56 mm×27 mm，结构不清，血肌酐84 μmol/L，尿素氮7.04 mmol/L，尿酸499 μmol/L，胆固醇5.99 mmol/L，三酰甘油4.07 mmol/L，治用前方出入。处方：黄柏10 g，土茯苓30 g，穿心莲15 g，生地榆30 g，泽兰叶30 g，虎杖30 g，卫矛30 g，莪术30 g，桃仁10 g，枳壳10 g，川牛膝15 g，络石藤30 g，威灵仙15 g。

九诊：2012年7月5日，近半年来头晕，小便仍不清，解时尚利，尿白细胞(+++)，尿蛋白(++)，血胆固醇6.51 mmol/L，三酰甘油6.17 mmol/L，低密度脂蛋白3.17 mmol/L，血红蛋白139 g/L，红细胞$4.58×10^{12}$/L，舌苔薄质暗红，脉细较沉，血压140/80 mmHg，复查血肌酐100 μmol/L，尿素氮8.78 mmol/L，尿酸590 μmol/L，胆固醇6.51 mmol/L，三酰甘油6.17 mol/L，低密度脂蛋白3.59 mmol/L，治用前方出入，加重清热解毒之品。处方：黄柏10 g，土茯苓30 g，生地榆30 g，甘草5 g，白头翁30 g，虎杖30 g，卫矛30 g，黄芩10 g，制大黄15 g，王不留行30 g，黄连6 g，白花蛇舌草30 g，四季青30 g，蒲公英30 g，紫花地丁30 g，枳壳10 g，穿心莲15 g，半枝莲30 g，赤芍15 g，败酱草30 g。

十诊：2015年5月7日，将近3年来间断服中药，小便时清时浑，一般情况尚可，这次因头晕住院，诊断为高血压，同时对原有疾病进行复查，尿中白细胞(+++)，尿蛋白(+)，尿培养为大肠埃希菌，菌落计数＞10万/mm²，CT平扫在PUJ段狭窄伴右肾积水，右肾结石，左肾发育不良萎缩，血肌酐96.4 μmol/L，尿素氮5.08 mmol/L，尿酸433 μmol/L，胆固醇5.23 mmol/L，三酰甘油2.91 mmol/L，血常规正常。

按语：该患者的病变情况经多家医院诊断为左肾萎缩，右肾积水，伴有结石，反复感染。临床表现主要为小便浑，尿常规白细胞满视野，尿培养为大肠埃希菌10万/mm²以上。经多种抗生素反复治疗，未能取得疗效。中医辨证为湿热蕴阻下焦，治疗用清热利湿法。病情经常反复发作，一段时期小便较清，尿中白细胞减少，一段时间小便又浑，尿中白细胞又增多，至病久不愈。但患者除小便情况变化外，一般情况尚好，虽病久却无明显虚证表现。因此多年来在治疗上以祛邪为主，长期以清热利湿之法，用苦寒之剂长期服用，无不良反应。由于患者对中医药的信任，10年多来间断来诊，虽疗效不够理想，但病情维持稳定，在病程中很少有发高热急性感染等情况。3年前血肌酐上升至100 μmol/L,尿素氮8.78 mmol/L,尿酸590 μmol/L。至2015年7月复查肌酐、尿素氮、尿酸和血脂不再升高反而有所下降。

案例4:尿路感染

杨某,女,50岁。初诊日期:2005年3月3日。

主诉:尿频尿痛3个月。

现病史:患者从1999年6月起患尿路感染,以后反复发作至今。2004年12月,肺癌手术治疗后尿路感染又发作,用抗生素后情况好转,尿检正常,但仍有尿频,解时疼痛热感,下腹部胀,腰酸乏力,纳呆,口干,咽痛,大便尚可,舌苔黄腻,脉细弦。

中医辨证:湿热蕴阻下焦,气机郁滞。

治法:清利湿热,疏肝理气。

组方:黄柏10 g,土茯苓30 g,甘草5 g,金银花30 g,蒲公英30 g,紫花地丁30 g,萹蓄30 g,黄连4 g,川楝子10 g,延胡索15 g,枳壳10 g,乌药10 g,白茅根30 g,青皮、陈皮各10 g。

二诊:2005年3月17日,药后小便热感及疼痛减,咽痛亦减,舌苔脉象如前,治用前方,去银花、萹蓄、蒲公英、紫花地丁,加川牛膝15 g,冬葵子15 g,王不留行30 g,赤芍15 g,鹿衔草30 g,桑寄生30 g。

三诊:2005年3月30日,情况如前,胁肋不适,治用前方加细柴胡6 g。

四诊:2005年4月21日,情况较好,小便尚有热感,胁肋不适,咳嗽,痰少,舌苔黄腻,脉细,治用前方出入。细柴胡10 g,前胡10 g,牛蒡子10 g,甘草5 g,黄柏10 g,土茯苓30 g,冬葵子10 g,蒲公英30 g,紫花地丁30 g,乌药10 g,黄芩10 g,桔梗6 g。

五诊:2005年5月5日,咳减少,腰酸减,小腹有坠胀感,小便次数减少,但解时尚感有疼痛,舌苔黄腻,脉细。治用前方去柴胡、牛蒡子,加升麻、半枝莲、延胡索、制香附。

六诊:2005年6月2日,小腹尚有胀不适,解小便时尿道口尚有疼痛,腰酸,舌苔薄黄,脉细。治用前方出入。处方:细柴胡10 g,升麻6 g,桔梗6 g,黄柏10 g,土茯苓30 g,乌药10 g,四季青30 g,蒲公英30 g,鹿衔草30 g。

七诊:2005年7月27日,昨日起小便又不适,小腹胀痛,大便日2~3次,舌苔较腻,脉细。治用前方出入。处方:细柴胡6 g,乌药10 g,制香附10 g,冬葵子10 g,黄柏10 g,土茯苓30 g,四季青30 g,川牛膝10 g,萹蓄30 g,甘草4 g,升麻6 g,蒲公英30 g,白花蛇舌草30 g。

八诊:2005年8月31日情况好转,但小便时尚有热感,舌苔薄黄,脉细。治用前方加黄连5 g,黑山栀10 g。

按语：该病例尿路感染反复发作已久，经常用抗生素治疗。这次发病虽用抗生素治疗后，尿常规检查已正常，但症状未见好转，仍有尿频尿痛，小腹胀不适，舌苔黄腻等症。按辨证为湿热蕴阻下焦，肝经气滞，治以清利湿热为主，佐以疏肝理气，经较长时期的治疗，症状渐消除。

案例5：慢性尿路感染，慢性肾衰

王某，男，63岁。初诊日期：2008年1月24日。

现病史：患者于1959年因怀疑肾结核而切除左肾，至1992年发现膀胱萎缩，输尿管与膀胱连接处梗阻，导致右肾积水，经常有感染，至2001年右肾积水严重，并感染化脓，肾功能衰退，血肌酐升至1 000 µmol/L。经穿刺放出脓液，造瘘引流，肾积水消除，血肌酐下降，多年来在500～600 µmol/L。

目前一般情况尚好，纳可，大便每日1次，引流尿量每日有3 000 mL左右，尿液有时较浑，舌苔白腻，质暗红，脉缓，血压140/80 mmHg，化验血肌酐556 µmol/L，尿素氮25.3 mmol/L，尿酸439 µmol/L，尿白细胞（++），尿红细胞0～2个/HP。

中医辨证：肾气亏损，气血不足，湿浊瘀毒蕴阻。

治法：补气养血温肾，利湿泄浊，祛瘀解毒。

处方：黄芪30 g，当归10 g，党参15 g，灵芝30 g，熟附块6 g，葫芦巴10 g，制大黄15 g，莪术15 g，王不留行30 g，土茯苓30 g，黄柏10 g，穿心莲10 g，凤尾草30 g，败酱草30 g，落得打30 g，泽兰叶30 g，皂角刺30 g，桃仁10 g，赤芍15 g，枳壳10 g，白花蛇舌草30 g。

二诊：2008年4月10日，情况如前，小便较清，尿白细胞4～5个/HP，纳可，口不干，大便日1次，苔薄腻，质暗，脉缓，血压120/70 mmHg，治用前方续进。

三诊：2008年5月19日，情况较好，复查血肌酐437 µmol/L，较前下降，尿素氮10.5 mmol/L，尿酸478 µmol/L，治用前方。

四诊：2008年8月10日，自觉情况好转，舌苔薄，质暗红，脉较细，纳可，大便正常，引流尿尚清，治用前方续进。

五诊：2009年6月8日，患者间断服中药，10个月来情况尚可，复查血肌酐477 µmol/L，尿素氮20.20 mmol/L，尿酸477 µmol/L，尿尚清，纳可，大便正常，舌苔薄，质较清，脉缓，治用前方出入。处方：黄芪30 g，当归10 g，熟附块10 g，制大黄15 g，红藤30 g，鸡血藤30 g，败酱草30 g，黄柏10 g，土茯苓30 g，王不留行30 g，卫矛30 g，络石藤30 g，忍冬藤30 g，甘草5 g，虎杖30 g，枳壳10 g，皂角刺30 g，党参15 g。

六诊：2009年9月22日，自觉情况较好，小便有时较浑，尿中白细胞10～15个/HP，血肌酐447 µmol/L，尿素氮18.6 mmol/L，尿酸427 µmol/L，舌苔薄，质暗，脉缓。

七诊：2010年1月18日，情况如前，无特殊变化，前方续进。

按语: 本病例患者只有一个肾脏,又因肾积水而肾功能衰竭,后来造瘘持续引流,导致尿路感染长期不愈。但该病例的肾功能衰竭与慢性肾炎所致的肾衰似有不同,多年来血肌酐在500~600 μmol/L,一般情况尚可,血压不高。来中医药治疗后血肌酐下降至500 μmol/L以下。尿路感染未根治,尿中有少量白细胞,无发热等情况,近两年时间血肌酐维持在400~500 μmol/L之间。据辨证论治用温肾健脾,益气养血以扶正,用清利湿热泄浊,解毒化瘀,对延缓肾衰的进展和控制尿路感染的发展似有一定的作用。

案例6: 慢性尿路感染

王某,女,65岁。初诊日期:2008年8月22日。

现病史: 患者糖尿病、高血压已10年多,并有尿路感染反复发作亦已多年,近年来发作频繁,每月发一次,尿培养大肠埃希菌10万/mm^{2}以上,反复应用抗生素已有耐药,疗效差。目前主诉腰疼痛,小便频数疼痛,解小便时尿道口有烧灼感,口干引饮,大便日2~4次,舌苔薄黄质暗红,脉细弦。尿白细胞满视野,尿红细胞11~15个/HP。

中医辨证: 病久脾肾亏虚,湿热毒蕴下焦,属于劳淋。

治法: 先以祛邪为主,清热解毒,利湿通淋。

处方: 黄柏10 g,黄芩10 g,黄连5 g,白头翁30 g,秦皮15 g,土茯苓30 g,山栀10 g,白花蛇舌草30 g,生地榆15 g,延胡索15 g,制香附10 g,凤尾草30 g,白茅根30 g,炒山楂、炒神曲各15 g。

二诊: 2008年9月5日,药后尚适,情况如前,腹胀大便溏薄多次,口干引饮,舌苔薄黄,脉细,治用前方去山栀,加淮山药15 g,鹿衔草30 g,枳壳10 g。

三诊: 2009年2月7日,小便情况好转,大便次数减少,舌苔薄黄,脉细,治用前方加杜仲10 g。

四诊: 2009年4月11日,情况好转,小便次数减少,尿道口灼热感减轻,大便亦减少,日2次,纳可,口干,胃部不适,治用前方加广木香6 g,川牛膝15 g。

五诊: 2009年4月24日,尿路刺激症状明显好转,腰疼痛减,大便日2~3次,纳可,尚感腹胀不适,神疲乏力,舌苔中较腻,脉细,尿常规正常,邪势衰退,正气亏虚,治以益气健脾补肾,清利湿热。处方:党参15 g,炒白术10 g,淮牛膝10 g,杜仲15 g,鹿衔草30 g,黄柏10 g,青皮、陈皮各10 g,土茯苓30 g,桑寄生30 g,乌药10 g,四季青30 g,炒枳壳10 g,地锦草30 g。

六诊: 2009年5月22日,小便情况好,但大便有溏薄,次数较多,舌苔薄质较暗,脉较细,治用前方去杜仲、四季青、地锦草,加煨诃子10 g,炒山楂、炒神曲各15 g,黄连5 g。

七诊: 2009年6月19日,近来小便又感不适而短数,尿中又出现白细胞31~

50个/HP,腰酸不适,大便溏薄日4～5次,舌苔薄微黄,脉细。尿感又复发,但症状较前轻,治用前方,健脾益肾,清化湿热。处方:炒白术10 g,炒枳壳10 g,炒白芍10 g,淮牛膝10 g,鹿衔草30 g,煨诃子10 g,石榴皮30 g,秦皮15 g,生地榆15 g,黄柏10 g,土茯苓30 g,黄芩10 g。

八诊:2009年7月3日,药后情况好转,尿频减,白细胞减少至3～5个/HP,大便较薄,次数为多,苔薄脉细,治用前方加炒山楂15 g。

按语:本病例属于劳淋,病程长,反复发作,反复应用抗生素治疗已产生耐药性,疗效不好,淋证发作频繁。来中医药治疗将近1年,情况好转,复发明显减少,且症状亦较轻。本病例按辨证主要为脾肾亏虚,湿热毒蕴阻,属本虚标实,虚实夹杂证。治疗一方面益肾健脾,补气养阴,一方面清热解毒利湿,取得一定的疗效。

案例7:尿路感染

叶某,女,60岁。初诊日期:2009年6月7日。

现病史:患者自诉尿路感染已2年多,反复发作,用抗生素治疗未能根治,尿培养大肠埃希菌多次阳性,目前尿常规白细胞(+++),小便次数增多,解至末了时疼痛,腰酸乏力,纳可,大便日1～2次,质淡红苔少,脉濡细。有糖尿病不服降糖药。

中医辨证:病久肾气亏虚,邪毒留恋。

治法:益肾补气,清化邪毒。

处方:鹿衔草30 g,淮牛膝15 g,黄芪15 g,甘草5 g,赤芍15 g,败酱草30 g,生地榆15 g,白花蛇舌草30 g,乌药10 g,枳壳10 g,红藤30 g,瞿麦15 g,穿心莲15 g。

二诊:2009年6月26日,服药无不适,但情况未见改善,治用前方加党参15 g,仙灵脾30 g,黄柏10 g,土茯苓30 g。

三诊:2009年8月7日,上方服6周,情况无特殊变化,小便尚可,尿白细胞(+++),舌苔少质嫩,脉细。治用前方,加重扶正之剂。处方:党参15 g,黄芪30 g,白术15 g,仙灵脾30 g,甘草6 g,熟附块6 g,淮牛膝15 g,鹿衔草30 g,补骨脂10 g,当归10 g,鸡血藤30 g,枳壳10 g,瞿麦15 g,穿心莲10 g,黄柏10 g,乌药10 g,土茯苓30 g,砂仁5 g,败酱草30 g,红藤30 g。

四诊:2009年10月9日,上方服2月后自觉小便清,情况好转,解时爽利,次数减少,纳可,大便正常,舌苔如前,脉细数有力,尚感腰酸乏力,尿常规白细胞减至(++),前方续进。

五诊:2009年11月20日,自觉情况好转,小便白天5～6次,夜间3～4次,解时爽利,舌苔脉象如前,尿白细胞(++),前方续进。

六诊:2010年1月8日,情况如前,尿化验白细胞又增至(+++),治用前方,去补骨脂。

七诊：2010年2月5日，自觉情况较好，小便爽利，腰酸好转，纳可，大便正常，苔薄质淡红，脉细，尿白细胞（++），治用前方出入。处方：党参15 g，黄精15 g，黄芪30 g，甘草5 g，仙灵脾30 g，熟附块6 g，败酱草30 g，生地榆15 g，当归10 g，莪术15 g，红藤15 g，赤芍15 g，穿心莲15 g，枳壳10 g，黄柏10 g，土茯苓30 g，鹿衔草30 g，桑寄生30 g，淮牛膝15 g。

按语：本例尿路感染2年多来反复发作，用抗生素长期治疗未能取效，尿中白细胞多，尿培养大肠埃希菌多次阳性。按病证结合原则采取扶正祛邪方法，服中药1年8个月临床症状有所改善。

案例8：尿路感染

顾某，女，63岁。初诊日期：2012年1月26日。

现病史：患者近7年来尿路感染反复发作，每2～3月发作一次，发时小便短数不爽，尿化验出现白细胞或红细胞。目前小便情况尚可，尿常规阴性，但腰酸乏力，头晕，纳可，大便正常，舌质较胖苔薄，脉细。

中医辨证：脾肾亏虚，易感外邪，目前以正虚为主。

治法：培补脾肾为主，抵抗外邪侵入。

处方：党参15 g，白术10 g，黄芪30 g，甘草5 g，鹿衔草30 g，桑寄生30 g，仙灵脾30 g，菟丝子30 g，旱莲草30 g，灵芝30 g，乌药10 g，制香附10 g，黄精15 g，枳壳10 g，淮牛膝10 g，黄柏10 g，土茯苓30 g。

二诊：2012年2月27日，药后自觉情况较好，治用前方。

三诊：2012年5月1日，情况好，4个月来尿路感染未发，但尿中有少许红细胞，纳可，大小便正常，苔薄质较胖，脉细，治用前方加生地榆10 g续进。

四诊：2012年6月1日，服中药半年以来，尿路感染未发，一般情况好，治用前方。

五诊：2012年7月16日，近小便不适，腰酸，尿白细胞（+），舌苔薄尖较红，脉细，改进益肾清利。处方：鹿衔草30 g，桑寄生30 g，黄柏10 g，土茯苓30 g，甘草5 g，生地榆15 g，瞿麦30 g，蒲公英30 g，白花蛇舌草30 g，四季青30 g，枳壳10 g。

六诊：2012年8月13日，小便已正常，尿常规阴性，但仍有腰酸，舌尚较腻，正虚而余邪未清，治用前方加减。处方：鹿衔草30 g，桑寄生30 g，淮牛膝10 g，党参10 g，白术10 g，甘草5 g，仙灵脾30 g，黄柏10 g，土茯苓30 g，乌药10 g，制香附10 g。

七诊：2013年10月21日，一年来间断服中药，尿路感染有过一次发病，病情轻，目前一般情况好，纳可，大小便正常，舌较胖有齿痕，苔薄脉细，治用以扶正调理。处方：党参15 g，白术10 g，黄芪30 g，甘草5 g，仙灵脾30 g，黄精15 g，土茯苓30 g，陈皮10 g，制香附10 g。

按语：本病例7年来每2～3个月尿路感染发病一次，来中医药诊治，按临床表现腰酸乏力,头晕,舌质胖,苔薄,脉细,辨证为脾肾气虚,治以扶正为主,用健脾补肾法。在一年10个月时间里,尿路感染仅发作2次,明显减少,且发病时症状轻,经中药调治原有症状消除,身体情况良好。

案例9:右肾切除后肾功能不全,尿路感染

高某,女,56岁。初诊日期:2004年3月15日。

现病史:患者于30年前因肾结核手术切除右肾。近7年前起感乏力,检查发现肾功能不全,血肌酐升至300 μmol/L,经治疗后血肌酐有所下降。平时常服西洋参和冬虫夏草,大便秘结时服肾衰宁。近2周来小便淋沥不爽,大便秘结,尿中有蛋白(+),尿白细胞5~10个/HP,尿红细胞0~3个/HP,纳可,大便干,舌苔薄黄口干,脉细,血压140/80 mmHg,血肌酐150 μmol/L,尿素氮7.7 mmol/L,尿酸408 μmol/L。

中医诊断:虚劳,湿热淋。

中医辨证:肾气亏虚,湿热蕴阻下焦,膀胱气化失常。

治法:益肾清利通腑。

处方:鹿衔草30 g,川牛膝10 g,黄柏10 g,知母10 g,土茯苓30 g,制大黄15 g,生大黄后10 g,石韦30 g,益母草30 g,王不留行30 g,冬葵子10 g,甘草5 g,陈皮10 g,乌药10 g。

二诊:2004年3月29日,药后情况好转,大便日2次,小便尚欠利,舌苔薄黄口干,脉细,治用前方续进。

三诊:2004年4月12日,情况如前,小便较浑,解时尚不爽,大便干,尿蛋白(+),白细胞5~10个/HP,舌苔薄黄,脉细,治用前方出入。处方:黄柏10 g,土茯苓30 g,生大黄10 g,制大黄15 g,王不留行30 g,败酱草30 g,甘草5 g,夏枯草10 g,丹参30 g,青皮、陈皮各10 g,制香附10 g,川牛膝10 g。

四诊:2004年5月10日,乏力好转,小便较爽利,大便解较干,纳可,口干,舌苔薄黄,脉较细,血压120/74 mmHg,复查尿蛋白(+-),尿白细胞(-),血肌酐139 μmol/L,尿素氮7.5 mmol/L,治用前方出入。处方:黄芪30 g,太子参15 g,鹿衔草30 g,灵芝30 g,天花粉30 g,制大黄15 g,制香附10 g,川牛膝15 g,王不留行30 g,冬葵子10 g,炒枳壳10 g,黄柏10 g,土茯苓30 g,甘草5 g。

按语:本例患者只有一个肾脏,肾功能不全,因其平时注意保养、治疗,肾功能有所好转。近因湿热蕴阻下焦,小便淋沥不爽,大便秘结,及时用中医药治疗,清利湿热而通腑,情况好转,血肌酐也有所下降。

案例10:腺性膀胱炎

卢某,女,50岁。初诊日期:2006年11月6日。

主诉:小便频数急痛10个月。

现病史：10个月前起小便频数急痛，经检查诊断为腺性膀胱炎，以手术治疗，但术后仍小便频数，急痛，小腹酸胀，腰不酸，阴部不适，有下坠感，卧床较适，经中西医治疗未见好转，目前尿白细胞3～4个/HP，尿红细胞3～5个/HP，有时化验无异常。纳可，大便正常，舌苔薄尖红，脉细。

中医辨证：湿热蕴阻下焦，肝失疏泄，气化失常。

治法：清化湿热，疏肝理气。

处方：黄柏10 g，土茯苓30 g，生地榆15 g，生地15 g，川楝子10 g，延胡索15 g，甘草5 g，白芍20 g，柴胡10 g，制香附10 g，地锦草30 g，丹皮10 g，蒲公英30 g，白花蛇舌草30 g。

二诊：2006年12月4日，服药后情况好转，症状减轻，尿白细胞2～4个/HP，尿红细胞0～2个/HP，继续前方加肉桂3 g，后入。

三诊：2007年1月21日，小便频数急痛，时轻时甚，尿化验尚有少许红细胞。

四诊：2007年3月26日，近来情况好转，尿频减，解时刺痛少，舌苔薄尖红，脉细，尿红细胞消失，尿白细胞3～4个/HP，前方续进。

五诊：2007年5月11日，情况有好转，小便次数减少，不痛，解时不爽，舌苔脉象如前，继用前方去肉桂，加冬葵子10 g，赤芍10 g。

六诊：2007年7月16日，小便解时爽利，小腹不胀，纳可，大便正常，舌苔薄腻，脉细。尿白细胞2～3个/HP，尿红细胞0～1个/HP，继用前方去冬葵子、川楝子，加益智仁10 g，凤尾草30 g。

按语：腺性膀胱炎按临床表现属于中医淋证范围，主要为湿热蕴阻下焦，肝失疏泄，膀胱气化失常而出现尿频急痛，阴部不适。治以疏肝理气，清化湿热，病情缠绵，症状时轻时重。患者坚持治疗半年多，取得一定的疗效。

案例11：腺性膀胱炎

赵某，女，72岁。初诊日期：2006年11月15日。

主诉：血尿11天。

现病史：11天前起发现小便肉眼血尿，且解时疼痛而频数，经膀胱镜检查病理切片诊断为腺性膀胱炎。目前自诉腰酸，小便时疼痛不利，次数不多，纳可，大便日一次，舌苔薄黄，质暗红，脉细弦。尿红细胞时多时少，多则（++～+++），少则3～5只。

中医辨证：湿热蕴阻下焦，膀胱气化不利。

治法：清利湿热。

处方：黄柏10 g，土茯苓30 g，生地榆15 g，地锦草30 g，蒲公英30 g，白花蛇舌草30 g，山栀10 g，金银花30 g，白茅根30 g，小蓟30 g，陈皮10 g，川牛膝15 g。

二诊：2006年12月20日，药后情况较好，复查尿红细胞8～10个/HP，白细胞5～10个/HP,小便时疼痛减轻,苔薄质暗红,脉细,治用前方加黄连5 g,白蒺藜30 g,半枝莲30 g。

三诊:2007年2月7日,小便爽利,但近有咽痛,咳嗽痰少,尿常规正常,舌苔薄腻尖红,脉较数,治以标本兼顾。处方:牛蒡子10 g,板蓝根15 g,甘草5 g,桔梗6 g,前胡10 g,杏仁10 g,象贝母10 g,黄芩10 g,黄柏10 g,土茯苓30 g,白花蛇舌草30 g,半枝莲30 g,荆芥10 g,金银花30 g,枳壳10 g,蒲公英30 g,鱼腥草30 g。

四诊:2007年2月11日,药后感冒情况好转,咽痛除,咳少,小便不适,舌苔薄脉细,治用清利为主。处方:黄柏10 g,土茯苓30 g,牛蒡子10 g,甘草5 g,黄芩10 g,蒲公英30 g,半枝莲30 g,白茅根30 g,地锦草30 g,枳壳10 g。

五诊:2007年5月14日,情况尚可,小便时有不适,纳可,大便日一次,舌苔薄,脉细滑,尿中有红细胞3～5个/HP,白细胞0～2个/HP,膀胱镜复查报告示:轻度慢性炎症,治用前方续进。

六诊:2008年1月30日,情况尚可,但尿中有红细胞时多时少,多则5～10个/HP,少则3～5个/HP,小便无不适,舌苔薄尖红,脉细,治用前方加减。处方:黄柏10 g,土茯苓30 g,白花蛇舌草30 g,甘草5 g,穿心莲10 g,白茅根30 g,小蓟10 g,炒蒲黄10 g,血余炭10 g,地锦草30 g,枳壳10 g,蒲公英30 g,藕节炭30 g,生地榆15 g。

七诊:2009年1月14日,一年来情况尚平稳,这周劳累后复查小便中又有红细胞,一般无不适,每月来一次,治以清利为主。处方:黄柏10 g,土茯苓30 g,甘草5 g,旱莲草30 g,白芍15 g,穿心莲15 g,白茅根30 g,地锦草30 g,生地榆15 g,白花蛇舌草30 g,凤尾草30 g,枳壳10 g,郁金10 g。

八诊:2010年10月26日,一年多来一般情况好,小便利,无不适,尿化验多次正常,有时有少量红细胞。

按语:本病例属于湿热蕴阻,膀胱气化失常,治以清利湿热为主。药后症状改善,虽病情时有起伏,但随证治疗后均得以改善,膀胱镜复查炎症亦好转,随访近4年多,情况良好。

【尿道综合征】

案例1:尿道综合征

于某,女,40岁。初诊日期:2011年10月18日。

主诉:小便频数2年。

现病史:2年前开始小便频数,解时不爽,多次尿常规检查皆正常,无腰酸,小腹不胀,但胸闷不适,纳可,大便正常,口不干,舌苔薄质有齿痕,脉濡细。

中医辨证:脾肾亏虚,肝郁气滞,膀胱气化失常。

治法:温肾疏肝,活血通络。

处方:肉桂3 g,仙灵脾30 g,益智仁10 g,乌药10 g,制香附10 g,淮牛膝10 g,

当归10 g,川芎6 g,细柴胡10 g,枳壳10 g,青皮、陈皮各10 g,甘草5 g,将军干5 g。

二诊: 2011年11月1日,药后情况较好,畏寒胸闷,月经量少,治用前方。另用桂枝15 g,丹参30 g,当归10 g,红花10 g,赤芍15 g煎汤泡脚。

三诊: 2011年11月15日,小便次数减少,白天已正常,夜间1～2次,解时爽利,治用前方加菟丝子15 g,覆盆子15 g。

四诊: 2011年11月29日,情况如前,胸闷较减,舌苔脉象如前,治用前方加郁金20 g。

五诊: 2012年1月10日,小便次数已少,夜间不起床,解时爽利,一般情况好,舌尚有齿痕,苔薄脉细,正气尚较虚,治用以扶正调经,巩固疗效。处方:太子参15 g,黄精15 g,菟丝子30 g,覆盆子15 g,益智仁10 g,怀牛膝10 g,淮山药15 g,当归10 g,制香附10 g,乌药10 g,甘草5 g,细柴胡6 g。

按语: 小便频数有两种情况:一种是小便频数而解时不爽,另一种是小便频数而尿失禁。辨证以虚证为主者,小便淋漓而失禁,腰酸乏力,小腹坠胀;以实证为主者,小便淋漓不爽,小腹作胀;尚有虚实夹杂证。本例属于虚实夹杂,胸闷、小便不爽为肝郁气滞,为实;舌苔薄而有齿痕,脉濡细,属虚。治以益肾疏肝,利涩同用,柴胡疏肝散合温肾固涩之品而取得疗效。方中将军干是蟋蟀的别名,传统应用于小便不利、水肿,现有学者提出蟋蟀治疗癃闭证,因膀胱括约肌松弛而尿潴留和前列腺肥大排尿不畅者可用。

案例2:尿道综合征

成某,女,41岁。初诊日期:2013年3月8日。

主诉: 小便短数1年余。

现病史: 1年多来,小便短数,解时不爽,小腹胀不适,腰酸痛乏力,有时尿道内不适,时有低热,口干,大便日一次,舌苔薄微黄,质较暗,脉细,体温37.2～37.7℃,尿中有少许红细胞。

中医辨证: 肾虚膀胱气化失常,肝经湿热阻滞。

治法: 和解理气,清化湿热。

处方: 细柴胡10 g,黄芩10 g,黄柏10 g,知母10 g,肉桂3 g(后下),制香附10 g,延胡索10 g,乌药10 g,甘草5 g,川萆薢30 g,生地榆10 g,鹿衔草30 g,冬葵子10 g。

另用肉桂3 g,广木香3 g,砂仁5 g,王不留行10 g,研末调敷脐孔。

二诊: 2013年3月22日,低热退,小腹胀减,小便次数减少,但解时仍不爽,治用前方。

三诊: 2013年4月19日,情况好转,治用前方续进。

四诊: 2013年5月3日,小便频数减,仍有小腹胀,小便解时不爽,舌苔薄质暗红,脉细,治用前方出入。处方:细柴胡10 g,黄柏10 g,肉桂5 g(后下),川牛膝15 g,甘草5 g,冬葵子10 g,王不留行30 g,青皮、陈皮各10 g,乌药10 g,延胡索10 g,威灵仙10 g,白芍15 g,枳壳10 g,制香附10 g。

外用肉桂3 g,地鳖虫3 g,广木香3 g,王不留行30 g研末敷脐。

五诊:2013年5月17日,小便次数又较多,小腹胀,解时不爽,腰痛乏力,又有低热37.5℃,口干,治用前方出入。处方:黄柏10 g,肉桂5 g(后下),川牛膝15 g,冬葵子10 g,王不留行30 g,白果6 g,桑螵蛸10 g,细柴胡10 g,川草薢30 g,威灵仙10 g,益智仁10 g,延胡索10 g,白芍30 g,乌药10 g。

六诊:2013年5月31日,情况好转,低热已退,小便情况减轻,纳可,大便日一次,舌苔薄质暗红,脉细,治用前方。

七诊:2013年7月12日,小便次数减少,解时爽利,但解至末了尿道中尚有不适感,治用前方加菟丝子30 g,覆盆子15 g,敷脐药续用。

八诊:2013年8月13日,患者自诉情况明显好转,治用前方续进。

九诊:2013年10月25日,情况好,但小便尚有解不尽之感,腰酸乏力,治用前方加减。处方:黄柏10 g,肉桂5 g,甘草5 g,细柴胡10 g,升麻6 g,乌药10 g,制香附10 g,白果6 g,益智仁10 g,青皮、陈皮各10 g,杜仲10 g,延胡索10 g。

十诊:2014年2月21日,情况如前,但有时尚小腹胀,尿频,治用前方加山茱萸10 g,白芍15 g。

十一诊:2014年4月25日,情况好,尚有腰酸寐差,治用前方加减。处方:黄芪30 g,当归10 g,淮牛膝10 g,杜仲15 g,潼蒺藜15 g,白芍15 g,细柴胡10 g,升麻6 g,甘草5 g,益智仁10 g,龙骨30 g,牡蛎30 g,乌药10 g,制香附10 g。

十二诊:2014年11月10日,一般情况良好,小便已正常,体重增加2.5 kg,近小便后小腹有下坠感,纳可,大便正常,苔较胖有齿痕,苔少,脉细,治用补中益气,补肾固摄。处方:党参15 g,黄芪30 g,当归10 g,细柴胡10 g,升麻6 g,桔梗6 g,甘草5 g,潼蒺藜15 g,枸杞子15 g,杜仲15 g,益智仁10 g,桑螵蛸10 g,覆盆子30 g,菟丝子30 g,枳壳10 g,乌药10 g,制香附10 g。

按语:该病例尿频已久,属虚证,但初来诊治时,虚中夹实,主要表现有低热、口干,小腹胀,尿道内不适,舌苔薄黄,病机为肝经湿热阻滞,治以和解理气,清化湿热。服药后湿热渐化,但仍尿频而解时不爽,治以通涩兼顾,通主要用冬葵子、王不留行;涩主要用益智仁、桑螵蛸,结合滋肾通关丸,有一定的效用。至后期表现以虚证为主,治以益肾补气固摄,患者坚持连续服药取得疗效。

【尿频】

案例1: 尿频,盗汗

李某,男,67岁。初诊日期:1987年2月16日。

主诉:夜尿多、盗汗1个月。

现病史：近1个月盗汗，夜尿6～7次，寐差，纳可，大便正常，舌苔薄，质淡暗，脉滑，血压150/100 mmHg，尿常规正常。

中医辨证：年老气虚，卫外不固，肾气不足，气化固摄之力差。

治法：益气固表，补肾固脬。

处方：黄芪30 g，山茱萸10 g，甘草4 g，怀牛膝15 g，仙灵脾30 g，炒枣仁10 g，煅牡蛎30 g，桑螵蛸10 g，浮小麦30 g，乌药10 g，五味子10 g。

二诊：1987年2月23日，药后盗汗减少，夜尿减为4次，舌苔薄腻质淡胖，脉缓，血压130/90 mmHg，未服降压药，继以前方加龙骨30 g。

三诊：1987年3月15日，盗汗减少，夜尿3次，一般情况好转，继以前法。处方：黄芪30 g，党参15 g，山茱萸10 g，五味子10 g，灵芝30 g，益智仁10 g，桑螵蛸10 g，煅牡蛎30 g，乌药10 g，茯苓15 g，炒枣仁10 g，夜交藤30 g，甘草4 g。

四诊：1987年3月29日，情况好，盗汗已止，夜间小便2～3次，但寐尚差，下肢酸楚，舌苔薄质胖有齿痕，脉缓，继以前方，去桑螵蛸、乌药，加当归10 g，怀牛膝10 g，仙灵脾30 g。

按语：肾亏气虚则固摄无力，以致夜尿频及盗汗，此盗汗乃气虚不固，非阴虚所致。取益气固表、补肾固涩之剂，是为对症之治。服药近2个月，盗汗止而夜尿少，疗效显著。

案例2：尿频

罗某，男，76岁。初诊日期：1999年9月21日。

现病史：患者于1992年中风后行动迟缓，近一年来，夜尿频，每晚有5～6次，检查前列腺不大，经西药治疗无效。纳可，口臭，大便日一次，口干不引饮，舌红苔薄黄，舌背青筋明显，脉较数。血压180/100 mmHg。

中医辨证：高龄肾阴亏虚，气化失常，肝阳偏亢，阴虚内热，痰瘀阻滞脉络。

治法：滋肾阴平肝，清热缩泉。

处方：黄柏10 g，知母10 g，生地15 g，肉桂1 g，赤芍10 g，钩藤30 g，白蒺藜10 g，丹参15 g，乌药10 g，益智仁10 g，覆盆子10 g，陈皮10 g。

二诊：1999年10月9日，药后夜尿次数减至3次，口臭减，血压170/100 mmHg，治用前方加天麻6 g，生牡蛎30 g。

三诊：1999年10月16日，血压140/90 mmHg，但夜间小便次数较多，治用前方，去天麻、生地、丹参，加桑螵蛸10 g，山茱萸10 g。

四诊：1999年10月23日，夜间小便数减少，口干，苔薄质红，脉诊如前，治以滋阴补肾缩泉。处方：黄柏10 g，知母10 g，肉桂5 g，益智仁10 g，桑螵蛸10 g，乌药10 g，覆盆子10 g，山茱萸10 g，白蒺藜15 g，丹参15 g，钩藤15 g，生牡蛎20 g，枳壳10 g。

五诊：1999年12月6日，夜尿减少至3次，一般情况较前好转。治用前方续进。

六诊：1999年12月18日，夜尿减至2次，口干减，尚有口臭，大便每日2次，舌苔薄质红，脉较弦。治用前方加黄芩10 g。

按语：尿频的原因有多方面，在老年人因前列腺肥大而夜尿频数较多见。该病例年已76岁，但检查前列腺不大，夜间尿频由于中风后发病。按辨证属老年肾亏，阴虚内热，肝阳偏亢，治以滋阴益肾，清热平肝缩泉，取得了一定疗效。

案例3：糖尿病，尿频

高某，女，78岁。初诊日期：2004年2月16日。

现病史：患糖尿病已10多年，近2年来，经常尿路感染之后小便频数、失禁，有时大便亦失禁，纳可，口干饮引，小腹不胀，舌光苔少，脉细弦，尿常规正常，空腹血糖7.9 mmol/L，在服降糖药。

中医辨证：高龄病久，脾肾亏虚，气化失常，固摄乏能。

治法：补中益气，益肾固摄。

处方：白术15 g，黄芪30 g，细柴胡10 g，菟丝子30 g，覆盆子30 g，益智仁10 g，五味子10 g，甘草5 g，桑螵蛸10 g，乌药10 g，黄柏10 g，土茯苓30 g，炒枳壳10 g，制香附10 g。

二诊：2004年2月23日，药后情况好，治用前方加肉桂2 g续进。

三诊：2004年3月22日，小便频数好转，大便已不失禁，一般情况好，口干减，舌苔脉象如前，治再以补肾健脾为主。处方：熟地15 g，菟丝子30 g，益智仁10 g，金樱子10 g，覆盆子10 g，山茱萸10 g，党参15 g，黄芪30 g，当归10 g，乌药10 g，煅牡蛎30 g，桑螵蛸10 g，五味子10 g。

按语：小便异常临床上有不同的症名，如尿频、多尿、遗尿、尿失禁等。尿频指小便次数增多，尿量有的多，有的少，多见于尿路感染、尿道综合征。多尿指每日排尿量明显增多，多见于尿崩症、糖尿病、肾功能衰竭的多尿期。遗尿指在睡眠中小便自遗，醒后方知，多见于儿童或成年人有梦自遗。小便失禁又称尿失禁，指已知尿出而不能禁，多见于老年人、产后妇女及病后体弱者，可因咳嗽、喷嚏、大笑、奔跑而诱发。出现小便排尿异常的病因是多方面的，外感、内伤、禀赋不足皆可导致心、肺、脾、肾功能失常而使膀胱失约，出现排尿异常。排尿异常的原因复杂，但多与肾与膀胱的功能失常有关。本例尿频与糖尿病反复尿感有关，按辨证论治处方取得一定的疗效。

案例4：尿频

王某，男，43岁。初诊日期：2006年9月1日。

现病史：患者小便时不适已有4～5年，近2年来夜间小便次数多，每夜要小便5～6次，小腹胀，小便后余滴解不尽之感，纳可，大便正常。舌苔较腻，脉较弦。

B超检查排尿后膀胱残余尿8 mL,双侧精索静脉轻度曲张,前列腺正常。尿常规无异常,血压100/70 mmHg。

中医辨证:肾虚肝失疏泄,膀胱气化不利。

治法:益肾疏肝。

处方:川牛膝15 g,益智仁10 g,乌药10 g,细柴胡10 g,黄柏10 g,肉桂3 g,青皮、陈皮各10 g,白芍15 g,甘草5 g,车前子30 g,冬葵子15 g,制香附10 g,王不留行30 g。

二诊:2006年9月8日,药后夜间小便次数明显减少,解时亦较爽利,余滴减少,小腹已不胀,舌苔腻较化,脉较弦,治用前方续进。

按语:尿频是临床常见症状,该病例不仅尿频且解时不爽利,按此情况,采取通涩同用方法,以缩泉丸合滋肾通关丸加用利小便的车前子、冬葵子、王不留行,药后取得较好疗效。

案例5:糖尿病,尿频

陈某,女,78岁。初诊日期:2011年2月16日。

现病史:患糖尿病已20多年,平时经常有尿路感染,近一年多来小便频数,有时大小便皆失禁,口干引饮,纳可,舌质边尖红,苔薄,脉细弦。尿常规阴性,空腹血糖7.9 mmol/L,在服拜糖平(阿卡波糖)。

中医辨证:气阴亏虚,肾虚气化失常,固摄乏能,脾虚中气下陷。

治法:补中益气,补肾固摄。

处方:黄芪30 g,白术15 g,菟丝子30 g,覆盆子15 g,益智仁10 g,五倍子10 g,桑螵蛸10 g,黄柏10 g,土茯苓30 g,乌药10 g,枳壳10 g,细柴胡6 g。

二诊:2011年2月23日,药后情况较好,治用前方加肉桂2 g续进。

三诊:2011年3月22日,尿频已好转,尿失禁已减少,大便已正常不失禁,舌苔薄,脉细,治以培补脾肾为主。处方:熟地15 g,菟丝子30 g,益智仁10 g,桑螵蛸10 g,金樱子10 g,五倍子10 g,肉桂2 g,党参15 g,黄芪30 g,覆盆子10 g,乌药10 g,山茱萸10 g,煅牡蛎30 g。

按语:本病例患者高龄肾气已衰,患消渴病日久,脾肾皆虚。肾主二便,肾亏固摄乏能因而尿频、大小便失禁,治以补肾固摄为主,益气健脾而获效。

案例6:尿频

黄某,女性,57岁。初诊日期:2014年7月14日。

现病史:小便频数已5年,因子宫下垂手术后小便频数短少,腰不酸,腹不胀,纳可,口干,大便正常,寐差,头晕,舌较胖苔薄,脉细,尿化验无异常,肾功能正常。

中医辨证:肾气亏虚,膀胱气化失常。

治法：益肾固摄。

处方：益智仁10 g，桑螵蛸10 g，覆盆子30 g，菟丝子30 g，潼蒺藜12 g，肉桂5 g，甘草5 g，龙骨30 g，煅牡蛎30 g，金樱子15 g，乌药10 g，五味子10 g，黄柏10 g。

另用益智仁5 g，五味子5 g，肉桂3 g研末脐疗。

二诊：2014年7月21日，药后尿频减少，寐较好，治用前方加白果10 g。

三诊：2014年8月4日，情况好转，但乏力，舌较胖苔少，有气虚表现，脉较细，治用前方加黄芪30 g。

四诊：2014年9月15日，小便次数减少，寐亦好转，舌苔脉象如前，治用前方出入。处方：熟地15 g，潼蒺藜15 g，金樱子15 g，覆盆子15 g，肉桂5 g，仙灵脾30 g，菟丝子30 g，黄芪30 g，益智仁10 g，乌药10 g，制香附10 g，黄柏10 g，煅牡蛎30 g，龙骨30 g，五味子10 g，当归10 g，赤芍10 g，甘草5 g。

按语：尿频指排尿次数频数，一般有两种情况：一种是尿量短少称短数，另一种是尿量多称小便利多。《伤寒论》中有"小便数"之名，《诸病源候论》中有"小便利多疾"，《类证治裁》有"溺频""溺多"之名。尿频与肺、脾、肾、膀胱功能失常有关，其中肾与膀胱气化失常是病变的关键。临床辨证分为虚证和实证，本病例属于虚证，病程长，术后正气亏虚而引起尿频乏力，舌胖少苔，脉细，以益肾固摄并结合外治法而取效。

【尿潴留】

薛某，男，56岁。初诊日期：2013年4月26日。

主诉：前列腺肥大，小便不利，小腹胀5月。

现病史：近1个月来左侧腹部胀，腹胀大便不爽，小便淋漓解不出，纳可，口干引饮，舌红少苔，脉细滑。尿常规：尿红细胞1～3个/HP，尿蛋白、尿白细胞（－）。B超检查示：前列腺增大，双侧输尿管扩张伴肾盂积水，膀胱残余尿60 mL。

中医辨证：肾阴亏虚，气化乏能。

治法：滋肾通关。

处方：黄柏10 g，知母10 g，肉桂5 g，冬葵子10 g，王不留行30 g，制大黄10 g，川牛膝15 g，乌药10 g，生地15 g，赤芍15 g，甘草5 g，青皮、陈皮各10 g。

二诊：2013年5月3日，药后大便较爽，每日1次，腹胀减，小便较利，口干引饮，舌苔薄边尖红，脉细。治用前方。

三诊：2013年6月7日，小便较利，停药后又不爽，纳可，口干引饮，苔薄舌质红，脉细。治用前方加将军干5 g。

按语：本病例尿潴留主要由于前列腺肥大，辨证属肾阴亏虚，气化乏能，故用滋肾通关丸加味。患者腹胀大便不爽，用大黄以通腑，药后大便解，小便日渐通利，但停药后小便又不利，继续服前方加将军干后尿潴留得到缓解。

杂 病 医 案

【肺脓肿】

案例1：肺脓肿

胡某，男，50岁，工人。初诊日期：1986年8月2日。

主诉：胸痛、咳嗽1周。

现病史：1周前开始右侧胸痛，且恶寒发热，咳嗽日渐增剧，咳痰有臭气，纳呆，大小便尚可。查体：发热38.8℃，急性病容，叩诊心脏无异常，左肺中下部有湿性啰音，腹软无压痛，四肢无异常，舌苔薄腻，舌质边尖有紫点，脉弦滑。血压150/80 mmHg，血沉69 mm/h，白细胞11.3×10^9/L，痰培养有阳性球菌，胸部X光片报告：左肺第五前肋重叠处有大片模糊阴影，中有透明区及液平。

西医诊断：肺脓肿。

中医诊断：肺痈。

中医辨证：感受外邪，蕴阻肺络，日久酿成肺脓肿。

治法：清热解毒，祛痰化瘀。

处方：鱼腥草30 g，桔梗15 g，黄芩10 g，金银花30 g，桃仁10 g，甘草5 g，生薏仁30 g，冬瓜仁30 g，象贝母10 g，黄连5 g，芦根30 g，陈皮10 g。

每日2剂，每3小时服药一次，治疗4天，发热早轻暮重，咳嗽咳脓痰多，连续服药10天，发热退，咳脓痰减少，X线片复查：左上肺空洞及液平不明显，右下肺有炎性病变。听诊肺部啰音消失，白细胞减少至7.8×10^9/L，血沉降至51 mm/h，情况好转。改每日服中药一剂，继续服药半月，症状消除。X线片复查：左上肺脓疡已大部分吸收，仅残留少许索状阴影，右下肺炎性病变较前吸收，再次复查血沉降至6 mm/h，乃出院。出院后两周门诊复查X线片：肺部病变消除。

按语：本病例肺脓肿诊断明确，住院后以中医药治疗，不用抗生素，服药2周病情即明显好转，1个月后肺部病变基本消除。不仅症状消除，X线片复查肺部病变亦完全消除。本病例为住院患者，能系统观察治疗经过的真实情况，服中药后起初几天咳嗽增剧，咳出较多脓痰，随后，一般情况日渐好转而痊愈。

案例2：肺脓肿

王某，男，76岁。1986年10月2日住院。

主诉：咳嗽、胸痛、低热1月余。

现病史：患者有慢性咳嗽史，近1个月来咳嗽，胸痛，低热不退而由内科收入病房。住院后进一步检查，诊断为慢性支气管炎、肺脓肿。曾作CT和气管镜检查，排查肺肿瘤和结核，经多种抗生素治疗2月病情未见好转而转入中医病房用中医药治疗。

转入中医病房时,体温38℃,咳嗽,胸痛,咳痰不多,体检右下肺呼吸音减低,语颤增强,胸部X线片报告右下肺脓肿有空洞及液平,血常规:白细胞$7.6×10^9$/L,血沉130 mm/h。患者精神软,纳呆,大小便尚可,口干不引饮,舌红少苔,脉细弦。

中医辨证:肺痈病久,气阴亏虚,脓痰壅滞于肺,正虚邪实。

治法:扶正祛邪,益气养阴,清热解毒,祛痰排脓。

处方:黄芪30 g,北沙参15 g,甘草5 g,鱼腥草30 g,桔梗10 g,黄连6 g,黄芩15 g,金银花30 g,冬瓜仁30 g,生薏仁30 g,象贝母10 g,桃仁10 g,陈皮10 g,地骨皮30 g,桑白皮15 g,郁金10 g。每日服2剂,分4次服,每3小时一次。

服药1周咳嗽咯痰较多,继续服前方2周后咳痰减少,低热退,纳可,胸部X线片复查与前片比较,肺部空洞中液平减少。继续服药又2周,咳嗽胸痛减轻,咳痰减少,一般情况好转,再次X线片复查肺脓肿病变有所吸收,血沉减至91 mm/h。再继续服药前方2周,咳嗽除,舌红较淡苔薄,脉较细,无不适。改每日服中药一剂,再X线片复查,右下肺脓肿腔已消失,炎症亦吸收,血沉减至32 mm/h,出院门诊随访。3周后来门诊复查,一般情况好,X线片报告右下肺脓肿残留阴影已消失,胸膜增厚粘连。

按语:本例肺脓肿患者年老且原有慢性支气管炎,体质比较差,病程长,应用各种抗菌治疗已2个多月,病情未见好转,是一个难治的病症,但病势比较缓慢。按过去治疗肺痈的经验,使用扶正和祛邪并进,每日服药2剂,每3小时服药的方法,取得较好的疗效。

案例3:肺脓肿

陆某,女,32岁,农民。初诊日期:1987年5月12日。

主诉:高热,左侧胸痛10天。

现病史:患者于入院前10天起全身疼痛,胸闷不适,两天后恶寒发热,咳嗽,胸痛随呼吸而增剧,翌日来医院诊治。胸部X线片示:左肺门有片状密度增深阴影,诊断为肺炎。给予抗生素治疗1周,发热不退,咳嗽胸痛未见好转,再次胸部X线片透视左肺野心影后方可见一圆形密度增深阴影,诊断为肺脓肿。住院治疗,加大抗生素剂量静脉滴注,用药5天仍高热不退,咳嗽胸痛甚,乃转入中医病房用中药治疗。患者体温40℃,汗出多而热不退,咳嗽胸痛甚,咳出少量黏痰,有臭味,纳可,口干引饮,大便秘结,小便短赤,舌苔黄腻,脉滑数。胸部听诊:左肺中部有管样呼吸音,语颤增强,心率112次/分,律齐,腹软无压痛,肝脾未扪及,四肢无异常。胸部X线片左侧肺门有一圆形密度增深阴影,大小约5 cm×5 cm,其密度不匀,伴有液平和透亮区存在。诊断为肺脓肿。实验室检查:白细胞$6.8×10^9$/L,中性粒细胞81%,血沉130 mm/h。

中医诊断:肺痈。

中医辨证:外邪犯肺,蕴结不解,日久酿成脓肿。

治法:清热解毒,祛痰排脓。

处方:鱼腥草30 g,桔梗15 g,黄连9 g,金银花30 g,甘草3 g,鸭跖草30 g,冬瓜仁30 g,生薏仁30 g,象贝母30 g,桃仁10 g,丹皮10 g,郁金10 g,芦根30 g。每日服2剂,每3小时服药1次,另黄连6 g研末装入胶囊,分成二次吞服。再用生大黄粉10 g溶于200 mL温开水保留灌肠后,当天解出大便量多,因高热,纳少,静脉给予葡萄糖盐水滴注。

二诊:1987年5月15日,咳嗽咳痰量增加,每日有400 mL,痰如脓样而臭气甚,发热渐减,早退暮升,继续服前方,减去鸭跖草,加陈皮10 g。

三诊:1987年5月18日,发热渐退,咳嗽咳痰减少,臭气亦减,胸痛较前轻,纳食稍增,苔黄腻较化,舌质红,脉象趋缓和,一般情况好转。前方去丹皮,加南沙参15 g。

四诊:1987年5月20日,胸部X线片复查左肺脓肿,周围炎症较前吸收,但液平尚存在,血沉减至70 mm/h,继续服前方仍每日2剂。

五诊:1987年5月27日,咳嗽少无痰咳出,胸痛消失,纳食旺,一般情况好,舌苔少中光,脉缓,再次X线片肺脓肿已明显好转,空洞已不明显,液平消失,周围炎症少许,血沉下降至30 mm/h,白细胞4.7×10^9/L,中性粒细胞62%,病情明显好转。改每日服药1剂,又隔5天,一般情况好,舌较红,苔薄中光,脉缓。前方减清解之品,去黄连、金银花,加扶正之药,黄芪30 g,太子参15 g,合欢皮30 g。

六诊:1987年6月12日,X线片复查左肺脓肿病变已消散,仅见少许残留阴影,血沉减至20 mm/h,病愈出院。隔2个月来门诊复查X线片胸部透视肺部完全正常。

按语:本病例肺脓肿病情严重,住院用抗生素治疗1周后,病情未见好转,乃加大剂量,以两种抗生素联合应用治疗5天,但高热仍不退,咳嗽胸痛甚,一般情况差,转入中医病房,改用中医药治疗。按辨证为热毒邪盛,故重用黄连、金银花、黄芩等清热解毒为主。肺与大肠相表里,肺热可下移大肠,故用大黄灌肠通腑泄热,另重用祛痰化瘀之剂,促肺脓肿内脓痰排出。经治疗5天,咳出大量脓痰,热退而病情好转,治疗1个月病愈出院。本例肺脓肿症状比较重,先用抗菌治疗12天,病情未见好转,改用中医药治疗1周即取得意想不到的疗效,治疗19个月病愈,疗效是满意的。从这个病例治疗体会,邪盛病重,治疗应用重剂,并须采取多种措施,除内服中药每日2剂外,并用灌肠方法,可以增强疗效。

【支气管炎】

案例1：支气管炎

李某,男,56岁。初诊日期：2016年7月15日。

现病史： 过去无慢性咳嗽史,近2个月来咳嗽频作,肺部检查无特殊情况,经用多种药物治疗未见好转,目前患者诉咽痒、咳嗽阵作,咳痰不爽,痰白色,一般情况尚好,纳可,大便较薄,日一次,小便正常,舌苔薄白,脉缓。

中医辨证： 风邪犯肺,肺失宣肃。

治法： 宣肺化痰。

处方： 炙麻黄6g,杏仁10g,生甘草5g,桔梗6g,象贝母10g,炙僵蚕10g,蝉蜕6g,陈皮10g,制半夏10g,炙紫菀15g,射干10g。

二诊： 2016年7月29日,药后咳嗽渐减少,一周后明显减少,舌苔薄,脉缓,治用前方加前胡10g,黄芩10g。

三诊： 2016年8月10日,咳嗽已除,但咽部尚有不适,有少许痰,纳可,大便尚较薄,脉缓,治用前方加减。处方：桔梗6g,生甘草5g,射干10g,西青果10g,玉蝴蝶6g,炙僵蚕10g,象贝母10g,蝉蜕6g,煨诃子10g,炒山楂、炒神曲各15g。

四诊： 2016年9月9日,咳除,咽部适,但近日食后泛酸、嗳气,大便仍溏薄,小便较黄,舌苔薄脉缓,改进健脾理气和胃止酸方药。处方：炒白术10g,茯苓15g,炒枳壳10g,制香附10g,生甘草5g,陈皮10g,制半夏10g,炒乌贼骨15g,黄芩10g,煨诃子10g,炒山楂、炒神曲各15g。

按语： 咳嗽是临床上常见症状,由于病因多样,治疗有的比较简易,有的情况复杂,虽然病情不重,但治疗不易见效。本病例就是这种情况。病情不重,采取多种药物治疗未能治好,按辨证考虑为风邪犯肺,治以宣肺化痰,用三拗汤加味,服药1周咳嗽即减少,2周后咳嗽明显减少而病愈。

案例2：慢性支气管炎,背恶寒

顾某,女,57岁。初诊日期：1995年12月14日。

主诉： 咳嗽3年余。

现病史： 有慢性咳嗽已3年多,每至冬天咳甚,气促并有背部恶寒甚,纳可,大小便如常,舌苔薄,脉细。

中医辨证： 阳虚痰饮蕴肺,外感风寒。

治法： 温肺化痰。

处方： 生麻黄6g,桂枝6g,细辛3g,干姜3g,茯苓15g,防风10g,射干10g,白苏子15g,甘草5g,百部10g,枳壳10g,炙紫菀15g。

二诊： 1995年12月21日,药后情况较好,原方续进。

三诊：1995年12月28日，咳嗽减，背恶寒减轻，舌苔薄腻，脉细，治用前方续进。二周后随访，咳少，背寒除。

按语：背部为诸阳经所在，五脏六腑之腧穴皆在背部，脏腑之气血都注入腧穴，经络与脏腑皆与背相通。外感风寒、脏腑阳气衰微，阴气内盛或邪热内伏，痰饮内蕴均可致背恶寒。临床所见背恶寒，有发热头痛，脉浮，为表证；恶寒肢冷，脉沉细，为阴气里盛；热邪内伏而背寒者，则有烦渴引饮，脉沉伏；痰饮内阻则背心一片冰冷，胸闷咳喘，脉滑。本病例背恶寒属于痰饮内阻，外感风寒，故用麻黄、桂枝、防风以治表寒，细辛、干姜、茯苓、紫菀以温肺化痰饮，药后效佳。

【皮肌炎】

许某，女，62岁。初诊日期：2006年2月15日。

主诉：四肢肌肉关节酸痛加重2个月。

现病史：患者于3年前因四肢肌肉关节酸痛而住院治疗，诊断为皮肌炎。用中药加激素治疗后缓解，至1年多前又复发，发热，肩背酸楚，又住院治疗，情况好转后出院。近2个月四肢肌肉关节酸痛加重，下肢稍肿，来门诊治疗，纳可，大小便如常，口干，舌苔薄黄，脉缓。实验室检查：血沉83 mm/h，谷草转氨酶88 U/L，乳酸脱氢酶420 U/L，肌酸磷酸激酶1 660 U/L，肌酸激酶同工酶106 U/L。

西医诊断：皮肌炎。

中医辨证：病久肝肾阴亏，风湿热瘀阻滞经络。

治法：滋阴清热，祛风化湿，活血通络。

处方：生地20 g，黄柏10 g，丹皮10 g，赤芍15 g，忍冬藤30 g，防风、防己各10 g，秦艽10 g，威灵仙15 g，徐长卿15 g，金雀根30 g，卫矛30 g，伸筋草30 g，枳壳10 g，川牛膝10 g，透骨草30 g，鸡血藤30 g。

同时给予雷公藤多苷片每次2片，每日3次，另服降压药。

二诊：2006年3月29日，复查血沉至44 mm/h，谷草转氨酶降至31 U/L，乳酸脱氢酶降至255 U/L，肌酸磷酸激酶降至358 U/L，肌酸激酶同工酶减至30 U/L。患者诉治疗后情况好转，口干减，纳可，大小便尚可，舌红苔少，脉弦，血压145/85 mmHg，原方续进。

三诊：2006年5月10日来诊治，患者诉情况明显好转，上肢尚有酸胀，感乏力，舌苔脉象同前，实验室指标继续好转，前方加黄芪30 g，雷公藤多苷片续服，并加服活血通脉胶囊。

四诊：2006年6月28日，情况稳定，复查谷草转氨酶减至25 U/L，乳酸脱氢酶186 U/L，肌酸磷酸激酶162 U/L，肌酸激酶同工酶12 U/L，比上次又有下降。

五诊：2006年7月12日，近1周来感冒而咽痛，咳嗽痰黏咽部充血，舌苔薄尖红，脉细弦，先以治标宣肺清解。处方：牛蒡子10 g，蝉蜕6 g，前胡10 g，桔梗6 g，金银花30 g,甘草4 g,杏仁10 g,象贝母10 g,天花粉30 g,青蒿20 g,威灵仙15 g,白花蛇舌草30 g。

六诊:2006年7月18日,痰少咽痛除,但肩背酸楚,舌苔薄尖红,脉弦,血压150/90 mmHg,再以标本兼治。处方:射干10 g,白花蛇舌草30 g,甘草4 g,忍冬藤30 g,青蒿20 g,独活10 g,伸筋草30 g,豨莶草30 g,秦艽10 g,威灵仙15 g,透骨草30 g,卫矛30 g,川牛膝15 g。

七诊:2006年8月2日,情况尚可,肌肉关节酸楚轻,活动较利,纳可,大小便如常,皮肤有少许疹子,舌红苔薄,脉细弦,治再以滋阴清热,祛风活血。处方:生地15 g,黄柏10 g,丹皮10 g,赤芍15 g,豨莶草30 g,秦艽10 g,徐长卿15 g,菝葜30 g,威灵仙15 g,伸筋草30 g,防风10 g,青蒿30 g,枳壳10 g,卫矛30 g。

八诊:2007年1月4日,患者情况好,肌肉关节酸楚轻微,但感乏力,纳可,大小便如常,舌苔薄质暗红,脉细弦,血压150/90 mmHg,复查各项指标皆正常,改进益气养血,祛风活血。处方:黄芪30 g,当归10 g,鸡血藤30 g,徐长卿15 g,菝葜30 g,威灵仙15 g,金雀根30 g,生地、熟地各5 g,陈皮10 g,卫矛30 g,虎杖30 g,甘草4 g,赤芍15 g。雷公藤多苷片减为2片,每日2次。

九诊:2007年9月2日,一般情况良好,上肢稍有酸痛,纳可,大小便正常,舌苔薄质暗红,化验指标正常,仍以前方稍有加减,雷公藤多苷片减为1片,每日3次。

十诊:2008年7月9日,一般情况好,雷公藤多苷片已停服,中药间断服,但在黄梅季节天气潮湿,肌肉关节有时酸痛,头晕不适,舌苔较腻,脉弦,血压130/80 mmHg,在长期服降压药,给以祛风化湿,活血通络。处方:羌活、独活各10 g,豨莶草30 g,菝葜30 g,虎杖30 g,伸筋草30 g,当归10 g,赤芍15 g,徐长卿15 g,川牛膝15 g,甘草4 g,金雀根30 g,卫矛30 g,威灵仙15 g,炒枳壳10 g,秦艽10 g。

按语:本病例辨证属风湿热痹,病久肝肾阴亏,湿热瘀阻滞经络,病情顽固。2003~2005年2次住院用激素治疗,病情仍不稳定,至2006年2月来门诊治疗。按辨证用滋阴清热,祛风化湿,活血化瘀之剂为主,并用雷公藤多苷片口服,不用激素,治疗观察2年半,症状缓解,有关实验指标恢复正常,但血沉尚较高。用雷公藤多苷片连续2年无明显不良反应,血常规中白细胞不减少,肝功能正常,可能与中药配合有一定关系。

【风湿性关节炎】
案例1:风湿性关节炎
王某,女,16岁。初诊日期:1983年10月8日。
主诉:左侧臀部酸痛4天。
现病史:1983年10月4日起左侧臀部酸痛,行走不便,继而恶寒发热,体温

39℃左右,曾用青霉素、抗风湿灵、炎痛喜康(吡罗昔康)等治疗,未见好转。目前左侧臀部酸痛,活动不利,恶寒发热,汗少,口干引饮,纳呆,大便秘结,四天未解,小便短赤。查体:精神较软,面色潮红,左侧臀部无红肿,左下腿屈伸不利,行走不便,咽部较红,胸腹无异常,舌质红,苔薄黄。

实验室检查:体温39℃,血压90/60 mmHg,心率较速,无明显杂音,两肺无异常。腹部无压痛,肝脾未扪及,左侧臀部有压痛,血常规:白细胞升高为11.8×10^9,血沉75 mm/h,黏蛋白115 mg,抗链球菌溶血素"O"(简称抗"O")833 U,骨盆X线片无异常,心电图正常。

西医诊断:风湿性关节炎。

中医辨证:风湿热痹。风湿热邪滞留关节,气血不畅,表里同病,里热较盛。

治法:祛风清热为主。

处方:西河柳30 g,甘草5 g,秦艽10 g,金银花30 g,连翘10 g,防风、防己各10 g,徐长卿30 g,黄连6 g,白茅根30 g,陈皮10 g。每日服药2剂。

二诊:服药5天汗出多,发热轻减,又服药四天,热早退暮升,原方加细柴胡15 g,黄芩15 g。

三诊:服上方1周热退清,左侧臀部疼痛减轻,但走动仍不利,大便干燥,小便短赤,口干引饮,舌苔薄黄,质红,脉较缓和。表证除而里热未清,治用祛风清热,活血通络。处方:防风、防己各10 g,西河柳30 g,忍冬藤30 g,徐长卿30 g,秦艽10 g,陈皮10 g,丹皮10 g,赤芍10 g,生地30 g,茅术10 g,川牛膝15 g,甘草5 g。

四诊:上方服1周,一般情况好,左侧臀部酸痛已明显减轻,能起床走动,但舌苔中剥,质红,脉细。邪去阴亏,前方去茅术,改每日服1剂。

五诊:又服药1周,一般情况好,左侧臀部疼痛消除,行走如常,复查黏蛋白正常,血沉降至45 mm/h,停服中药,隔1个月余后复查,血沉降至22 mm/h。

按语:本病例主要症状为高热,关节疼痛,中医诊断为风湿热痹。初诊时邪热盛,治疗着重于祛风清热为主,佐以活血通络。为尽快解除患者痛苦,用药较重,每日2剂。旬日后,发热退,关节疼痛减轻。由于高热多日,邪热伤津,出现阴亏情况,减去清热之品,加用生地,以滋阴调理2周后症状消除。

风湿热痹在病情进展阶段多有恶寒高热,关节肿痛。治疗侧重于祛风清热,祛风重用西河柳、防风;清热重用黄连、金银花、连翘。药后汗出多,发热渐退。此类情况若发热早退暮升,可加细柴胡、黄芩,一般热退时关节疼痛亦随之减轻。

案例2:风湿性关节炎

王某,女,42岁。1983年10月14日住院。

主诉:恶寒发热,头胀鼻塞半月。

现病史:患者于半月前起恶寒发热,头胀鼻塞,咽痛,曾用抗生素和退热药治疗未见好转。近1周来咳嗽咳痰不爽,色黄而黏,腰背和下肢酸痛,纳呆,大便干,小便短少,发热不退而住院治疗。查体:体温39.6℃,发热病容,精神软萎,咽部充血,扁桃体不大,两肺呼吸粗糙,心率较速,律齐,腹胀无压痛,肝脾未扪及,四肢无畸形,活动如常。血压110/70 mmHg,胸部X线片示:心肺无异常。血常规:红细胞3.2×10^{12}/L,白细胞10.6×10^9/L,中性粒细胞78%,淋巴细胞22%,血红蛋白110 g/L,血沉85 mm/h,血培养阴性,抗核因子和乳胶试验皆阴性,抗"O"500 U以下,尿中有少许蛋白和白细胞。刻诊:恶寒发热,无汗,全身关节疼痛,鼻塞声重,咽痛,咳嗽咳痰黄黏,纳呆,口干苦,大便干,小便短赤,舌红苔薄腻,咽部红,脉浮数。

中医辨证:外感风热表证。

治法:疏风清热。

处方:金银花30 g,连翘10 g,荆芥10 g,牛蒡子10 g,前胡10 g,板蓝根15 g,甘草3 g,黄芩10 g,四季青30 g,陈皮10 g,杏仁10 g,鱼腥草30 g。

二诊:1983年10月17日,微有汗出,鼻塞咽痛咳嗽等症状减轻,但高热不退,在39℃左右,尚有恶寒,下肢关节疼痛增剧,两踝关节红肿灼热疼痛,右侧髋关节疼痛,活动不利,舌苔黄腻,舌质红,脉数。血红蛋白120 g/L,血沉增至142 mm/h。西医诊断:上呼吸道炎症;风湿性关节炎。中医认为:先为外感风热,邪犯肺卫而出现感冒症状,虽经治疗未能祛除病邪,反而侵入下半身关节,导致两踝关节红肿疼痛及右侧髋关节疼痛明显,活动不利。辨证属于风湿热痹,改进祛风清热为主,佐以化湿活血通络,以白虎加桂枝汤加减。处方:生石膏30 g,知母10 g,桂枝10 g,忍冬藤30 g,防风、防己各10 g,板蓝根15 g,荆芥10 g,连翘10 g,秦艽10 g,独活10 g,徐长卿30 g,西河柳30 g,甘草3 g,丹皮10 g,赤芍10 g,桑枝30 g。每日2剂,每3小时服一次。另用黄连6 g研末装入胶囊,分4次吞服,并用金黄散调敷关节红肿处,药后汗出多,发热渐退,关节红肿痛较减。

三诊:1983年10月26日,热退,关节红肿退,疼痛减轻,舌苔黄腻化,舌质前半光红,脉较细。咽痛咳嗽已除,情况明显好转,前方去桂枝、荆芥、桑枝、板蓝根,加生地30 g,地龙10 g,虎杖15 g,地骨皮15 g,陈皮10 g。黄连胶囊停服。又服药一周,情况进一步好转,复查血黏蛋白100 mg/L,血沉135 mm/h,口干引饮,舌红少苔,脉细,邪去正虚,气阴两亏,于原方中减去大部分祛风清解之品,加益气养阴之剂。处方:生黄芪15 g,生地15 g,丹皮10 g,赤芍10 g,地龙10 g,防风、防己各10 g,徐长卿30 g,忍冬藤30 g,西河柳30 g,虎杖30 g,甘草5 g,秦艽10 g。

改每日服1剂,并每日以生晒参5 g煎汤代饮。

四诊:1983年11月3日,复查血黏蛋白降至83 mg,血沉减低不多仍有123 mm/h,继续服原方2周,关节疼痛已消除,纳增,口不干,大小便正常,下肢尚感乏力,舌质淡红,前半部仍光无苔,脉较细。继续服原方,至1983年12月21日出院,出院前复查血黏蛋白下降至41 mg/L,血沉减至78 mm/h,出院后继续门诊治疗,仍进益气养阴,祛风活血通络之剂,连续服药2月再复查血沉降减至8 mm/h,一般情况良好。

按语: 本例患者病变发展有两个阶段:第一个阶段是入院前半个月至住院时为上呼吸道炎症;后一阶段是住院后上呼吸道炎症好转,但下肢关节疼痛增剧,局部红肿明显。血黏蛋白、血沉明显升高,根据临床表现属于风湿性关节炎,中医辨证为风湿热痹。住院后服中药治疗,按辨证用白虎加桂枝汤并配以祛风清热之品,因其病重,每日2剂,分4次服,局部关节红肿用金黄散外敷。药后汗出多,发热渐退,关节红肿热痛,逐渐消退,药后疗效明显。

【白塞综合征】

张某,女,53岁。初诊日期:2007年5月24日。

主诉: 口腔和阴部溃疡反复发作多年。

现病史: 多年来口腔和阴部溃疡反复发作,并有四肢关节疼痛。去年在某三级医院诊断为白塞综合征,曾用激素和氯喹治疗,症状有所减轻,但停药后症状增剧。目前有口腔溃疡、角膜炎,纳可,大便日一次,小便尚可,口不干,舌苔黄腻,脉细,血压140/50 mmHg。

中医辨证: 湿热毒蕴阻,风邪侵入四肢关节。

治法: 清热解毒,祛风通络。

处方: 黄连5 g,黄芩10 g,忍冬藤30 g,徐长卿15 g,青蒿30 g,丹皮10 g,赤芍15 g,威灵仙10 g,豨莶草30 g,虎杖30 g,蚕沙10 g,甘草5 g,升麻6 g,陈皮10 g。

二诊: 2007年5月31日,情况如前,胃中有不适,治用前方加枳壳10 g,生山栀10 g。

三诊: 2007年6月21日,关节疼痛减轻,口腔溃疡如前,小便时有热感,舌较红,苔薄黄,脉细,前方加减。处方:黄连5 g,黄芩10 g,青蒿30 g,金银花30 g,丹皮10 g,赤芍15 g,甘草5 g,延胡索10 g,青皮、陈皮各10 g,射干10 g,威灵仙10 g,徐长卿15 g。

四诊: 2008年7月5日,口腔溃疡好转,四肢关节疼痛减轻,但因受凉后有咳嗽,纳可,大小便如前,舌脉如前,治用前方加牛蒡子10 g,前胡10 g。

五诊: 2008年9月15日,近日咳嗽痰多,咳痰不爽,气促,口腔及阴部溃疡少,纳可,大便干,咽部较红,舌苔薄腻,脉细滑,治以宣肺清化。处方:前胡10 g,炙紫菀15 g,桔梗6 g,蝉蜕6 g,甘草5 g,杏仁10 g,象贝母10 g,黄芩10 g,鱼腥草30 g,黄连5 g,百部10 g,枳壳10 g,制半夏10 g。

六诊: 2009年3月18日,仍有咳嗽,时甚时轻,痰少,口腔溃疡缓解,口干引饮,阴部溃疡少,纳可,大便日一次,小便有热感,腰痛,舌较红苔少,脉细,治以滋阴清化。处方: 北沙参15 g,知母10 g,生地15 g,象贝母10 g,桃仁10 g,射干10 g,蝉蜕10 g,黄连5 g,徐长卿15 g,黄柏10 g,金雀根30 g,威灵仙15 g。

七诊: 2009年4月2日,咳嗽减少,口腔溃疡好转,口干减,小便不热,大便日一次,但脘胀,舌红少苔,脉细滑,治用前方去金雀根,加黄芩10 g。

八诊: 2009年5月13日,近来咳嗽咳痰少,口腔溃疡时发,阴部无溃疡,腰疼痛,大便日一次,小便尚可,舌苔薄黄腻尖红,脉细,治用滋阴清热。处方: 北沙参15 g,黄芩10 g,黄柏10 g,知母10 g,生地15 g,牛蒡子10 g,天花粉30 g,黄连6 g,炒枳壳10 g,鱼腥草30 g,丹皮10 g,赤芍10 g,炙僵蚕15 g,甘草5。

按语: 白塞综合征属中医"狐惑"范畴。由于湿热毒内蕴阻滞经络,浸淫肌肤,气滞血瘀,病情易反复,病久气阴亏虚,证属本虚标实,不易治疗。本病例病久,经激素等治疗有一定的疗效,但停药后即复发。治以清热解毒,滋阴化瘀为主,随症加减。服药后,口腔、阴部溃疡及四肢关节疼痛等症状有一定的缓解,但患者不能坚持连续治疗,病情好转后即停药,并不注意保养,以致病情经常反复。

【复发性口腔溃疡】

案例1: 复发性口腔溃疡,口臭

李某,男,46岁。初诊日期: 6月16日。

现病史: 口腔溃疡反复发作已久,近来发作频,口干口臭,大便不爽,小便短赤,腰酸乏力,夜寐多梦,纳可,舌苔薄尖红,脉缓。

中医辨证: 阴虚火旺,胃火上炎。

治法: 滋阴降火,通腑泄热。

处方: 生地20 g,黄柏10 g,知母10 g,生大黄6 g,枳实10 g,黄连3 g,生山栀10 g,藿香15 g,丹参30 g,佛手6 g,夜交藤30 g,青宁丸6 g(吞)。

二诊: 6月23日,药后大便日2次,口臭减,口腔溃疡亦好转。但近日右侧头部胀痛,舌苔脉象如前,治再以前方,改制大黄,去枳实,加蔓荆子10 g,川芎6 g,白芷6 g。

三诊: 6月30日,头痛除,口臭减轻,口腔溃疡已好,大便通畅,但解小便时尚有热感,腰酸乏力,遗精寐差,舌苔薄,脉缓,胃热已除,肾阴亏虚,治再前方加减。处方: 生地15 g,黄柏10 g,知母10 g,甘草4 g,茯苓15 g,覆盆子10 g,怀牛膝10 g,灵芝15 g,炒枣仁10 g,生山栀10 g,夜交藤30 g。

按语: 复发性口腔溃疡按中医辨证多属于火热证,少数为脾肾阳虚证。火热证须辨实火证和虚火证。该患者临床表现虚实夹杂,不仅病久易致阴亏、虚火上炎,且胃火上熏,故口腔溃疡发作频繁,口干口臭,大便不爽。治以虚实兼顾,重点在泻火。药后大便通畅,口臭即减,口腔溃疡亦好转,疗效明显。

案例2：口腔溃疡，头痛，风湿热痹，热淋

张某，女，53岁。初诊日期：2011年7月25日。

现病史：口腔溃疡反复发作，并有头痛耳鸣已半年余。近1周来口腔溃疡又发，头痛，耳鸣阵作，纳可，胃中不适，大便2天一次，夜间小便较多，舌苔微黄，舌尖红，脉细。

中医辨证：心肝火旺。

治法：清火平肝。

处方：黄连5 g，黄柏10 g，生地15 g，淡竹叶10 g，甘菊花10 g，陈皮10 g，白蒺藜10 g，决明子15 g，甘草5 g，天麻6 g，川芎6 g，制大黄10 g。

二诊：2011年9月5日，口腔溃疡渐好，耳鸣除，头痛阵作，大便日2次，小便正常，舌苔薄微黄，脉细，治用前方去制大黄，加葛根15 g，蔓荆子10 g。

三诊：2011年9月26日，劳累后腰酸，口腔溃疡时好发，头痛仍阵作，纳可，大便干2～3天一次，小便尚可，口干，舌苔微黄，脉细。再予前方。

四诊：2011年10月12日，近一周右下肢膝关节肿痛，口腔溃疡又发，口干，大便3天未解，小便短赤，纳可，口干引饮，舌红苔薄，脉细，风湿热痹，治以清热泻火，祛风通络。处方：黄柏10 g，忍冬藤30 g，生山栀10 g，连翘壳10 g，蒲公英30 g，黄连5 g，制大黄10 g，防风、防己各10 g，徐长卿15 g，威灵仙10 g，络石藤30 g，白花蛇舌草30 g，枳壳10 g，白茅根30 g，淡竹叶10 g，川牛膝10 g，泽泻15 g，甘草5 g。

五诊：2011年10月24日，情况较好，大便日一次，关节肿痛减，口舌溃疡亦好转，舌苔薄黄，脉细，治用前方。

六诊：2011年11月14日，膝关节肿痛已轻，口舌溃疡好转，但近腰酸，小便短数不适，解时热感，尿中有红细胞（++），舌苔薄黄，脉细，治以清热解毒通淋。处方：黄柏10 g，土茯苓30 g，穿心莲15 g，甘草5 g，黄芩10 g，黄连5 g，瞿麦30 g，车前草30 g，黑山栀10 g，蒲公英30 g，白花蛇舌草30 g，陈皮10 g，忍冬藤30 g，乌药10 g，生地15 g，制大黄10 g，白茅根30 g。

七诊：2012年1月9日，药后小便情况好转，解时爽利，大便尚干，舌苔薄黄，脉细，治用前方加减。处方：黄柏10 g，土茯苓30 g，生地15 g，丹皮10 g，蒲公英30 g，地丁草30 g，地锦草30 g，白茅根30 g，小蓟30 g，黄连3 g，淡竹叶10 g，川牛膝10 g，白花蛇舌草30 g，黄芩10 g，陈皮10 g。

八诊：2012年3月5日，近小便又短数，解时热感，大便干2～3天一次，舌苔薄黄，脉细，口腔溃疡复发较轻，尿常规：尿白细胞(+)，尿红细胞1～3个/HP，治用以清利。处方：黄柏10 g，知母10 g，甘草5 g，黄连5 g，黄芩10 g，生地20 g，淡竹叶10 g，土茯苓30 g，白花蛇舌草30 g，四季青30 g，黑山栀10 g，生大黄10 g，陈皮10 g，乌药10 g。

按语：本病例在诊治过程中除口腔溃疡和头痛，又并发风湿热痹和淋证。按临床表现口干，大便秘结，小便短数热感，舌苔黄，关节肿痛等皆是热证、实证。除因外邪侵入外，患者体内必肝火旺，治以清热泻火，并对证配合祛风通络，解毒通淋之品而取得一定的疗效。

【牙周炎、血小板减少】

左某，女，30岁。初诊日期：2007年7月20日。

现病史：患牙周炎已久，近发现牙龈萎缩，牙齿松动，但不痛，一般情况尚可，纳可，大小便如常，舌质较胖，苔少，脉细滑，体检一般情况可，但血小板减少至 87×10^9/L。

中医辨证：肾气亏虚。

治法：补肾固齿。

处方：熟地15 g，枸杞子15 g，制首乌15 g，熟女贞10 g，当归10 g，淮山药15 g，茯苓15 g，旱莲草30 g，太子参15 g，景天三七30 g，陈皮10 g，丹皮10 g，甘草4 g，黄精15 g。

二诊：2007年11月9日，服药后情况好转，舌苔脉象如前，治用前方续进。

三诊：2008年1月11日，牙齿松动好转，纳可，大小便如前，舌苔薄尖较红，脉细，治用前方去熟女贞、旱莲草、丹皮，加生地15 g，山茱萸10 g，淮牛膝10 g。

四诊：2008年1月28日，情况平稳，复查血小板计数升高至 297×10^9/L，治用前方加减。处方：生地、熟地各5 g，山茱萸10 g，枸杞子15 g，制首乌15 g，党参15 g，黄芪30 g，淮山药15 g，淮牛膝10 g，丹参30 g，甘草5 g，陈皮10 g。

按语：该病例牙周炎牙龈萎缩，牙齿松动，血小板减少，按中医理论，肾主骨，齿为骨之余，用补肾固齿方法，以六味地黄丸加减，服药后不仅牙齿松动情况好转，血小板亦升高。

【败血症，发热不退】

蔡某，女，14岁。初诊日期：1983年5月12日。

主诉：发热2天伴神志模糊、颈项强直。

现病史：因发热2天神志模糊、颈项强直而入院治疗。经血液培养找到溶血性金黄色葡萄球菌，诊断为败血症，用抗生素和激素治疗2天后发热渐退，神志清，症状好转，但隔6天后又发热，继续用抗生素治疗1周，发热不退，在38～39℃之间，调换抗生素，并给予输血、维生素等支持疗法，可是发热仍弛张不退，血培养三次已阴性，至住院第21天停用抗生素，以中医药治疗。

患者每至下午体温升至39℃，身热早轻暮重，有微恶寒，头部汗出，肢体汗少，精神软弱，纳少，口不干，大便尚可，小便短赤，舌苔白腻中黄，舌质边尖红，脉濡数。

中医辨证：湿热蕴阻少阳，正气虚。

治法：和解达邪，清化湿热。

处方：细柴胡6 g，黄芩6 g，黄连4 g，厚朴6 g，青蒿12 g，生山栀9 g，泽泻9 g，赤苓、猪苓各9 g，炒枳壳9 g，生薏苡仁、熟薏苡仁各10 g。

二诊：1983年5月17日，服上方2剂，早上热退，下午发热减为37.8℃。服3剂后下午亦不发热，至第4天热退清，精神渐振，舌苔腻渐化，小便渐清，纳增，但夜寐头部仍汗出，湿热渐化，正气较虚，治以扶正清化。处方：太子参9 g，银柴胡5 g，青蒿9 g，白薇9 g，生薏苡仁、熟薏苡仁各10 g，陈皮10 g，枳壳6 g，生谷芽12 g，浮小麦9 g，糯稻根15 g。

三诊：1983年5月20日，服药3天一般情况好，纳可，大小便正常，舌苔薄，质淡红，脉濡细，但夜寐仍有汗出，改进益气固表之剂。处方：党参9 g，白术9 g，茯苓12 g，黄芪9 g，陈皮6 g，枳壳6 g，浮小麦12 g，生薏苡仁、熟薏苡仁各10 g，糯稻根15 g，煅牡蛎15 g。调理1周痊愈出院。

按语：该病例病已三候，寒热往来，身热早轻暮甚，舌苔腻，口不渴，属于湿温症。由于湿热之邪，蕴阻少阳，湿遏热伏，湿为黏腻之邪，与热相结，缠绵不解，按辨证以小柴胡汤和连朴饮加减。小柴胡汤以和解达邪，连朴饮以化湿清热，药证相合，因而药后病情即见好转。发热渐退，湿热之邪渐化而出现正虚现象，改进扶正清化、益气固表之剂调理而痊愈。

该病例血培养找到溶血性金黄色葡萄球菌，诊断败血症是有依据的。整个病程的发展可分为二个阶段：第一个阶段是入院时发热，神志模糊，经用抗生素、激素治疗病情一度得到控制；第二阶段是隔6天后又发热，无其他病变出现，仍按败血症治疗，继续用抗生素，但发热不退。调换多种抗生素连续治疗2周余，同时又给予输血及维生素等支持疗法，但发热弛张不退，血培养3次阴性，乃停用抗生素，而以中医药治疗。经辨证施治服药3剂后发热即控制，一般情况好转，继以扶正调理而痊愈，体现了中医辨证论治的长处。

【蛛网膜下腔出血】

黄某，女，55岁。初诊日期：1997年5月15日。

主诉：突然昏迷头痛3天。

现病史：患者于入院前3天下午在田间劳动时突然昏迷，大小便失禁，少顷即清醒，至晚上起剧烈头痛并有呕吐，吐出为胃内容物，继而又昏迷而来院急诊。住院后患者清醒，诉剧烈头痛，恶心呕吐，大便秘结，小便尚可，无发热，舌苔薄腻，脉弦。查体：精神萎软，颈项稍强，两眼瞳孔等大，心肺无异常，腹软无压痛，肝脾未扪及，四肢无异常，血压200/110 mmHg，头颅CT检查提示：蛛网膜下腔出血。

中医辨证：肝阳上亢。

治法：平肝潜阳,通腑化瘀。

处方：白菊花10 g,嫩钩藤30 g,夏枯草10 g,生大黄10 g,丹皮10 g,赤芍10 g,白蒺藜15 g,石菖蒲10 g,桃仁10 g,红花6 g,三七粉4 g(分2次吞),琥珀粉4 g(分2次吞)。

住院后紧急处理,静脉滴注甘露醇和口服降血压药,并口服大黄片和三七粉、琥珀粉。经上述治疗3天,大便通,头痛减轻,恶心呕吐除,但有发热,加用抗生素继续治疗5天,病情明显好转,发热头痛轻,血压降至130/85 mmHg。停用甘露醇、抗生素,中药仍以上方再服5天。CT复查蛛网膜下腔出血已吸收,症状除血压正常,一般情况好转。1997年6月6日出院。

按语：本病例CT明确诊断为蛛网膜下腔出血,是急重症。根据患者主症为剧烈头痛而神昏,中医归于头痛门。辨证为肝阳上亢,肝火内盛,腑气不通,加上劳累,肝阳更亢,治以平肝通腑,泄热化瘀。经中西医结合治疗取得较好疗效。三七粉、琥珀粉化瘀止血利水对颅内出血有一定的作用。

【心神经官能症】

崔某,男,43岁。初诊日期:2008年10月6日。

现病史：患上呼吸道感染发热,经治疗后热退,但出现胸闷心跳,气短头晕泛恶。曾住院诊治,排除病毒性心肌炎,诊断为心神经官能症,但出院后仍有头晕,胸闷气短心跳,纳可,大小便如常,口干引饮,舌苔薄,脉滑较数。

中医辨证：心气不足,痰热内蕴,气机不利。

治法：清化痰热。

处方：黄连3 g,制半夏10 g,陈皮10 g,茯苓15 g,枳壳10 g,郁金10 g,丹参30 g,川芎6 g,天花粉30 g,白蒺藜15 g。

二诊：2008年10月13日,药后情况明显好转,头晕胸闷除,口不干,尚感有些心跳,舌苔薄,脉缓,治用前方,去白蒺藜、天花粉,加制香附10 g,合欢花10 g。又服药1周后情况好转,上班工作。

按语：上呼吸道感染后发热,经治疗后发热退,但出现胸闷气短,心跳头晕泛恶,住院检查无器质性病变。按中医辨证为痰热内阻,气机不利而出现上述症状。治以清化痰热,理气化瘀。用黄连温胆汤加味,服药2周症状明显好转而病除,效佳。

【帕金森病】

苏某,男,50岁。初诊日期:2004年10月15日。

现病史：患帕金森病已2年,在服美多巴(多巴丝肼)。目前主诉四肢无力,行动不便,小便不利,有时不解,有时不能自控而流出,大便2～3天一次,解时困难,纳可,舌淡胖苔薄,脉沉细。

中医辨证:脾肾亏虚,气化功能失常。

治法:培补脾肾。

处方:党参30 g,白术30 g,炙黄芪30 g,灵芝30 g,仙灵脾30 g,肉苁蓉15 g,巴戟肉15 g,炒枳壳10 g,王不留行30 g,冬葵子10 g,生大黄10 g,火麻仁15 g。另用肉桂、广木香、炮山甲、王不留行等量研末,温水调敷脐孔。

二诊:2004年11月5日,药后情况较好,大小便较爽利,治用前方,加郁李仁10 g,广木香6 g。

三诊:2004年11月26日,情况继续好转,舌苔薄较胖,脉细,治用前方,再加桃仁10 g,砂仁5 g。

四诊:2005年1月14日来诊,情况如前,大小便较前爽利,四肢乏力较好转,但寐差,舌较胖,苔薄,脉细,治用前方加补骨脂、夜交藤。

按语:帕金森病是难治之病。患者来诊治时主要症状为四肢乏力,大小便不爽。辨证主要为脾肾亏虚。由于脾主四肢肌肉,脾虚运化失常,脾虚肌肉失养而四肢乏力;肾主二便,肾虚气化乏力而致二便不利。治以健脾补肾,药后症状有所好转。

【扁平苔藓,胃窦炎】

张某,女,55岁。初诊日期:2010年6月10日。

现病史:患者诉口腔溃疡,疼痛,反复发作已5年,经口腔科确诊为扁平苔藓,并有胃胀,胃部不适,嗳气多已久,经胃镜检查为胃窦炎。目前口腔黏膜有溃疡、疼痛,纳可,乏味,口不干,大便日2次,有时腰酸,小便不利,解时有热感,舌少苔脉细。

中医辨证:脾虚肝郁气滞,阴虚内热。

治法:治以健脾疏肝,滋阴清化。

处方:白术10 g,炒枳壳10 g,制香附10 g,北沙参15 g,黄连4 g,山栀10 g,青皮、陈皮各10 g,淡竹叶10 g,茯苓15 g,白蒺藜15 g,厚朴6 g,甘草5 g,佛手6 g。

二诊:2010年6月24日,服药后尚适,情况如前,舌较暗红,苔少,脉细,治用前方去厚朴、山栀,加党参15 g,丹参30 g,广木香6 g,谷芽、麦芽各15 g。

三诊:2010年7月8日,口腔溃疡痛减轻,胃胀,胁肋不适,舌嫩较红,苔少,脉细,大便干,小便时有热感,尿常规阴性,治用前方加减。处方:党参15 g,白术10 g,细柴胡6 g,青皮、陈皮各10 g,郁金10 g,丹参30 g,桃仁10 g,炒枳壳10 g,广木香6 g,赤芍10 g,茯苓15 g,北沙参15 g,玄参10 g,生地10 g,黄连5 g,白芍10 g。

四诊:2010年8月5日,自诉情况较好,症状减轻,治用前方续进。

五诊:2010年9月3日,情况如前,大便不爽,治用前方加制大黄10 g,另用生蒲黄15 g用温开水调和后含口中。

六诊：2010年11月11日，口腔溃疡痛减，胃脘痛胀减，大便日2次，但小便有热感，尿红细胞10个/HP，尿白细胞12个/HP，治用前方出入。处方：黄柏10 g，淡竹叶10 g，蒲公英30 g，白花蛇舌草30 g，生地15 g，北沙参15 g，枳壳10 g，黄连5 g，甘草5 g，制大黄10 g，陈皮10 g，大腹子、大腹皮各10 g。另用生蒲黄15 g温开水调和含口中，对减轻口腔溃疡疼痛有益。

七诊：2010年12月9日，小便爽利，尿中红白细胞消除，其他情况亦可，治用前方。

八诊：2010年12月22日，自诉口腔黏膜溃疡明显好转不觉痛，小便正常，大便尚不爽，脘腹尚有些胀，舌苔薄，质暗红，脉细，治用前方。处方：生地15 g，北沙参15 g，黄连5 g，甘草5 g，制大黄10 g，黄柏10 g，青皮、陈皮各10 g，枳壳10 g，制香附10 g，乌药10 g，广木香6 g。

九诊：2011年8月25日，8个月中口腔溃疡时发时好，来诊治以前方为主，随症加减，药后对症状改善有一定的疗效，但近来口腔溃疡疼痛又发作，胃部症状虽尚存，但较前好转，近大便3天未解，腹胀，口干，舌红苔薄腻，脉细，治以疏肝清热通腑。处方：细柴胡6 g，枳壳10 g，黄连5 g，生大黄10 g，黄芩10 g，淡竹叶10 g，天花粉15 g，郁金10 g，白花蛇舌草30 g，陈皮10 g，甘草5 g。

按语：扁平苔藓病情缠绵，不易根治。本例患者发病已有5年，经常反复且有胃病。在中药治疗过程中，并发尿路感染，可见患者体质差，易并发其他疾病。从本例看，中医药治疗对改善症状有一定的效用，但上述的治法方药未能防止该病的反复发作。

【颈椎病】

陈某，女性，57岁。初诊日期：2004年9月17日。

现病史：项背部疼痛并畏寒，吹风后痛更甚，夏天也要穿厚衣已一年多，曾经西医诊治为颈椎病，平时胃部隐痛，不泛酸，肢体乏力，纳可，大小便正常，舌苔薄，舌背青筋明显，脉濡细。

中医辨证：气虚卫外不固，风邪侵入背部，阳气受遏而气滞血瘀。

治法：益气通阳，活血祛风。

处方：黄芪30 g，桂枝10 g，葛根20 g，仙灵脾30 g，丹参30 g，防风10 g，当归10 g，赤芍10 g，威灵仙15 g，丹参30 g，制香附10 g，白术10 g，甘草5 g，陈皮10 g。

二诊：2004年10月15日，药后项背部冷痛明显减轻，胃部亦不痛，舌苔脉象如前，以前方去威灵仙，加茯苓15 g。

三诊：2004年12月5日，近日又感项背部冷痛，但较前轻，并有鼻流涕，由于感受风邪所致，纳可，大小便正常，舌苔薄，脉细，再以前法加减。处方：黄芪30 g，桂枝10 g,葛根30 g,白芷6 g,仙灵脾30 g,灵芝30 g,当归10 g,狗脊10 g,威灵仙10 g,枳壳10 g。

四诊:2005年1月7日,近一段时期情况转好,项背部冷痛已除,平时亦不畏寒,精神好转,舌苔薄,脉细,纳可,大小便正常,为巩固疗效,继续服药调补。处方:黄芪30 g,桂枝10 g,葛根15 g,防风10 g,当归10 g,赤芍、白芍各15 g,仙灵脾30 g,枸杞子15 g,熟地30 g,狗脊10 g,丹参30 g,制香附10 g,灵芝30 g,炙甘草4 g,枳壳10 g。

按语:该例颈椎病的临床表现主要为项背痛、畏寒、吹风后更甚。辨证为正气虚弱,卫外不固,风邪侵入背部,背为阳,阳气受遏,气滞血瘀而致项背痛,畏寒。治以益气通阳,活血祛风,药后症状消除,取得较好效果。

【顽固性荨麻疹】

周某,女,57岁。初诊日期:2005年9月11日。

主诉:荨麻疹反复发作4年。

现病史:患者4年前荨麻疹反复发作,诱因不明,近频发作,皮疹色红有热感,纳呆,腹胀不适,大便不爽,舌苔厚腻,微黄,脉细。实验室检查:血胆固醇和低密度脂蛋白高。

中医辨证:胃肠湿热阻滞,风邪郁于肌肤。

治法:祛风清热,化湿通腑。

处方:荆芥、防风各10 g,蝉蜕6 g,炙僵蚕15 g,白蒺藜15 g,徐长卿15 g,黄芩10 g,制大黄10 g,白花蛇舌草30 g,丹皮10 g,赤芍10 g,甘草5 g,厚朴6 g,陈皮10 g。

二诊:2005年9月26日,药后大便通畅,舌苔薄,荨麻疹发作减少,前方再加地肤子10 g,金银花30 g。

三诊:2005年11月7日,自诉近来因咽痛,服西药后荨麻疹又发且多,痒甚难寐,腹胀大便干,纳呆口干,咽部充血,舌苔白腻尖红,脉较数。治以祛风清热凉血为主,佐以理气通腑。处方:荆芥、防风各10 g,牛蒡子10 g,徐长卿15 g,白蒺藜15 g,金银花30 g,白花蛇舌草30 g,蒲公英30 g,丹皮10 g,赤芍10 g,苦参6 g,地肤子10 g,白鲜皮10 g,青皮、陈皮各10 g,制大黄10 g。

四诊:2005年11月21日,咽痛除,荨麻疹已减少发作,大便解,腹痛减,但口唇有溃疡,口干,舌苔薄尖红,脉细。继用前方加减,去苦参、白花蛇舌草、蒲公英,加黄连3 g,生山栀10 g,枳实10 g。

五诊:2006年1月16日,自诉荨麻疹发作已少,大便日一次,腹中适,口腔溃疡好转,舌苔薄腻,脉细,继用前方调理。处方:荆芥、防风各10 g,黄芩10 g,生山栀10 g,徐长卿15 g,丹皮10 g,赤芍10 g,白鲜皮10 g,地肤子10 g,甘草5 g,青皮、陈皮各10 g,白蒺藜15 g。

按语:患者胃肠湿热内盛,气机不畅,风邪夹热郁于肌肤而发荨麻疹,病情顽固,反复发作4月余,属热证、实证。一方面祛风清热凉血,另一方面理气化湿通腑,多种治法并进取得疗效。

【灼热足综合征】

黄某,男,80岁。初诊日期:5月5日。

主诉:两下肢行走灼热已半年。

现病史:两下肢行走灼热已半年,并麻木行动不利,休息后足灼热减,麻木消失,无高血压和糖尿病史,血压132/60 mmHg,口干不多饮,纳可,大小便如常,舌光红,无苔,舌背青筋明显,脉弦数。

中医辨证:肝肾阴亏,血热络脉不和。

治法:滋阴清热,活血化瘀通络。

处方:生地30 g,黄柏10 g,知母10 g,当归10 g,赤芍15 g,丹皮10 g,淮牛膝10 g,桃仁10 g,红花10 g,玄参10 g,泽兰叶30 g,王不留行30 g,地龙10 g,陈皮10 g,甘草4 g。

二诊:5月19日,服药2周,上述情况好转,舌红较淡无苔,尚感口干,脉象如前,治以前方续进。

按语:灼热足综合征的临床主要表现为脚热如火燎,或觉刺痛、胀痛,少数人并有两手热痛。本病可分为原发性和继发性两种:前者常与神经系统功能失调、女性内分泌紊乱或营养不良有关;后者可能与贫血、痛风、类风湿性关节炎、血栓闭塞性脉管炎等疾病有关。本病例与上述典型症状有所不同,但主要症状足灼热相同,按中医辨证为肝肾阴亏,血热络脉不和,治以滋阴清热,活血化瘀通络而获效。

【眼睑下垂症】

李某,男,71岁。初诊日期:1988年2月5日。

主诉:眼睑下垂3月余。

现病史:1987年10月起两眼睑下垂不能睁开,右眼为甚,肢体疲乏,曾检查肌电图为阴性,免疫化验皆正常,无特殊治疗,可做手术,但患者拒绝手术而来中医诊治。目前纳可,大小便如常,舌淡红苔薄,脉细缓。

中医辨证:脾虚中气不足。

治法:健脾补气。

处方:党参15 g,白术15 g,黄芪30 g,细柴胡10 g,升麻6 g,甘草4 g,枳壳10 g,当归10 g,灵芝30 g,丹参30 g,仙灵脾30 g,葛根15 g。

二诊:1988年2月12日,药后上述症状明显好转,舌苔、脉象如前,治以前方续进。

按语：眼睑下垂症，中医称睑胞下垂，属"痿证"范畴。本病例经西药治疗无明显效果，因患者拒绝手术而求中医诊治。中医辨证为脾虚中气不足，经补中益气汤化裁治疗，服药1周后即明显好转，疗效明显。

【胃炎】

案例1：胃炎

张某，女，67岁。初诊日期：2004年6月4日。

主诉：脘腹胀痛2个月。

现病史：近2个月脘腹胀痛，食入胀甚，不泛酸，大便少，小便尚可，口干，舌苔黄腻，脉细弦。

中医辨证：湿热阻滞中焦，肝失疏泄，运化失常。

治法：疏肝理气，清化湿热，佐以通腑。

处方：川楝子10 g，延胡索15 g，枳壳10 g，生大黄10 g，厚朴6 g，大腹子、大腹皮各10 g，广木香6 g，青皮、陈皮各10 g，黄连3 g，蒲公英30 g，赤芍15 g，甘草4 g，藿梗、苏梗各15 g。另用消胀散脐疗。

二诊：2004年6月11日，药后大便解出量多，腹胀痛减，舌苔黄腻化薄，但口干纳呆，治用前方去赤芍、厚朴、藿梗、苏梗，加天花粉30 g，炙鸡内金10 g，制香附10 g。

三诊：2004年6月18日，腹胀痛除，大便日一次，纳增，口干，舌苔薄，舌质较胖，脉细，下肢乏力，湿热渐化，气机舒畅，但气阴亏虚，治用前方出入。处方：川楝子10 g，延胡索10 g，青皮、陈皮各10 g，制香附10 g，太子参15 g，石斛15 g，白芍15 g，甘草5 g，广木香6 g，乌药10 g，枳壳10 g，黄连3 g，炙鸡内金10 g。

四诊：2004年6月28日，近来受凉后，腹痛腹泻日3～4次，纳少，口干，舌苔薄黄，脉细滑，治以疏解清化。处方：藿梗、苏梗各15 g，厚朴6 g，炒枳壳10 g，炒黄芩10 g，炒白芍15 g，黄连3 g，广木香6 g，砂仁3 g，青皮、陈皮各10 g，甘草4 g，炒山楂、炒神曲各15 g。

五诊：2004年7月1日，药后腹痛除，大便日2～3次，不薄，纳增，舌苔薄，脉细，治用前方。

六诊：2004年7月9日，情况转好，纳可，大便正常，腹中适，但乏力，舌苔薄黄，脉细，治用健脾和胃清化之法。处方：炒白术10 g，炒白芍10 g，炒枳壳10 g，青皮、陈皮各10 g，广木香6 g，砂仁3 g，茯苓15 g，炒黄芩10 g，黄连3 g，炙鸡内金10 g，熟薏苡仁、生薏苡仁各15 g，制香附10 g。

按语：本病例属胃炎实证，主症为脘腹胀痛，大便少，舌苔黄腻。治用小承气汤和金铃子散加理气清利湿热之剂取效。后因受凉发急性肠炎，腹痛腹泻，改用藿香正气散加黄芩汤取得疗效，在临床实践中深深体会到辨证论治和随症加减的重要性。

案例2：胃炎

王某,男,27岁,教师。初诊日期:2011年1月12日。

主诉:胃痛4年。

现病史:胃部隐痛作胀已4年,嗳气多,有时泛酸,寐不佳,纳可,大小便正常,舌苔薄腻,脉较弦。

中医辨证:肝气犯胃,运化失常。

治法:疏肝理气,健脾和胃。

处方:川楝子10 g,延胡索10 g,甘草4 g,制香附10 g,炒枳壳10 g,制半夏10 g,白蒺藜10 g,广木香6 g,砂仁3 g,白术10 g,白芍10 g,青皮、陈皮各10 g,谷芽、麦芽各15 g。

二诊:2011年1月26日,药后适,胃痛减,寐仍差,苔脉如前,前方去川楝子、谷麦芽,加茯苓15 g,丹参15 g,炒枣仁10 g,夜交藤30 g,灵芝30 g。

三诊:2011年2月10日,胃不痛,寐较好,但咽部不适有轻度充血,舌苔薄,脉较弦,治用前方加减。处方:白术10 g,白芍10 g,延胡索10 g,制香附10 g,炒枳壳10 g,制半夏10 g,陈皮10 g,炒枣仁10 g,夜交藤30 g,丹参30 g,合欢花10 g,甘草4 g,金银花30 g,木蝴蝶6 g,茯苓15 g。

四诊:情况转好,胃不痛,寐安,咽部适,纳可,大小便如常,苔薄脉缓,治用前方去半夏,加灵芝20 g,调理2周停服。

按语:本病例胃部隐痛而寐差,属于"胃不和则卧不安"而失寐,治疗重点调肝和胃,肝胃和则失寐情况好转,相兼症状则随症加减。

【肠功能紊乱】

案例1：肠功能紊乱

王某,男,45岁。初诊日期:2003年8月8日。

现病史:经常腹中肠鸣矢气多,大便溏薄,带有黏液,日1～2次,解时腹不痛,经肠镜检查无器质性病变,诊断为肠功能紊乱,舌苔较腻,脉较细。

中医辨证:脾虚肝郁,气滞湿阻。

治法:健脾疏肝化湿。

处方:炒白术15 g,炒白芍10 g,甘草4 g,炒防风10 g,炒枳壳10 g,厚朴6 g,熟薏苡仁、生薏苡仁各15 g,煨诃子10 g,茯苓15 g,广木香6 g,砂仁5 g,秦皮15 g,青皮、陈皮各10 g,炒山楂、炒神曲各15 g。

二诊:2003年8月22日,药后大便渐成形,黏液少,日一次,纳可,舌苔薄,脉缓,治用前方,加白芷5 g。

三诊:2003年9月5日,一般情况尚可,大便成形,无黏液,日1～2次,矢气多,苔腻化,脉缓,但检验肝功能"小三阳",谷丙转氨酶87 μ/L,治用前方去厚朴、秦皮、生薏苡仁、熟薏苡仁,加垂盆草30 g,五味子6 g,茵陈15 g。

四诊:2003年9月18日,一般情况好,复查肝功能谷丙转氨酶已降至正常,腹中适,大便正常,中药停服。

按语:本病例肠功能紊乱按辨证为脾虚肝旺,气滞湿阻,用痛泻要方扶土抑木加理气化湿之剂,取得较好疗效,可见古人经验值得学习。

案例2: 肠功能紊乱

王某,男,43岁。初诊日期:2005年9月23日。

主诉:腹痛腹泻10余年。

现病史:10余年来,每日腹痛腹泻2~4次,伴矢气多。曾经多种检查无异常发现。纳可,小便如常,寐差,舌苔薄,脉较细而弦。

中医辨证:脾虚肝旺,运化失常。

治法:扶土抑木。

处方:炒白术15 g,炒白芍15 g,炒防风10 g,甘草4 g,五味子6 g,广木香6 g,砂仁3 g,煨诃子10 g,炒枳壳10 g。

二诊:2005年10月7日,药后情况好转,腹痛腹泻减少,纳可,寐尚欠佳,舌苔脉象如前,继用前方加党参15 g。

三诊:2006年4月21日,服上方1个月余后腹不痛,大便成形,日2次,矢气少,过去不能吃水果,吃后即泻,现在吃后不泻,睡眠亦较前好转,但感疲乏,舌苔薄,脉缓,再以健脾益气。处方:党参15 g,炒白术15 g,茯苓15 g,甘草4 g,黄芪15 g,淮山药15 g,五味子6 g,灵芝15 g,炒枳壳10 g,炒白芍10 g,陈皮10 g,熟薏苡仁30 g,煨诃子10 g。

按语:本病例虽腹痛腹泻已10余年,但辨证切中脾虚肝旺,施以抑木扶土,用痛泻要方加味,见效甚捷。但须注意,此类病证不可忽视相关检查,应排除器质性病变。

案例3: 肠功能紊乱

李某,男,60岁。初诊日期:2006年9月15日。

主诉:反复腹胀、肠鸣伴腹泻1年余。

现病史:患者1年前无明显诱因出现反复腹胀、肠鸣伴腹泻,曾服用中药治疗8个月未见明显好转,做肠镜检查无异常发现,目前每日腹泻3~4次,近期出现小便混浊,纳可,为进一步治疗就诊。查体:血压130/80 mmHg,咽部无充血,双肺(-),腹部触诊(-)。实验室检查:肠镜未见明显异常。舌质暗红,苔白腻,脉较数。

西医诊断:肠功能紊乱。

中医诊断：泄泻。

中医辨证：脾虚湿阻，肝木乘土。

治法：健脾化湿，疏肝理气。

处方：党参15 g，炒白术15 g，炒白芍10 g，炒枳壳10 g，广木香6 g，西砂仁3 g，炮姜炭4 g，生甘草4 g，青皮、陈皮各10 g，煨诃子10 g，炒山楂、炒神曲各15 g，白茯苓15 g，丹参30 g，谷芽、麦芽各15 g。水煎服，日1剂。

二诊：2006年9月28日，药后大便成形，腹胀减，矢气较多，小便清，舌苔薄腻，脉缓，治前方加减。处方：党参15 g，炒白术15 g，炒白芍10 g，炒枳壳10 g，广木香6 g，西砂仁3 g，生甘草4 g，青皮、陈皮各10 g，炒山楂、炒神曲各15 g，白茯苓15 g，丹参30 g，厚朴6 g，炒防风10 g，煨肉果6 g，熟薏苡仁30 g。水煎服，日1剂。

三诊：2006年10月6日，前两天受凉后大便又溏薄，舌苔仍腻，脉细数，治再前方加减。处方：炒白术15 g，炒白芍15 g，炒枳壳10 g，紫苏15 g，荆芥10 g，防风10 g，炮姜炭4 g，赤苓、猪苓各15 g，厚朴6 g，广木香6 g，西砂仁3 g，青皮、陈皮各10 g，炒山楂、炒神曲各15 g，炙鸡内金10 g，炙甘草4 g，炒白芍10 g。水煎服，日1剂。

以上调治，一般情况好，纳可，但每因饮食不慎或受凉后，大便又溏薄且腹胀不适，舌苔薄腻，脉缓，治以上方加减，嘱注意腹部保暖，饮食易消化的食物，不宜吃生冷、硬及油腻之品，隔3月随访，情况良好。

按语：该病例属慢性腹泻，每因受凉或饮食不当后，病情反复，根据辨证为脾虚湿阻，肝木乘土，用健脾化湿，疏肝理气法，痛泻要方加味，取得疗效。后期结合附子理中汤以温中健脾。

案例4：肠功能紊乱

杜某，女，57岁。初诊日期：2007年1月5日。

主诉：腹胀、矢气3年余。

现病史：3年前因乳房肿块切除后，腹胀，矢气多，嗳气泛酸，纳可，大便溏薄，日1～2次，头晕汗多，舌苔薄黄，脉细弦。

中医辨证：脾虚肝郁，气机不畅。

治法：健脾疏肝理气。

处方：炒白术10 g，炒白芍10 g，炒枳壳10 g，细柴胡6 g，制半夏10 g，广木香6 g，砂仁3 g，川芎6 g，白蒺藜10 g，炒山楂、炒神曲各15 g。

服药2周，腹胀减，矢气少，大便正常，舌苔薄，脉细，治用前方，服2周后症状消除。

按语：患者因乳房手术引起肠功能紊乱，脾虚气滞而出现腹胀，矢气多，大便溏薄等，以柴胡疏肝散化裁，疏肝健脾，使气机升降复常，脾胃得以健运。

【肠激惹症，十二指肠壅积症】

徐某，男，33岁，温州人。初诊日期：2003年12月19日。

主诉：腹胀痛、腹泻1月余。

现病史：腹胀痛、腹泻已1月余，大便每日7～8次，少则2～3次，有时食入即腹泻。实验室检查：大便无黏液和红细胞、白细胞，肠镜检查无异常，胃肠检查有十二指肠壅积症。平时胃部隐痛，时有嗳气，舌苔薄尖红，脉细弦。

中医辨证：肝脾不和。

治法：扶土抑木。

处方：炒白术15 g，炒白芍20 g，甘草4 g，炒枳壳10 g，广木香6 g，砂仁3 g（后下），川楝子10 g，延胡索15 g，炙鸡内金10 g，炒防风10 g，淮山药15 g，陈皮10 g，煨诃子10 g，制半夏10 g，炒山楂、炒神曲各15 g。

另用广木香、肉桂、诃子等量研末敷脐孔。

二诊：2003年12月26日，治疗1周后腹胀痛、腹泻好转，但仍时有嗳气、口干，舌苔薄尖红，脉细数，治用前方加减。处方：炒白芍20 g，炒白术15 g，川楝子10 g，延胡索10 g，淮山药15 g，川石斛10 g，黄连2 g，旋覆花10 g，佛手6 g，制半夏10 g，广木香5 g，炙鸡内金10 g，煨诃子10 g，甘草4 g，炒枳壳10 g。脐疗继续用。

三诊：2004年2月27日，患者上次复诊回温州后，服药2周腹胀腹痛消失，大便日一次，成形，但近纳不旺，口干，咽部不适有黏痰，咽部充血明显，舌苔薄尖红，脉较细，另有头项阵痛已3年，近又复发，治以健脾和胃，利咽化痰。处方：炒白术15 g，太子参15 g，淮山药15 g，甘草4 g，炒枳壳10 g，炙鸡内金10 g，谷芽、麦芽各15 g，川石斛15 g，木蝴蝶6 g，射干10 g，葛根15 g，川芎6 g，白芷6 g，川贝母、象贝母各6 g。

按语：本病例西医诊断为肠易激综合征，十二指肠壅积症，主要症状为腹胀痛、腹泻。中医辨证为肝脾不和，用痛泻要方为主，并配合脐疗取得较好的疗效。肝脾不和证在胃肠系统病变中相当多见，用痛泻要方加味治疗有效。该方是一张良方，但肝脾不和证在每个患者身上的兼证有不同，故须随症加减。

【慢性结肠炎】

卢某，男，44岁。初诊日期：2006年3月15日。

主诉：大便溏薄10余年。

现病史：患者自诉10年前开始大便溏薄，日行4～5次，大便时无腹痛，有时夹有黏液，肠鸣矢气多，纳可，小便正常。肠镜检查诊断为：结肠炎。经用西药治疗后疗效不好。目前大便溏薄，日行4～5次，肠鸣矢气多，纳可，舌苔薄黄，脉缓。肠镜检查示：慢性结肠炎。大便常规阴性。

中医辨证：肝旺犯脾，湿热阻滞，脾虚运化不健。

治则：扶木抑土,清化湿热。

处方：炒白术15 g,炒白芍15 g,炒枳壳10 g,甘草4 g,黄芩10 g,黄连3 g,秦皮15 g,熟薏苡仁30 g,广木香6 g,煨诃子10 g。

二诊：2006年4月5日,服药3周后大便情况未见改善,自诉双下肢皮肤瘙痒6～7年,近又复发,双下肢皮肤稍有变红,时有口干,苔薄微黄,脉缓。由此风热郁积肌肤,治疗拟用前方加祛风止痒,涩肠之品。前方加五倍子10 g,防风10 g,石榴皮30 g,徐长卿15 g,乌梅10 g,煅牡蛎30 g。14剂。

配以消胀膏脐疗。

三诊：2006年4月19日,皮肤瘙痒同前,大便较前变干,小便尚可,口苦纳较差,苔薄微黄,脉细。处方：黄芩10 g,秦皮15 g,炒白术15 g,炒枳壳10 g,广木香6 g,防风10 g,甘草4 g,炒乌贼骨30 g,五倍子10 g,炙乌梅10 g,石榴皮30 g,炙鸡内金10 g,砂仁3 g(后下),徐长卿15 g。

四诊：2006年5月4日,大便较干,次数减少,口不苦,纳可,皮疹已少,矢气尚较多,苔薄,脉缓,治同前方去徐长卿,加陈皮10 g,谷芽、麦芽各15 g。

五诊：2006年5月18日,大便干,日行1～2次,腹中适,矢气尚有,皮肤瘙痒不明显,苔薄,脉缓。治疗再以健脾和中为主。处方：炒白术15 g,淮山药10 g,炒枳壳10 g,广木香6 g,砂仁3 g(后下),黄芩10 g,秦皮10 g,炙乌梅10 g,石榴皮20 g,防风10 g,炙鸡内金10 g,陈皮10 g,煨诃子10 g,谷芽、麦芽各15 g。

半年后随访,大便正常,一般情况好。

按语：该患者为中年男性,大便溏泄10余年,并夹有黏液,肠鸣矢气多,舌质淡红,苔薄黄,脉缓滑,证属脾虚肝气乘脾,湿热阻滞。治拟扶木抑土,清化湿热。以黄芩、黄连、秦皮、熟薏苡仁清热燥湿;白芍、木香、枳壳柔肝理气;白术为脾虚之要药,功专健脾化湿;煨诃子涩肠,甘草调和诸药。应该说药证相符,但用药3周大便情况未见明显好转,考虑患者病已10余年,下利日久,肠道功能失常,加用收涩之品乌梅、五倍子、石榴皮等。药后大便渐成形而且次数减少,效果明显。皮肤瘙痒加用祛风之品而缓解。半年后随访,大便正常,一般情况好,说明疗效持久。

【便秘】

案例1：便秘

胡某,女,31岁。初诊日期：2001年1月7日。

主诉：经常便秘,面部发红色丘疹。

现病史：大便经常3～5天一次,面部及口腔周围发红色丘疹,疼痛,口中干燥觉热,小便尚可,舌苔薄质暗红,脉细较弦。

中医辨证：肺胃积热。

治法：通腑泄热。

处方：制大黄10 g，枳实10 g，黄芩10 g，山栀10 g，丹皮10 g，赤芍10 g，生地30 g，金银花30 g，白花蛇舌草30 g，知母10 g，火麻仁15 g，甘草4 g。生大黄3 g（研末吞服）。

二诊：2001年1月31日，药后大便2天一次，口腔周围丘疹消退，其他部分尚有，但口干咽燥，舌苔薄尖红，脉细，前方去山栀，加玄参15 g，连翘15 g，大腹皮10 g。

三诊：2001年3月4日，近来大便每日一次，面部丘疹尚有少许，口干，舌苔薄尖红，脉细，治再前方去大腹皮，加生薏苡仁15 g，制香附10 g。

按语：饮食入胃经消化后，水谷的精微吸收后成为营养成分，糟粕则由肠道传化而排出体外。若因各种原因致传导功能失常，糟粕不能排出则留滞在肠中产生有害物质而引起病变，出现多种症状。本病例的面部红色丘疹疼痛是由于肺胃积热而大便秘结引起，经用通腑泄热解毒，大便通畅后，症状即逐渐好转。

案例2：便秘

张某，女，36岁。初诊日期：2007年9月6日。

主诉：长期便秘、乏力。

现病史：经常大便秘结，2天一次，干燥，腹胀，矢气多，四肢乏力，纳可，小便正常，舌苔较胖有齿痕，苔薄黄，脉细。

中医辨证：脾虚热结肠中，通降失常。

治法：健脾理气，清热通腑。

处方：党参15 g，白术10 g，甘草5 g，枳实10 g，厚朴6 g，广木香6 g，槟榔15 g，生大黄10 g，桃仁10 g，火麻仁15 g，黄芩10 g。

二诊：2007年9月13日，药后大便初硬后薄，腹胀减，舌苔化，脉较细，治用前方去槟榔，加白芍10 g，郁李仁10 g。

三诊：2007年9月27日，药后大便日1～2次，腹胀除，但停药后又便秘，因服煎药不方便，要求服颗粒剂。

四诊：2007年10月11日，药后大便爽快，腹胀除，纳增，乏力改善，舌苔薄微黄，脉细。处方：制大黄10 g，枳实10 g，厚朴6 g，青皮、陈皮各10 g，党参15 g，白芍10 g，砂仁3 g，广木香6 g，桃仁10 g，火麻仁10 g。

按语：经常大便秘结的患者应注意饮食调节，多食蔬菜水果，适当运动，定时上厕所，养成按时大便的习惯，中药通便有作用，但不宜长期服用。

案例3：糖尿病，便秘

吕某，男，52岁。初诊日期：2008年7月9日。

现病史：患糖尿病已10余年，并有高血压已多年。近1个月来，大便2～3天一次，腹胀不适，口渴引饮，形体胖，舌苔薄黄，脉数。血压144/94 mmHg。

中医辨证：阴虚火旺，腑气不通，内热蕴结。

治法：先以通腑泄热，理气消胀。

处方：制大黄15 g，厚朴6 g，枳实10 g，黄连5 g，黄芩10 g，大腹皮10 g，广木香6 g，砂仁3 g，丹参15 g。用颗粒制剂冲服，日2次。

二诊：2008年7月23日，药后大便解，日1次，腹胀减，但肩、手臂有麻木感，治用前方加葛根15 g，青皮、陈皮各10 g，郁金10 g。

三诊：2008年8月6日，大便每日1次，腹已不胀，口干减，但气短乏力，舌苔黄腻，脉较细，治用前方加减。处方：制大黄10 g，黄芩10 g，黄连5 g，枳壳10 g，郁金10 g，灵芝15 g，陈皮10 g，丹参30 g。

按语：本病例服颗粒制剂后便秘、腹胀消除。颗粒制剂是中药的一种改革剂型，服用携带方便，不少患者乐意服用。中药煎剂是多种药物合在一起煎煮，可能产生另外一些作用。单味颗粒制剂是单独煎煮后做成颗粒，按处方多种药物放在一起煎煮或冲服，这是与饮片的不同点。

【多寐症】

肖某，男，52岁。初诊日期：2011年7月31日。

现病史：形体较胖，有脂肪肝、高血压。近半年来嗜睡，平时神疲乏力，入座后少顷即睡，纳可，食后腹胀，大便正常，夜尿3～4次，舌质较淡，苔薄腻，脉较细。血压140/95 mmHg。

中医辨证：脾虚湿困，痰瘀内蕴。

治法：化湿祛痰，理气活血。

处方：制厚朴6 g，茯苓15 g，制半夏10 g，炒枳壳10 g，石菖蒲10 g，郁金10 g，广木香6 g，大腹子、大腹皮各10 g，片姜黄10 g，生麻黄6 g，甘草5 g，丹参30 g，川芎10 g，虎杖30 g，泽泻15 g。

二诊：2011年9月19日，药后嗜睡减轻，咽部有黏痰，舌苔脉象如前，治用前方。

三诊：2011年10月10日，嗜睡又减轻，但食后尚感腹胀，治用前方。

四诊：2012年4月23日，嗜睡减，食后不胀，近咳嗽黏痰，下肢稍肿，小便尚多，大便如常，舌苔薄，脉较细。治以宣肺化痰，健脾益气。处方：前胡10 g，牛蒡子10 g，蝉蜕6 g，炙僵蚕10 g，甘草5 g，制半夏10 g，茯苓15 g，石菖蒲10 g，生麻黄6 g，金雀根30 g，扦扦活30 g，白术10 g，黄芪30 g，泽兰叶30 g，郁金10 g，陈皮10 g。

五诊：2012年5月7日，下肢不肿，小便多，白天嗜睡少，尚有咳嗽白色黏痰，舌苔白腻，脉较滑，治用前方去泽兰、黄芪、白术，加炙紫菀15 g，桔梗6 g。

六诊：2012年6月4日，咳嗽已减，嗜睡又好转，纳可，大小便如常，治用前方加减。处方：炙紫菀15 g，桔梗6 g，杏仁10 g，制半夏10 g，茯苓15 g，全瓜蒌15 g，牛蒡子10 g，石菖蒲10 g，蝉蜕6 g，甘草5 g，郁金10 g，麻黄6 g，陈皮10 g。

七诊：2012年8月6日，嗜睡已除，体重减轻15斤，咳少，舌苔薄，脉缓，血压115/85 mmHg。

按语：嗜睡为多寐症，历代有"嗜卧""欲卧""多眠""嗜眠"等名称，指不分昼夜，时时入睡，呼之即醒，醒后复睡。嗜睡的原因有多种，本病例主要由于脾虚湿困，痰瘀内阻而致精神困倦嗜睡。治疗用化湿祛痰，活血祛瘀之剂，方中石菖蒲和麻黄可视为治嗜睡的专药，前者有醒脑开窍之功，后者有使人兴奋的作用，《肘后备急方》中有麻黄"疗人嗜眠喜睡方"的记载，再结合辨证，配伍对应病机之药，取得较好的疗效。

【失寐】

马某，女，35岁。初诊日期：2012年7月6日。

主诉：失寐1月余。

现病史：近1月余，失眠，神清焦虑，口干，纳可，大小便如常，舌尖红，苔薄，脉细滑。

中医辨证：心肾不交。

治法：交通心肾。

处方：黄连6 g，肉桂3 g，丹参30 g，五味子10 g，甘草5 g，制香附10 g，炒枣仁10 g，灵芝30 g，茯苓15 g，景天三七30 g。

二诊：2012年7月13日，药后寐较好，仍有口干，舌苔薄，尖红，脉细滑，治用前方。

三诊：2012年7月27日，寐较安，焦虑好转，治用前方，加麦冬10 g，合欢花10 g，太子参15 g。

按语：失寐是常见病证，中医药调治有一定的疗效。有些失寐病例不易取效，除按辨证治疗外，患者应注意日常作息规律，心胸宽广，克服焦虑。

【头痛】

案例1：头痛

睦某，女，46岁。初诊日期：2005年11月14日。

主诉：头痛阵作已3年多。

现病史：患者有高血压史已久，3年前起头痛阵作，服降压药未减轻，口干，大便干结不爽，小便尚可，尿常规：尿中有红细胞7~8个/HP，舌苔黄腻尖红，脉细弦。血压135/90 mmHg。

中医辨证：肝阳上亢，湿热蕴阻。

治法：平肝清化。

处方：白蒺藜 15 g，夏枯草 10 g，双钩藤 30 g，黄芩 10 g，丹皮 10 g，白茅根 30 g，葛根 15 g，陈皮 10 g，茯苓 15 g，制半夏 10 g，厚朴 6 g，生薏仁 30 g，丹参 30 g。

二诊：2005 年 11 月 21 日，头痛发作减轻，舌苔黄腻较化，质红，口干，脉细弦，治以前方去厚朴、制半夏，加生地 15 g，决明子 10 g，甘菊花 10 g。

三诊：2005 年 11 月 28 日来诊，诉头痛发作已少，尿中红细胞 2～3 个 /HP，白细胞 2～3 个 /HP，血压 120/80 mmHg，舌苔薄尖红，脉细缓，病情好转，治以前方续进。

四诊：2006 年 1 月 9 日，头痛已 1 月余未作，血压 102/74 mmHg，纳可，大便正常，舌苔薄尖红，口干，脉细。尿红细胞 2～4 个 /HP，尿白细胞（+），小便无不适，腰酸，治用前方加减。处方：生地 15 g，黄柏 10 g，土茯苓 30 g，生地榆 15 g，鹿衔草 30 g，桑寄生 30 g，川牛膝 15 g，白蒺藜 15 g，葛根 15 g，白茅根 30 g，黄芩 10 g，蒲公英 30 g，甘草 4 g。

按语：头痛与高血压有一定的关系，本病例高血压服降压药后血压已较平稳，但 3 年来头痛阵作未见好转。来中医就诊时的脉证，按辨证为肝阳上亢，湿热蕴阻。用白蒺藜、钩藤、夏枯草、黄芩、丹皮以平肝清热；用茯苓、半夏、薏苡仁、厚朴以化湿。服药后头痛发作逐渐减少，取得了一定疗效。

案例 2：头痛

朱某，男，33 岁。初诊日期：2011 年 9 月 25 日。

现病史：右侧头痛已久，经常发作，易感冒。近又感冒鼻流涕，咽痛，项背痛手臂麻，腰酸，头痛又作，纳呆，大小便尚可，夜寐差，舌苔薄腻尖红，脉细弦。

中医辨证：风热犯肺，肺气不宣，风入太阳、阳明经致气血运行受阻。

治法：辛凉清解，祛风通络。

处方：荆芥、防风各 10 g，葛根 15 g，金银花 30 g，黄芩 10 g，射干 10 g，桔梗 6 g，蒲公英 30 g，生山栀 10 g，蔓荆子 10 g，白芷 6 g，川芎 10 g，威灵仙 10 g，徐长卿 15 g，鹿衔草 30 g，桑寄生 30 g，陈皮 10 g，甘草 4 g。

二诊：2011 年 10 月 7 日，药后鼻流涕少，咽痛除，头痛，项背酸痛，手臂麻减轻，舌苔薄质红较淡，脉细，纳增，大便日一次，小便利，治用前方加减，去山栀、蒲公英、桔梗、黄芩，加辛夷 6 g，炙僵蚕 10 g。

三诊：2011 年 10 月 23 日，停药 1 周后头痛，项背痛，手臂麻又作，鼻流涕尚有但较前少，舌苔薄尖红，脉较滑，大小便尚可，治用前法。处方：防风 10 g，葛根 20 g，川芎 10 g，白芷 6 g，蔓荆子 10 g，威灵仙 15 g，徐长卿 15 g，辛夷 6 g，赤芍 15 g，延胡索 10 g，射干 10 g，桔梗 6 g，甘草 4 g，金银花 30 g，羌活 6 g。

按语：《素问·太阴阳明论》谓："伤于风者，上先受之。"风邪多犯上部可致头痛。本病例的偏头痛发作，感冒是诱因，是由于风邪侵袭所致。治疗时以祛风为主，但须分清风寒和风热，本病例属风热证，故祛风时并用清热之剂。

【耳鸣】

案例1：耳鸣

陈某,女,41岁。初诊日期：2001年9月10日。

现病史：两耳鸣,腰酸乏力已1年,纳可,大小便正常,舌苔薄,脉濡。

中医辨证：肾气亏虚。

治法：补肾益气。

处方：熟地30 g,制首乌15 g,枸杞子15 g,炙甘草5 g,淮牛膝15 g,杜仲15 g,桑寄生30 g,党参15 g,炙黄芪30 g,茯苓15 g,白术10 g,葛根30 g,石菖蒲10 g,砂仁3 g,陈皮10 g。

二诊：2001年10月5日,药后耳鸣较减,其他情况好转,治用前方去石菖蒲、白术,加川断10 g,白芍15 g。

三诊：2001年10月17日,患者诉耳鸣、腰酸有好转,要回香港,求处方带回续服,舌苔脉象如前。处方：熟地15 g,淮牛膝10 g,桑寄生30 g,鹿衔草30 g,仙灵脾15 g,当归10 g,炙黄芪30 g,枸杞子10 g,制首乌15 g,茯苓15 g,炒枳壳10 g,杜仲15 g,甘草5 g。

按语：耳鸣的辨证首先要分清虚实：实证起病急骤,症状明显,多因感受外邪所致；虚证起病缓,病程长,多因正气亏虚所致。本例属于虚证耳鸣,服药后症状减轻,有一定的疗效。

案例2：耳鸣

戚某,男,61岁。初诊日期：2006年7月12日。

主诉：右耳耳鸣8年。

现病史：8年来,右耳耳鸣,经五官科检查为神经性耳鸣。纳可,大便正常,小便多,舌苔薄尖红,脉缓。血压120/80 mmHg。

中医辨证：肾气亏虚。

治法：补肾益精,化瘀通络。

处方：熟地30 g,制首乌15 g,枸杞子15 g,熟女贞10 g,丹参30 g,川芎6 g,当归10 g,葛根30 g,覆盆子15 g,灵磁石30 g。

二诊：2006年8月2日,药后耳鸣减轻,治用前方加山茱萸10 g续进。

三诊：2006年8月17日,耳鸣减轻,小便亦减少,纳可,大便正常,舌苔薄质红,脉缓。血压130/80 mmHg,治用以前方续进。

四诊：2006年10月18日,耳鸣时轻时甚,寐欠佳,小便正常,舌苔薄质暗红,脉缓。治用前方加白蒺藜15 g,夜交藤30 g。

五诊：2007年11月8日,耳鸣好转,寐食可,大小便正常,咽部不适,舌苔薄,脉缓,治用前方去夜交藤,加木蝴蝶6 g。

按语：耳鸣是自觉耳内鸣响，患者自诉耳内如有蝉鸣声，或如潮水声。耳鸣原因较多，主要分为内伤和外感两类，临床辨证一般主要分虚证和实证。本例患者耳鸣日久，属于虚证，以益肾补精为主，佐以活血通络之剂，药后症状好转。

【突发性耳聋】

案例1：突发性耳聋

张某，女，58岁。初诊日期：2008年11月4日。

现病史：患者自诉5天前起右耳突然失聪，听不到声音，并有低热，头胀痛，鼻塞不通，纳可，大小便尚可，舌苔薄黄，咽部红，脉细滑。

中医辨证：风热犯肺，肺气失宣，耳窍之络受阻不通。

治法：疏风清热，宣肺通络。

处方：荆芥10 g，辛夷6 g，牛蒡子10 g，细柴胡10 g，葛根15 g，甘菊花10 g，黄芩10 g，白芷6 g，白花蛇舌草30 g，金银花30 g，连翘15 g，山栀10 g，川芎10 g，赤芍10 g，陈皮10 g。

二诊：2008年11月12日，药后低热退，鼻塞通，右耳失聪明显好转，舌苔薄黄，脉细，治用前方加丹参。

三诊：2008年11月20日，随访患者自诉诸症消除，右耳听力正常。

按语：耳聋证可分为两类：一为虚证，属脾肾亏虚，肝血不足，多起病缓慢；一为实证，多由于感受外邪或痰瘀阻滞，肝火肝阳上亢，在临床上亦可有虚实夹杂证。本病例为实证耳聋，由于风热之邪犯肺所致。肺络会于耳中，肺受风热之邪致窍与络闭，窍闭则鼻塞不通，络闭则耳聋失聪，治以疏风清热，宣肺通络而取得疗效。

案例2：突发性耳聋

赵某，女，45岁。初诊日期：2011年9月22日。

主诉：突发性耳聋，以右耳为甚。

现病史：曾住院用丹参针静脉滴注和高压氧舱治疗，症状有所好转，但右耳仍欠聪，头晕腰酸，夜寐欠佳，口干，舌红少苔，脉细，血压110/82 mmHg。

中医辨证：肾阴亏虚，气虚瘀滞，耳窍欠聪。

治法：滋补肾阴，益气通络开窍。

处方：生地、熟地各5 g，制首乌15 g，枸杞子15 g，生牡蛎30 g，葛根20 g，石菖蒲10 g，丹参30 g，赤芍、白芍各10 g，川芎6 g，黄芪30 g，太子参15 g，潼蒺藜、白蒺藜各10 g，枳壳10 g，甘草4 g，茯苓15 g。

二诊：2011年9月28日，药后上述情况好转，舌苔脉象如前，治用前方续进，去潼白蒺藜、赤芍、白芍，加天麻6 g。

三诊：2011年10月12日，右耳渐聪，头晕好转，寐可，舌苔薄尖红，脉细，治用前方出入。处方：生地、熟地各5g，葛根20g，制首乌15g，枸杞子15g，生牡蛎30g，天麻6g，杜仲10g，熟女贞10g，石菖蒲10g，黄芪30g，白芍15g，五味子10g，丹参30g，陈皮10g，甘草4g，砂仁3g（后下）。

按语：耳聋多伴有耳鸣，中医辨证有虚证和实证之别。虚证耳聋起病缓慢，听力逐渐下降，病程长，多由于肾精亏虚，气血不足，耳窍失于濡养所致；实证耳聋起病急，往往呈突发性，多由于痰火内扰，气滞血瘀，湿热内蕴等。该病例为突发性耳聋，经治疗有所好转，但右耳失聪伴有肾阴亏虚的情况，腰酸头晕，口干，舌红少苔，故治疗应虚实兼顾，一方面滋补肾阴，一方面通络开窍，药后右耳渐聪而其他症状亦好转。

【足跟痛】

顾某，男，49岁。初诊日期：2005年6月24日。

现病史：足跟痛已3月，局部无红肿，行走尚可，纳可，大小便如常，舌苔薄质暗红，脉缓。

中医辨证：肾虚血瘀，络脉不利。

治法：补肝肾，活血通络祛风。

处方：熟地30g，淮牛膝15g，当归10g，赤芍10g，丹参30g，川断10g，虎杖30g，稀莶草30g，卫矛30g，徐长卿15g，透骨草30g，威灵仙10g。

二诊：2005年7月15日，服药后足跟痛好转，治用前方加黄芪30g，泽兰30g。

三诊：2005年7月29日，足跟痛已明显好转，但药后脘胀不适，治用前方加砂仁3g，广木香6g。

四诊：2005年8月12日，足跟已不痛，劳累后有痛，脘部不胀，但纳不旺，大小便如前，舌苔薄脉缓，治用前方出入。处方：淮牛膝15g，川断10g，当归10g，赤芍10g，杜仲15g，桑寄生30g，独活6g，鸡血藤30g，徐长卿10g，虎杖30g，甘草4g，炙鸡内金10g，砂仁3g，枳壳10g。

按语：足跟痛是临床上常见病，一般有两种情况：一种是虚证，由于肝肾亏虚和气血不足；一种是外感风寒湿所致。临床所见足跟痛以肝肾亏虚证较多，或兼有外感风寒湿证，但轻重程度有不同。本病例属于虚证，劳累后痛作，治疗以调补肝肾，益气养血为主，佐以祛风湿通络，服药1月余而症状消除。

【腰痛腹胀】

龚某，男，50岁。初诊日期：1998年5月1日。

现病史：右侧腰部疼痛，右上腹胀不适已1个月。发病之前有劳伤史，下腹部有时作胀，矢气多，纳可，大便日一次，小便如常，腹软，肝脾未扪及，右上腹有轻度压痛，肾区无叩痛，舌苔薄，舌背青筋明显，脉细较弦。CT检查：右肾瘀血。血压

132/95 mmHg。

中医辨证：肾脉瘀阻,血瘀气滞。

治法：理气化瘀。

处方：细柴胡6 g,当归10 g,桃仁10 g,红花6 g,青皮10 g,延胡索10 g,甘草4 g,枳壳10 g,制大黄6 g,乌药10 g,参三七粉4 g(1～2次吞)。

二诊：1998年5月17日,药后大便次数较多,腹胀减,腰部仍有隐痛,前方去制大黄、枳壳,加三棱10 g,莪术10 g,制香附10 g。

三诊：1998年6月11日,症状明显好转,右侧腰部和腹部偶有不适,再以理气化瘀。处方：细柴胡6 g,当归10 g,红花6 g,桃仁10 g,延胡索10 g,甘草5 g,川芎6 g,赤芍10 g,枳壳10 g,丹参15 g,郁金10 g。

按语：本病例由于劳伤,瘀血阻滞,气机不畅而出现腰痛,腹胀,应用活血化瘀理气之剂,药证相符,服药后症状渐好转而消除。

【腰酸】

徐某,男,54岁。初诊日期：2005年7月15日。

主诉：腰酸3周。

现病史：自诉腰背酸胀不适已3周,曾经检查尿常规正常,肾功能亦正常。B超检查两肾无异常,纳可,大小便正常,舌苔薄,脉缓较细。

中医辨证：肾气亏虚。

治法：补肾壮腰。

处方：熟地15 g,杜仲10 g,淮牛膝10 g,鹿衔草30 g,桑寄生30 g,川断10 g,当归10 g,鸡血藤30 g,枳壳10 g,甘草5 g。

二诊：2005年7月22日,药后自觉情况好转,前方加仙灵脾30 g,枸杞子15 g,甜苁蓉15 g。

三诊：2005年9月2日,诉腰酸已明显好转,但劳累后有阳痿,治再以补肾为主,前方续进。

按语：腰酸是常见的症状,原因多,排除各器质病变,一般为劳累过度所致。腰为肾之府,腰酸多与肾虚有关。本病例即属此,除适当注意避免过度劳累外,服补肾之剂有一定的疗效。

【更年期综合征,阴道炎,支气管炎】

景某,女,50岁。初诊日期：2006年12月29日。

现病史：月经已断2年,经常颜面潮红易出汗,支气管炎反复发作已10年,近2周来咳嗽痰少,腰酸,带下色红,小便短数,解时有热感,颜面潮红汗出,口干,纳可,有时腹胀,矢气多,大便不爽,舌苔薄腻,脉细较弦。

西医诊断：更年期综合征,阴道炎,支气管炎。

中医辨证：年过半百肺肾亏虚,易受邪侵,肺失宣肃,肝郁气滞,湿热下注。

治法：先予治标,宣肺化痰,疏肝理气,清化湿热。

处方：牛蒡子10 g,桔梗6 g,杏仁10 g,射干10 g,鱼腥草30 g,甘草4 g,细柴胡10 g,制香附10 g,青皮、陈皮各10 g,黄芩10 g,黄柏10 g,乌药10 g,蒲公英30 g,白蒺藜10 g,丹皮10 g。

二诊：2007年1月12日,药后情况好转,咳已明显减轻,治用前方去牛蒡子、杏仁、甘草,加延胡索10 g,椿根皮15 g,桑寄生30 g。

三诊：2007年2月2日,情况明显好转,咳少,尚有腰酸,带下色黄,腹胀矢气多,颜面潮红减轻,舌苔薄,脉细,治用前方出入。处方：黄柏10 g,土茯苓30 g,乌药10 g,黄芩10 g,鹿衔草30 g,桑寄生30 g,蒲公英30 g,桑寄生30 g,广木香6 g,枳壳10 g,青皮、陈皮各10 g,白芍10 g,射干10 g,丹皮10 g。

按语：患者年过半百,肺肾亏虚,虚火上炎而颜面潮红,易出汗;肺气虚,易受外邪侵袭而反复咳嗽;肝郁气滞,湿热下注而出现腹胀,矢气多,阴部痒而有带下,小便短赤,证属虚实夹杂,本虚标实,以实证为主。先以治标,药后症状明显改善,取得较好疗效。

【盆腔炎,低热盗汗】

吴某,女,33岁。初诊日期：1月2日。

主诉：低热盗汗1周。

现病史：患者2周前高热腰痛,带下色黄,诊断为急性盆腔炎,经抗生素等治疗后情况好转,但目前仍有低热,盗汗,脘闷纳呆,下腹部隐痛,左侧腰部冷痛,带下色黄量不多,大小便尚可,口干不多饮,神疲乏力,舌苔黄腻尖红,脉细数。

中医辨证：湿热毒瘀蕴阻下焦,经治疗后邪势渐衰,但湿热瘀仍羁留不清,正气损耗。

治法：和解清化湿热瘀。

处方：细柴胡10 g,黄芩10 g,川楝子10 g,延胡索10 g,金银花30 g,蒲公英30 g,败酱草30 g,鹿衔草30 g,黄柏10 g,赤芍15 g,乌药10 g,甘草4 g,枳壳10 g,桑叶15 g,制半夏10 g,青皮、陈皮各10 g。

二诊：1月9日,药后情况好转,低热退,胸闷减,下腹部酸痛轻,带下少,汗仍有,口干,舌红,中少苔,脉细数,纳可,大小便尚可,湿热瘀渐化,但气阴亏虚,治再以前方加入益气养阴之品。处方：太子参15 g,黄芪30 g,石斛15 g,地骨皮30 g,甘草4 g,五味子10 g,丹参30 g,丹皮10 g,延胡索10 g,黄柏10 g,桑叶15 g,乌药10 g,白花蛇舌草30 g,蒲公英30 g,青皮、陈皮各10 g,黄芩10 g,金银花30 g。

三诊：1月30日,服上方2周,情况继续好转,腹不痛,带下少,盗汗已减,纳可,大小便如常,一般情况好,但舌苔又较腻,尖红,脉较细,治再以清化。处方：黄柏10 g,土茯苓30 g,败酱草30 g,金银花30 g,川楝子10 g,延胡索10 g,丹参30 g,甘草4 g,乌药10 g,青皮、陈皮各10 g,白花蛇舌草30 g,生薏苡仁30 g。

按语：感染高热患者,在病变发展期病邪是矛盾的主要方面,治疗以祛邪为主,本病例为盆腔急性感染病变,用抗生素治疗,病情得到控制,但患者仍感不适,低热不退,夜寐盗汗,下腹部隐痛,胸闷纳呆,舌苔黄腻。按辨证为邪势渐退,余邪未清。由于邪热耗伤正气,机体内部失去平衡,而出现各种症状,临床辨证多为虚实夹杂。根据正虚邪实的不同情况,确定继续祛邪或扶正,或应兼顾。本病例初诊时邪势已渐退,仍以邪实为主,故治疗以和解清化湿热瘀。服药后症状改善而出现气阴虚的症状,故加用益气养阴之剂,使病情进一步好转。

【产后自汗盗汗】

陈某,女,28岁。初诊日期：1989年10月3日。

现病史：初产后因天气炎热每日洗澡,之后即感到背部寒冷,自汗盗汗多,已2月余。口干苦,纳呆乏味,时有泛恶,大便溏薄,每日1～2次,心跳快,寐欠佳,舌苔腻,质较胖,脉数。

中医辨证：产后气血不足,寒湿侵入,营卫不和,湿阻中焦,脾运化失常。

治法：调和营卫,益气固表,健脾化湿。

处方：桂枝10 g,炒白芍10 g,甘草4 g,黄芪30 g,党参15 g,炒白术10 g,五味子6 g,细柴胡6 g,厚朴6 g,制半夏10 g,陈皮10 g。

二诊：1989年10月10日,药后情况好转,自汗盗汗减少,腹中适,大便日2次,泛恶减少,纳增,腰酸,带下色黄,舌苔腻,舌质较红,脉较缓和。治用前方出入。处方：桂枝10 g,炒白芍15 g,炒白术15 g,炒枳壳10 g,黄芪30 g,党参15 g,淮山药15 g,茯苓15 g,鹿衔草30 g,淮牛膝10 g,炒乌贼骨15 g,椿根皮15 g,黄柏10 g,桑寄生30 g,陈皮10 g。

三诊：1989年11月9日,情况好转后停药,背部又感寒凉,夜寐盗汗、自汗,时有腹痛大便溏泄1～2次,肠鸣矢气多,带下色黄,舌苔厚腻,脉细。治用前方出入。处方：桂枝10 g,炒白芍10 g,黄芪30 g,炒白术15 g,甘草4 g,黄柏10 g,椿根皮15 g,煅牡蛎30 g,炒乌贼骨15 g,广木香6 g,延胡索10 g,炒山楂、炒神曲各15 g,五味子6 g。

四诊：1990年1月6日,服药后,情况又好转。患者怕服中药,故停药1个月后,又感背寒而盗汗,但较前已减轻,腰酸乏力,2日来又腹痛大便溏,日一次,舌苔薄质较胖,脉细数,带下已少,小便如常。治用调和营卫,健脾补肾,佐以理气和中。处方：桂枝10 g,炒白芍10 g,炒白术10 g,炒枳壳10 g,淮牛膝10 g,桑寄生30 g,杜仲15 g,当归10 g,黄芪30 g,广木香6 g,砂仁3 g,炒山楂、炒神曲各15 g,五味子

10 g,炒枣仁10 g,甘草4 g。

按语:该病例产后气血亏虚,卫气不固,寒湿侵入而背寒,自汗盗汗,脾虚湿阻而纳呆,便溏,治以调和营卫,益气固表,健脾化湿。服药后情况有好转,但患者不能坚持长期调治,导致病情反复,继续服药又取得疗效。

【子宫肌瘤,月经过多】

沙某,女,38岁。初诊日期:1998年5月1日。

现病史:有子宫肌瘤,近期检查较前增大。月经量多,色鲜红,有少量血块已一周,腹隐痛,纳呆泛恶,口干引饮,大便2天未解,小便欠利,舌苔黄腻,舌形较胖,脉细数。

中医辨证:热伏冲任,迫血妄行。

治法:清热凉血和胃。

处方:炒荆芥10 g,炒黄芩10 g,生地20 g,丹皮10 g,制大黄6 g,地榆炭10 g,侧柏叶15 g,仙鹤草30 g,黄连3 g,制半夏10 g,陈皮10 g。

二诊:1998年5月7日,药后大便解,纳可,泛恶除,月经量减少,舌苔黄腻,脉较缓和,治用前方去黄连、丹皮,加炒白芍10 g,煅牡蛎30 g,炒乌贼骨10 g,另吞服云南白药。

三诊:1998年5月14日,月经已少,大便日1次,口干减,头晕乏力,舌苔薄黄,脉细,失血过多,气血亏虚。处方:炒荆芥10 g,炒黄芩10 g,生地20 g,仙鹤草30 g,炒白芍10 g,当归10 g,太子参10 g,丹皮10 g,陈皮10 g,地榆炭10 g,煅牡蛎30 g。

按语:患者子宫肌瘤逐渐增大,月经量过多与此有关。根据月经量多,色鲜红,口干引饮,大便秘结,舌苔黄腻,脉细数等临床表现,中医辨证为热伏冲任,迫血妄行,湿热阻滞胃肠。治以清热凉血止血,化湿和胃取得较好疗效。

【月经淋漓不尽】

朱某,女,34岁。初诊日期:2014年7月14日。

现病史:患者每次月经来潮时提前4～5天,月经来后淋漓不尽10天才干净,平时易感冒,胸闷气短乏力,纳可,大便溏薄,舌淡红苔薄,脉细。

中医辨证:失血过多,气血亏虚。

治法:益气养血。

处方:党参15 g,炙黄芪30 g,当归10 g,白术10 g,炙甘草5 g,熟地15 g,旱莲草30 g,熟女贞10 g,炒白芍10 g,黄精15 g,枸杞子10 g,淮山药15 g,杜仲15 g,炒枳壳10 g。另吞服乌鸡白凤丸。

二诊:2014年8月18日,服中药1个月,这次月经来一周即净,胸闷气短乏力好转,治用前方出入。处方:党参15 g,白术10 g,炙黄芪30 g,当归10 g,旱莲草

30 g,炙甘草5 g,熟地15 g,砂仁5 g,淮山药15 g,枸杞子10 g,茯苓15 g,炒枳壳10 g。

三诊：2014年9月15日,这次月经来量不多,8天干净,纳可,大便不薄,苔脉如前,治用前方出入。处方:党参15 g,白术10 g,茯苓15 g,甘草5 g,当归10 g,白芍10 g,淮山药30 g,枸杞子10 g,旱莲草30 g,炒枳壳10 g,制香附10 g,熟女贞10 g,杜仲15 g,陈皮10 g。

四诊：2014年9月29日,一般情况尚好,有时头晕,纳可,大便日2～3次,较薄,舌苔薄脉细,血红蛋白75 g/L,红细胞4.09×10^{12}/L,治用前方加黄芪30 g,桑椹30 g,炒山楂、炒神曲各15 g。

五诊：2014年10月8日,自觉月经来正常无不适,但腰酸,纳可,大便正常,复查血红蛋白升至110 g/L,红细胞4.77×10^{12}/L,舌苔薄,脉细,治用前方出入。处方:党参15 g,炙黄芪30 g,当归10 g,白芍10 g,熟地15 g,桑椹30 g,鸡血藤30 g,白术10 g,熟女贞10 g,旱莲草30 g,灵芝30 g,仙灵脾30 g,枸杞子10 g,陈皮10 g。

六诊：2014年10月27日,情况好,腰酸减轻,头不晕,纳可,大便正常,小便尚可,舌苔薄,脉细,治用前方。

七诊：2014年12月12日,情况如前,大便较薄,治用前方去熟地、熟女贞。

按语：本病例月经每次提前,拖延时间长,淋漓旬日才干净,因而导致失血过多而气血亏虚,出现气短乏力等症。治以益气养血取得疗效。患者脾虚,在服药期间时有大便溏薄,可能与应用滋阴养血的熟地、黄精有关。

膏 方 医 案

　　膏方是中医药冬令调补身体的一种剂型,一般称膏滋药。这种剂型有利于贮藏和方便服用,可以较长时间服用。膏方须按辨证论治原则制定。一般按脏腑辨证、标本兼顾,扶正祛邪,以扶正为主,调理机体内部的不平衡状态。来开膏方的患者多数有慢性疾病,因此,膏方虽以补为主,但必须兼顾治疗原有的慢性疾病。膏方服用时间较长,用药应比较缓和,不宜过于猛烈。同时,应注意脾胃的运化功能,膏方所用的部分药物可能比较滋腻,为了避免影响消化功能,处方中可加入理气和胃之品。

案例1：鲍某,女,24岁。初诊日期：2003年冬。

现病史：患哮喘、鼻衄已多年,平时经常发作。由于患者禀赋薄弱,肺气不足,卫外不固,易受外邪侵袭,致哮喘、鼻衄反复发作。病久肾气亏虚,更使病变不易治愈。目前一般情况尚可,大便不爽,小便如常,舌苔薄尖红,脉细。治宜滋补肺肾,益气养血,佐以祛风。时值冬令,制成膏滋药以缓图之。

处方：生地、熟地各50 g，山茱萸150 g，仙灵脾200 g，制首乌150 g，枸杞子200 g，坎气20条，黄芪200 g，生晒参100 g，党参200 g，当归150 g，白芍150 g，熟女贞200 g，桑椹200 g，防风150 g，白术150 g，辛夷100 g，白芷80 g，红枣200 g，五味子100 g，灵芝200 g，甘草60 g，黄精150 g，陈皮150 g。

服法：上药浓煎去渣取汁，加驴皮胶400 g，胡桃肉250 g，白冰糖500 g收膏。每日早晚各1匙，用开水烊化后服。

二诊：2004年冬又来诊治，要求再服膏滋药，谓去年服膏滋药后，1年来哮喘发作明显减少，一般情况亦较前为好，因此再想服膏滋药。既然上方有效，再用原方1剂。

三诊：2005年12月5日又来诊治，患者谓今年1年哮喘未发作，鼻鼽症状亦明显减轻，为了巩固疗效，再要求服膏滋药。目前一般情况良好，但今年以来，月经来潮时有腹痛，仍按原方再加制香附150 g，延胡索150 g以理气止痛。

按语：鼻鼽的主要症状是流涕多，为西医所谓的过敏性鼻炎，哮喘和鼻鼽是临床常见病症，皆是不易根治的病症。该病例冬天服膏滋药，一方面调补身体，一方面使所患的慢性病得到缓解。该膏方的治法是标本兼顾，重点是扶正固本为主。患者能坚持3个冬天连续服用而取得效果。

案例2：孙某，女，32岁。初诊日期：2010年11月19日。

现病史：婚后1年未孕，纳呆，腹胀，怕冷，夜寐汗出，大小便尚可。

中医辨证：脾肾亏虚，气血不足。

治法：健脾益气，养血补肾。

处方：党参200 g，炒白术150 g，炒枳壳150 g，炙甘草60 g，黄芪200 g，当归150 g，白芍150 g，枣仁150 g，五味子100 g，浮小麦150 g，碧桃干150 g，熟地200 g，砂仁60 g，炙鸡内金150 g，谷芽、麦芽各150 g，青皮、陈皮各100 g，杜仲150 g，桑寄生250 g，生晒参50 g，制香附150 g，仙灵脾150 g，菟丝子200 g，丹参200 g，淮山药200 g，川断150 g，灵芝200 g，川芎100 g，枸杞子150 g，制首乌150 g，红枣150 g，山茱萸150 g，驴皮胶350 g，桂圆肉150 g，胡桃肉150 g，白冰糖400 g收膏。

服法：每日早晚各服1次，每次1调匙，开水冲服。

二诊：2013年11月。前年冬季服膏滋药后情况良好，第二年即怀孕，今年4月生下一儿。产后经常感冒且口腔溃疡反复发作，口干，咽部充血不适，大便3～4天一次，小便尚可，舌苔薄尖红，脉细。

中医辨证：气阴两虚而有内热。

治法：益气养阴清热。

处方：生晒参80 g，山茱萸150 g，淮牛膝200 g，西洋参80 g，黄连50 g，炙鸡内金150 g，黄芪200 g，枸杞子200 g，炒枳壳150 g，北沙参150 g，杜仲200 g，火麻仁150 g，党参200 g，熟女贞150 g，陈皮150 g，白术150 g，黄精200 g，红枣100 g，茯苓

200 g, 白芍 200 g, 防风 100 g, 炙甘草 60 g, 灵芝 200 g, 柏子仁 150 g, 生地、熟地各 50 g, 鹿衔草 250 g, 谷芽、麦芽各 150 g, 淮山药 200 g, 桑寄生 250 g, 制香附 150 g。

上方浓煎去渣, 取汁, 加陈阿胶 350 g, 白冰糖 400 g, 胡桃肉 150 g, 白莲肉 150 g, 桂圆肉 100 g 收膏。

服法： 每日早晚各服 1 次, 每次 1 调匙, 开水冲服。

案例 3：周某, 女, 52 岁。初诊日期：2012 年 11 月 12 日。

现病史： 患者有尿路感染病史, 多年来经常反复发作。近感小腹胀, 小便短数, 尿中有少量红细胞, 纳呆, 大便溏薄, 舌胖有齿痕, 苔薄脉细。证属脾肾气虚功能失常, 肝郁气滞, 时值冬令, 以膏滋药调治, 培补脾肾, 疏肝理气。

处方： 党参 200 g, 白术 150 g, 茯苓 150 g, 炙甘草 60 g, 生晒参 60 g, 灵芝 200 g, 炙黄芪 200 g, 熟地 150 g, 淮山药 200 g, 杜仲 150 g, 山茱萸 150 g, 枸杞子 200 g, 鹿衔草 300 g, 桑寄生 300 g, 淮牛膝 150 g, 细柴胡 100 g, 制香附 150 g, 熟女贞 150 g, 旱莲草 200 g, 仙灵脾 200 g, 炒枳壳 150 g, 砂仁 60 g, 炒枣仁 150 g, 五味子 100 g, 青皮、陈皮各 100 g, 谷芽、麦芽各 150 g, 乌药 100 g, 景天三七 200 g, 红枣 150 g, 覆盆子 200 g, 茜草根 150 g, 仙鹤草 300 g。

上药浓煎去渣取汁, 加驴皮胶 400 g, 胡桃肉 100 g, 桂圆肉 100 g, 白冰糖 400 g 收膏。

服法： 每日早晚各 1 次, 每次 1 匙, 开水烊化后服。凡遇感冒、伤食、腹泻时暂停, 症状消除后继续服。

二诊： 2013 年 11 月 8 日, 去年冬季服膏滋药后, 一般情况好, 今年尿路感染发作减少。目前感腰酸乏力, 小便有时失禁, 纳不旺, 大便正常, 舌较胖苔少, 脉濡细。根据脉症情况仍以脾肾亏虚为主, 肝郁气滞情况不明显。要求继续服膏滋药调补, 治用前方加减。

处方： 党参 200 g, 生晒参 100 g, 白术 150 g, 炙黄芪 200 g, 杜仲 150 g, 黄精 150 g, 枸杞子 200 g, 菟丝子 250 g, 益智仁 100 g, 覆盆子 200 g, 灵芝 200 g, 炙甘草 60 g, 桑寄生 300 g, 淮牛膝 150 g, 炒枳壳 150 g, 炙鸡内金 150 g, 茯苓 200 g, 红枣 150 g, 五味子 100 g, 炒枣仁 150 g, 制香附 150 g, 旱莲草 200 g, 景天三七 200 g, 乌药 100 g, 仙灵脾 200 g, 熟地 200 g, 山茱萸 100 g, 谷芽、麦芽各 100 g。

另加驴皮胶 350 g, 白冰糖 400 g, 胡桃肉 150 g, 桂圆肉 150 g, 制方法和服法同前。

按语： 该病例尿路感染反复发作已久, 发作时表现小便频数不爽, 多数属于湿热蕴阻下焦, 膀胱气化失常; 缓解时小便尚感不适短数或有失禁, 小腹胀等。由于体虚中气下陷或由于肝郁气滞、膀胱功能失常, 治以扶正调理。该患者连续几年以膏滋药扶正调理, 取得一定的疗效。

案例4：郭某，男，35岁。初诊日期：2012年12月28日。

现病史：患IgA肾病，经常咽部不适，咽红口干，腰部酸楚，尿中有少量蛋白、红细胞，舌红苔薄，脉缓。肺肾阴亏、虚火上炎，治以益肾清肺，滋阴降火化瘀。

处方：生地、熟地各50 g，丹皮150 g，黄柏150 g，知母150 g，生甘草80 g，西洋参50 g，玄参150 g，北沙参150 g，西青果150 g，麦冬100 g，牛蒡子150 g，射干150 g，旱莲草200 g，熟女贞200 g，枸杞子150 g，制首乌150 g，山茱萸150 g，白花蛇舌草300 g，陈皮150 g，茯苓200 g，金雀根300 g，景天三七250 g，白茅根300 g，石斛200 g，枳壳150 g，小蓟300 g，仙鹤草250 g，黄芪300 g，黄精200 g。

上药浓煎去渣取汁，加阿胶250 g，龟板胶100 g，冰糖350 g，白莲肉100 g，胡桃肉100 g收膏。

二诊：2013年11月15日，自诉去年服膏滋药后情况较好，虽尚有咽部不适，尿中时有少量蛋白和红细胞，但1年来无感冒发热情况，舌苔薄质较红，脉较细。再以去年膏方为基础随症加减。

处方：生地、熟地各50 g，丹皮150 g，北沙参200 g，生晒参100 g，山茱萸150 g，淮山药200 g，枸杞子100 g，鹿衔草200 g，桑寄生200 g，淮牛膝150 g，炙僵蚕200 g，石韦200 g，景天三七200 g，黄精150 g，炙黄芪300 g，党参250 g，杜仲150 g，旱莲草200 g，白茅根200 g，炒槐花150 g，仙鹤草300 g，炙甘草60 g，西青果100 g，炒枳壳150 g，芡实200 g，红枣150 g，青皮、陈皮各100 g，潼蒺藜150 g，白术150 g，茯苓200 g，制首乌150 g，黄柏100 g，知母100 g。

加阿胶250 g，参三七粉80 g，冰糖400 g，胡桃肉150 g收膏。

服法：早晚各1匙，开水冲服。

按语：不少IgA患者有咽部不适，感冒后症状加重，咽痛血尿增多，中医辨证主要由于肺肾亏虚易感外邪。因此正虚是矛盾的主要方面，须扶正以增强抗病能力。去年冬季服膏滋药调补以来自觉情况较前好转。

案例5：杨某，女，33岁。初诊日期：2013年11月1日。

现病史：患者小便频数，小腹胀已久，平时寐差，胃中不适，大便有时溏薄，口腔溃疡反复发作，口干，舌红，少苔，脉细。时值冬令，要求服膏滋药调治，拟益肾滋阴清火，补气健脾和胃，缩尿。以六味地黄汤、补中益气汤、缩泉丸等随症加减组成膏方。

处方：生地、熟地各50 g，山茱萸150 g，淮山药250 g，炙甘草60 g，生晒参80 g，西洋参80 g，黄连60 g，黄柏100 g，肉桂50 g（后入），白芍200 g，乌药150 g，制香附150 g，益智仁150 g，桑螵蛸150 g，炒枣仁150 g，五味子100 g，菟丝子200 g，覆盆子200 g，炙黄芪150 g，陈皮150 g，砂仁60 g（后入），龙骨200 g，煅牡蛎300 g，炒枳壳150 g，枸杞子200 g，制首乌150 g，合欢花100 g，延胡索150 g，当归150 g，

珠儿参100 g,知母150 g,红枣100 g,茯苓200 g,佛手100 g。

上药浓煎去渣取汁,加阿胶200 g,龟板胶150 g,白冰糖400 g,白莲肉150 g,胡桃肉150 g收膏。

二诊:2016年11月5日,患者3年来每至冬季连续服膏滋药后,小便频数,大便溏薄等情况好转,口腔溃疡已不发,但平时劳累后或饮食不当,上述症状仍有时可加重,舌质红少苔,脉细。证属气阴两虚,脾肾功能不健。今又至冬季,患者继续要求服膏滋药调治,再以培补脾肾,益气养阴,理气和胃,缩尿。

处方:熟地150 g,沙苑子200 g,山茱萸150 g,菟丝子200 g,生晒参100 g,党参200 g,炒白术150 g,茯苓150 g,淮山药150 g,北沙参150 g,炒枣仁150 g,芡实200 g,石斛200 g,炒枳壳150 g,益智仁150 g,五味子100 g,炙乌梅150 g,覆盆子150 g,乌药100 g,制香附150 g,青皮、陈皮各100 g,枸杞子200 g,炙黄芪150 g,煨诃子150 g,红枣100 g,谷芽、麦芽各150 g,金樱子150 g,砂仁60 g,丹参200 g,当归100 g。

上药浓煎去渣取汁,加阿胶250 g,龟板胶100 g,白冰糖400 g,白莲肉150 g,胡桃肉150 g收膏。

按语:该病例病久肾阴亏虚,膀胱气化失常,心火上炎而小便频数,口腔溃疡反复发作,舌红少苔,因脾虚运化功能失常而大便时有溏薄,胃中不适,故治以益肾滋阴清火,补气健脾和胃,缩尿。用六味地黄丸、补中益气汤、缩泉丸等方剂随症加减组成膏方,经连续数年服用,取得了一定的疗效。

案例6:王某,男,40岁。初诊日期:2014年11月10日。

现病史:患者肺脾气虚,肺虚则卫外不固,易被外邪入侵而经常感冒,咽部不适;脾虚则运化不健而便溏,四肢乏力。治以补益肺脾,益气固表,和中利咽。时值冬令以膏滋药调治。

处方:炙黄芪300 g,生晒参100 g,西洋参80 g,党参150 g,南沙参200 g,珠儿参100 g,炒白术150 g,煨诃子100 g,炒白芍150 g,旱莲草300 g,熟女贞150 g,炒枳壳100 g,红枣100 g,生地、熟地各150 g,枸杞子150 g,炙僵蚕150 g,牛蒡子100 g,射干100 g,玉蝴蝶60 g,西青果100 g,五味子100 g,防风100 g,陈皮150 g,景天三七150 g,干茅根200 g,淮牛膝150 g,杜仲150 g,炙甘草80 g,淮山药200 g。

服法:上药浓煎去渣取汁,加陈阿胶350 g,冰糖400 g,莲子肉150 g,龙眼肉100 g,胡桃肉150 g收膏。每日早晚服2次,每次1匙,开水烊化后服。

二诊:2015年11月15日,患者诉去冬服膏滋药后,1年来感冒明显减少,咽部无不适,一般情况自觉较前好,纳可,大小便正常,舌苔薄脉缓,又届冬令,患者要求继续服膏滋药调补,治再以前方加减。

处方:炙黄芪300 g,生晒参100 g,西洋参80 g,党参150 g,南沙参200 g,珠儿参100 g,炒白术150 g,炒白芍150 g,灵芝100 g,黄精150 g,熟女贞150 g,炒枳壳100 g,红枣100 g,生地、熟地各150 g,枸杞子150 g,炙僵蚕150 g,五味子100 g,防风100 g,景天三七150 g,干茅根200 g,淮牛膝150 g,杜仲150 g,陈皮150 g,淮山药200 g,炙甘草80 g,山茱萸150 g,仙灵脾200 g,巴戟肉150 g。

上药浓煎取汁,加陈阿胶350 g,冰糖400 g,胡桃肉150 g,白莲肉100 g,龙眼肉100 g收膏,服法同前。

按语:经常感冒是患者正气亏虚,抵抗力低下的表现。感冒虽不是大病,但经常发生,可引起其他疾病或使原有慢性病变增剧,因此预防感冒是保持健康不可忽视的问题。本例服补益肺脾,补气固表之药调理,对减少感冒有一定的效用。

案例7:刘某,女,48岁。初诊日期:2014年11月7日。

现病史:平时腰酸乏力,心慌寐差,经常盗汗,口角流涎,大小便尚可,舌苔薄尖红,脉细。时值冬令,要求以膏滋药调补。治以益肾滋阴,补气健脾。

处方:生地、熟地各50 g,山茱萸150 g,西洋参100 g,珠儿参150 g,枸杞子200 g,五味子100 g,灵芝250 g,当归150 g,白芍200 g,黄柏150 g,炙黄芪200 g,杜仲150 g,淮牛膝150 g,地骨皮200 g,炒枣仁150 g,陈皮150 g,制香附150 g,郁金150 g,丹参200 g,仙灵脾200 g,煅牡蛎300 g,浮小麦200 g,益智仁150 g,淮山药200 g,制半夏150 g,陈皮150 g,木蝴蝶60 g,西青果150 g,佛手100 g,红枣100 g。

上药浓煎去渣取汁,加阿胶350 g,白冰糖400 g,胡桃肉150 g,白莲肉150 g收膏。

二诊:2015年3月27日,述去年服膏滋药后盗汗明显减少,其他症状亦好转,舌较胖嫩,苔少,脉细。参照去年膏方加减,先以汤剂调理,再以膏滋药。

处方:党参15 g,黄精15 g,炙黄芪30 g,山茱萸10 g,仙灵脾15 g,黄柏10 g,丹参15 g,炒枣仁10 g,五味子10 g,白术10 g,地骨皮30 g,煅牡蛎30 g,白芍15 g,浮小麦30 g,益智仁10 g,炙甘草5 g。

按语:患者年届七七,冲任功能紊乱,肾阴不足,心火较旺,而心慌寐差,舌红,盗汗,腰酸,气虚,脾功能失常而乏力,口角流涎,经用益肾滋阴清火宁神,补气健脾而摄涎,取得较好疗效。

案例8:戴某,女,58岁。初诊日期:2014年11月18日。

现病史:患肾病1年多,腰酸,下肢浮肿,小便尚多,尿中有红细胞及蛋白,平时咽部不适,咳嗽有黏痰,胃部不适,纳少,大便如常,舌暗红苔薄,脉细。证属肺脾肾亏虚,脾运化功能失常,肾气化功能乏力,肺虚卫外不固,易感受外邪侵袭,宣化升降失常而出现上述症状。虽服中药治疗已1年多,但正虚邪蕴,目前时属冬令,患者要求服膏滋药调治。治以益肾健脾补肺,化瘀止血,理气和胃,清咽祛痰。

处方：生地、熟地各150 g，熟女贞200 g，旱莲草250 g，山茱萸100 g，炙龟板300 g，珠儿参100 g，南沙参、北沙参各150 g，生晒参100 g，炙黄芪300 g，白术150 g，仙鹤草250 g，莪术150 g，炙僵蚕150 g，射干150 g，牛蒡子150 g，百部150 g，杏仁100 g，象贝母150 g，茜草炭200 g，炒蒲黄150 g，金雀根300 g，扦扦活300 g，落得打300 g，茯苓200 g，侧柏叶200 g，炙甘草80 g，白茅根300 g，陈皮150 g，冬瓜仁200 g，黄芩150 g，炒枳壳150 g。

服法：上药浓煎去渣取汁，加阿胶400 g，三七粉100 g，白冰糖400 g，白莲肉150 g，胡桃肉150 g收膏。早晚各服1匙，用开水冲服。

二诊：2015年11月7日，自诉去年冬季服膏滋药，平时继续服中药调治，目前肾病情况好转，下肢不肿，尿中红细胞和蛋白减少，咳嗽减少，有时胸闷、腰酸，纳可，大小便尚可，舌苔薄，脉细。又届冬令，要求服膏滋药调治，按照去年膏方随症加减。

处方：生地、熟地各50 g，砂仁60 g，旱莲草200 g，仙鹤草200 g，黄精150 g，珠儿参100 g，南沙参、北沙参各150 g，党参200 g，白术150 g，炙黄芪300 g，当归150 g，炙甘草60 g，丹参200 g，郁金150 g，陈皮150 g，枸杞子150 g，鹿衔草250 g，桑寄生250 g，茯苓250 g，莪术150 g，桃仁150 g，茜草炭200 g，白茅根300 g，制香附150 g，乌药150 g，佛手100 g，红枣100 g，炙僵蚕150 g，金雀根300 g，扦扦活300 g，落得打300 g。

上药浓煎去渣取汁，加阿胶400 g，三七粉80 g，白冰糖400 g，白莲肉150 g，胡桃肉150 g收膏，服法同前。

按语：慢性肾炎病程长，且由于正气虚易感受外邪而导致病情反复。该病例连续3年冬季服膏滋药调补，很少有新感外邪，病情逐渐好转，尿中红细胞、蛋白减少。

医 论 医 话

对《内经》中病名的探讨

中医学不仅强调辨证论治,亦重视病名的诊断。张景岳谓"凡诊诸病,必先宜正名"。《内经》中经常提到"病名曰何"?"名为何病"?可见其对病名的重视。在诊断上确定病名,对辨证论治和预后有十分重要的意义,因此,病名问题是不容忽视的。《内经》是中医学中现存最早的经典著作,其中提出了不少的病名,讨论病名问题,寻根究源,必须先从《内经》中的病名探讨起,现就《内经》中的病名作一次粗浅的探讨。

一、《内经》中病名的概括

《内经》的两大部分《素问》和《灵枢》各有病名一百多个,其中有部分是相同的,大多数是不同的。这些病名的命名是多种多样的,对这些病名的提出情况亦不一样,有的对该病有专篇讨论,有的是在论述基础理论时提出,有的是在讨论病机时提出,有的是在论述针刺治法时提出。为了了解《内经》中病名的概况,将其分类归纳如下。

(一)病名的分类

1. **按病因命名** 是以导致发病的主要原因,作为病的名称。如因寒邪而致病,名伤寒;因感受风邪而致水肿,称风水。该类病名尚有水胀、虫瘕、伤食、酒风、厉风等。

2. **按病机命名** 是将病变的主要病理变化作为病名。如气逆引起的病称为厥病;由于风寒湿之邪侵袭,致经络痹阻所形成的病症称痹病。这类病名比较多,如厥逆、阴厥、阳厥、厥疝、痹厥、挛厥、胸痹、消瘅、寒中、热中、阴阳交、关格等。

3. **按病机和病变部分的不同而命名** 是将病变的病理变化和病变的部分结合起来命名。如由于病邪舍于肺,致肺气痹阻而形成的病症,称肺痹;由于气上逆于头部而致头痛,称厥头痛。这类病名亦比较多,如皮痹、肉痹、脉痹、骨痹、筋痹、喉痹、脾瘅、胆瘅、胃疸等。

4. **按主要症状命名**　是以病变表现的主要症状作为病名。如将目黄、身黄、小便黄称为黄疸；泄泻完谷不化名为飧泄；口渴引饮不止名为消渴。这类病名也比较多，如鼓胀、胃脘痛、咳嗽、热病、泄泻、淋、遗溺、唾血、瘕、聚、积、痤痱、隐疹、衄衊、痔、鼻息肉、瘿瘘等。其中一部分病名以主要症状表现的形象化来命名，如"伏梁"之名，《太素·卷十五·五藏脉诊》注"大如人臂，从齐上至于心，下至于齐，如彼桥梁，故曰伏梁"。又如食入即吐的病，称为膈中；消谷善饥名为消中。这类病名尚有马刀侠瘿、偏枯、癫狂等。

5. **以病因和病变部位结合起来命名**　如风邪侵入肺而致病变，称肺风；风邪侵入脑而致病变，称脑风，其他如肾风、肠风等。

6. **以病变部位和主要症状结合起来命名**　如肺咳、心咳、脾咳、肝咳、肾咳及六腑咳等病名，又如心胀、肺胀、肝胀、脾胀、肾胀及六腑胀等病名。

7. **按六腑病变命名**　如《灵枢·邪气脏腑病形》篇载大肠病、小肠病、胃病、胆病、三焦病、膀胱病。原文中所论述的症状，皆是由于这些器官功能失常的表现。

8. **按痈疽疾病的不同部位命名**　如疽长于股胫，名股胫疽；长于足旁，名厉疽，张志聪谓"寒邪客于足阳明之脉而为痈也，足阳明之脉起于大指次指之厉兑，故发于足旁，名曰厉疽"；疽发于膺，足阳明胃之脉也，土味甘，名曰甘疽，李杲谓"膺逼近在乳之上也，穴名膺窗，足阳明胃之脉也，土味甘，故曰甘疽"。按痈疽病名不同部位而有不同的命名，这些命名有一定的意义。《灵枢》中痈疽的病名，尚有猛疽、井疽、夭疽、锐疽、脑烁、疵痈、米疽、败疵、赤施、疵疽、龟啮、走缓、四淫、脱疽等。

（二）对病名的论述

《内经》中提出的病名，其中对一部分病名论述较详，有症状、脉象、病机、治法；有的十分简略，只提到症状，无病机、脉象；有的只有病名，连症状也未论及，归纳如下。

1. **有症状、有病机的病名**　较为多见，其中论述较详的有疽、厥、痹、痿、咳、热病等，有专篇阐述。其他如肠覃、石瘕、风水、偏枯、鼻渊、呕胆、脾瘅、胆瘅、疠风、心疝、癫、瘰疬等。

2. **只有症状，无病机、脉象的病名**　也比较多见，如厥头痛、真心痛、肺风、心风、脾风、肾风、劳风、酒风、血枯、冲疝、心胀、肺胀、肝胀、脾胀、肾胀、胃胀、大肠胀、胆胀、狐疝、肠瘅、胞瘅等。

3. **有症状、脉象，无病机的病名**　有肠澼、厥疝、鼠瘘、肥气、膈中、疝气、洞泄、石水、风痿等。

4. **只提脉象而无症状、无病机的病名**　有食痹、狐疝风、肺风疝、脾风疝、肝风疝、热中、消瘅、息贲、肠癖、水瘕痹、奔豚、阴痿等。

5. **只提病机而无症状、脉象的病名**　如阴痹、热痹、隐疹、寒中、跛、风疟、风消、肠风、周痹、众痹等。

6. 只有病名而无症状、脉象、病机的病名　有消中、丹熛、失枕、脱营、失精、索泽、膹胀、鬲消、肺消、挛痹等。

7. 有病机、脉象和简单症状的病名　如溢饮、疝瘕。

8. 病名本身是一种症状而无其他症状描述，亦无脉象、病机的病名　有腹满、腹痛、耳鸣、腰痛、带下等。

《内经》中有些病症属于一类症状而有二个病名，如《素问·玉机真藏论》的"疝瘕"，又名曰"蛊"；《素问·评热论》的肾风，又名风水，张志聪谓"肾风者，因风而动，肾藏之水，故又名风水"。另一种情况是同一个病名而有几类不同的症状，如风厥，《素问·阴阳别论》谓："二阳一阴发病，主惊骇、背痛、细咦善欠，名曰风厥"。这主要指胃与肝的病变症状。《素问·评热论》谓："病有身热汗出烦满，烦满不为汗解，此为何病？岐伯曰，汗出而身热者风也，汗出而烦满不解者厥也，病名风厥。"这是指太阳与少阴病变，与上面所述的症状完全不同。《灵枢·五条》篇谓："人之善病风厥漉汗者……肉不坚，腠理疏……"这里亦提到风厥，但症状太简。又如厥逆，《素问·腹中论》谓："有病肩肿颈痛，胸满腹胀……岐伯曰，名厥逆。"这是指阳热上逆之候。《素问·奇病论》谓："人有病颈痛，以数岁不已，此安得之，名为何病？岐伯曰，当有所犯大寒，内至骨髓，髓者以脑为主，脑逆故令头痛，齿亦痛，病名曰厥逆。"这指寒邪入骨髓上犯脑之疾。《灵枢·癫狂》篇谓："厥逆之为病也，足暴清，胸若将裂，肠若将以切之，膜而不能食，脉大小皆涩"。以上三节均称厥逆病，但症状各不一样。又如伏梁，《素问·腹中论》谓："病有少腹盛，上下左右有根……病名伏梁……裹大脓血，居胃肠之外"，同一篇《素问·奇病》篇中又提到伏梁病名，其云："人有身体髀股骺皆肿，环脐而痛……病名伏梁。"这一节描写了两方面的症状，一是下肢浮肿，一是肠中有气而脐周腹痛，与上面所谓的伏梁症状不同。在《灵枢·邪气脏腑病形》篇中亦有伏梁之名，其云："心脉……微缓为伏梁，在心下，上下行，时唾血"，这节叙述症状与前两类症状也不一样。在《灵枢·邪气脏腑病形》篇谓："脾脉……微大为疝气，腹裹大脓血，在肠胃之外"。这节中病名疝气，主要症状为腹裹大脓血，在肠胃之外，与上述伏梁病的一类症状相同。在《难经》中谓痞气为脾之积，其叙述的症状"在胃脘，腹大如盘，久不愈，令人四肢不收，发黄瘅，饮食不为肌肤"，与《内经》中所谓的痞气症状不同。这里有二个问题，一是症状相同而病名不同，一是病名相同而症状不同。上述情况说明《内经》中的一部分病名是比较复杂的，特别是同一命名而有几类不同的症状，使后学者易产生混淆。

二、对厥、痹、痿、风、疝病名的探讨

《内经》中所提到的病名，有的只提了一个病名，未对该病证的具体情况进行论述，有的则论述较详，且在较多的篇目中提到，或者有专篇论述，如厥、痹、痿等有

专篇论述其病因、病机和证治,并在其他各篇中也提到这类病名。这类病名在《内经》中比较多,兹将这类病提出来作探讨。

(一) 厥

《素问》和《灵枢》中各有一篇专门论述厥病,并在其他各篇中提到厥的病名也甚多,但其含义不一,复习原文,归纳起来有以下四类。

1. 气逆也,这是以病机而言　因气上逆而出现的各种病症,皆以厥命名,如《素问·腹中论》和《素问·奇病论》中提到的厥逆,都是由于气逆所致。《素问·厥论》中所论述的六经厥病,历代各家多数解释为气逆,脏腑经络功能失常而出现各种病症,其他如阳厥、臂厥、骭厥、踝厥、骨厥等是动病,皆是属于气逆的病变。《素问·气厥论》中讨论寒热证传变的总病机,是由于脏腑气分逆乱,故名气厥。《灵枢·厥病》篇所论述的厥头痛、厥心痛,亦皆是气逆所致的病变。

2. 昏不知人,是以主要症状而言　《素问·厥论》谓:"厥,或令人腹满,或令人暴不知人,或至半日,远至一日乃知人者……"《素问·奇病》篇谓:"暴厥者,不知与人言",提出厥的主要症状是昏不知人。《素问·厥论》又谓:"阳气盛于上,则下气重上而邪气逆,逆则阳气乱,阳气乱则不知人也"。这指出昏不知人的病机是邪气逆,阳气乱所致。《素问·生气通天论》谓:"大怒则形气绝,血菀于上,使人薄厥",其主要症状,亦是昏不知人。

3. 足逆冷,亦是以症状而言　《灵枢·癫狂》谓:"厥逆为病也,足暴清……"《素问·厥论》谓:"寒厥手足寒",姚止庵注"四肢为诸阳之末,阳既衰则阴独盛,故手足不温而寒也"。

4. 尽也,在这里指命名厥阴经的定义和病机而言　《素问·阴阳离合论》谓:"少阴之前名曰厥阴,厥阴根起于大敦,阴之绝阳,名曰阴之绝阴",高士宗注:"厥阴为阴之尽,而曰阴之绝阳,言纯阴而绝无阳也",这指明厥阴为阴之尽的含义。《素问·奇病》篇载:"瘅者,一日数十溲,此不足也,身热如炭,颈肩如格,人迎躁盛,喘息,气逆,此有余也,太阴脉微细如发者,此不足也,其病安在? 名为何病? 岐伯曰,病在太阴,其盛在胃,颇在肺,病名曰厥,死不治。"姚止庵注:"此言厥者,竭也,气血两竭,故诸症乖反,所以死不治也。"这节后半段原文谓"五有余,二不足",是言邪气盛极而正气衰竭,病情已发展致竭尽的地步,病名曰厥,即指此意。

综上所述,《内经》中厥的含义指多方面,但是其主要是指病机而言,是指气的逆上、逆乱所造成的一系列病变。如寒厥的足逆冷,也是属于气逆所致,是由于阳虚阴胜,阴寒之气上逆。《素问·通评虚实论》谓:"气逆者,足寒也";张景岳注:"气逆不行,则无以及于四肢,阳虚于下,故足寒也"。由于气逆起的病变甚多,故《内经》中以厥命名的病名不少,临床症状多类,其中作为厥的特殊症状,为昏不知人和手足逆冷,后来各医家以此作为厥病主要症状,仲景《伤寒论》中所谓的"厥"主要是指手足逆冷而言,其病机为阴阳气不相顺接。又有厥深热亦深之论,这与

《内经》所言"热厥手足热"则不同。

（二）痹

在《内经》中以痹命名的病名不少，可分为狭义和广义两类。狭义的痹是专指风寒湿邪阻滞经络所致关节肌肉酸痛为主的痹病。《素问·痹论》专门论述这类病症，按病因的偏胜和主要症状的特点命名为行痹、风痹、痛痹、寒痹、着痹、湿痹，又根据病变部位不同和病邪深入内脏所出现不同的症状，又有皮痹、脉痹、肌痹、筋痹、骨痹、心痹、肝痹、脾痹、肺痹、肾痹之名。广义的痹，主要指邪阻经络脏腑，致气血运行痹阻而引起的病变，不是专指行痹、痛痹、着痹而言，根据病邪的不同和病变部位的不同而有各种痹病之名，如血痹、胸痹、食痹等。《灵枢·九针》有血痹之名，其云："邪入于阴，则为血痹"，未叙述症状；《金匮要略·血痹虚劳病脉证并治第六》中提出血痹由于风寒之邪侵入血分，致血滞于肌表不得畅行，引起肌肉麻木不知疼痛，脉寸口关上微，尺中小紧的脉证，并有治法。胸痹之名见于《灵枢·本藏》其云："肺火则多饮，善病胸痹……"也未叙述脉症；《金匮要略·胸痹心痛短气病脉证治第九》较详细的论述胸痹的病机和证治，主要由于上焦阳虚，邪痹于胸，胸中痞塞不通而引起心痛、胸背痛、胸满等证。食痹之名见于《素问·脉要精微》其云："胃脉……其实而散者当病食痹。"杨上善注："胃虚不消水谷，故食积中，为痹而痛。"由于食积于中，胸膈闭阻而闷痛，食不下。痹是以病机命名，各痹病病机的基本特点，是病邪侵入阻滞经络脏腑，致气血运行闭阻不通，不通则痛，因此，痛是痹病的主要症状之一。

（三）痿

在《内经》中以痿命名的病名亦不少。痿是指肢体痿弱，筋脉弛缓，高士宗谓"痿者四肢委弱，如委弃不用之意"，是形容症状的病名。《素问·痿论》专门论述痿病的病因、病机和证治。痿的病机主要是感受热邪或湿热浸淫或精血虚亏，五脏有热，主要为肺热叶焦，功能失常，津液不能输布，四肢五体失于滋润而成痿。痿以下肢痿弱为主要症状，故有痿躄之名，另以五脏病变出现五体症状而命名，如脉痿、筋痿、肉痿、骨痿之名。在其他篇中提到痿者，有阴痿，《灵枢·邪气脏腑病形》谓："肾脉……大甚，为阴痿"，后世称为阳痿，指阴茎不举。《灵枢·邪气脏腑病形》有风痿之名，其云："脾脉……微缓为风痿，四肢不用，心慧然若无病"，是指感受风邪而致四肢痿软不用。痿与其他病症并称的有痿痹、痿软等。痿主要以症状命名，《素问·痿论》对痿病论述较详，各家论述痿病大多离不开《内经》的范围。

（四）风

《内经》中以风命名的病名比较多，《素问·风论》谓："风为百病之长"，《内经》中以风命名的病名，主要以风邪为病因。如《素问·风论》中的肝风、心风、脾风、肺风、肾风之名，由于风伤五脏所致，所论述症状皆有汗出恶风。又如风水，《素问·水热穴论》谓:"勇而劳甚,则肾汗出,肾汗出,逢于风,内不得入于脏腑,外不得越于皮肤,客于玄府,行于皮传为肿,本之于肾,名曰风水"。此由于感受风邪而形成水肿,故名风水。《内经》中少数的病名,不是指外感风邪致病而命名,如《素问·四时刺逆从论》中提到的狐疝风,张景岳注:"疝在厥阴,其出入上下不常,与狐相类,故曰狐疝,此非外入之风,乃以肝邪为也。"这将风和肝联系起来,与上述外感风邪的风含义不同。

(五) 疝

在《内经》中虽无专篇论述,但以疝命名的病名甚多。疝,《说文》谓:"腹痛也"。但《内经》中所谓的疝,不仅指腹痛而言,还指其他一些病症,归纳起来有以下三类。

1. 指腹痛　如《素问·长刺节论》谓:"病在少腹,腹痛不得大小便,病名曰疝"。以腹痛为主要症状而命名的疝,有疝、冲疝、疝瘕、厥疝。《灵枢·邪气脏腑病形》谓:"心脉……微滑为心疝引脐,小腹鸣"。《灵枢·热病》谓:"心疝暴痛"。《素问·脉要精微论》谓:"病名心疝,少腹当有形也"。《素问·骨空论》谓:"此生病从少腹上冲心而痛,不得前后,为冲疝"。从上述可以看出,心疝的主要症状为少腹痛,少腹部有形可见,少腹上冲心而痛,大小便不通者,为冲疝,又有疝瘕之名。《素问·玉机真脏论》谓:"脾传之肾,病变疝瘕,少腹觉热而痛,出白,一名曰蛊",主要症状亦是少腹痛,但另一个症状与心疝、冲疝不同的是"出白",王冰注:"溲出白液也"。厥疝见于《素问·五藏生成》,云:"黄,脉之至也,大而虚,有积气在腹中,有厥气,名曰厥疝"。厥疝的主要症状为腹中有积气而痛。由于脾虚木乘,厥气上逆所致。

2. 指腹腔内容物向外突出的病症,如狐疝　《灵枢·本藏》谓:"肾下则腰尻痛,不可以俛仰,为狐疝"。张子和谓"狐疝其状如瓦,卧则如少腹,行并则出少腹入囊中……此疝出入上下往来,正与狐相类也"。狐疝主要为肠子坠入阴囊,时上时下,如狐之出入无常故名。

3. 指阴囊、睾丸和妇女少腹阴部病症　如癀疝,《灵枢·邪气脏腑病形》谓:"肝脉……滑甚为癀疝"。《素问·脉解》谓:"厥阴所谓癞疝,妇人少腹肿者,厥阴也,辰也,三月阳中之阴,邪在中。故曰癞疝少腹肿也"。所谓"癞癃疝气胀脉者,曰阴亦盛而胀脉不通,故曰癞癃疝也"。高士宗注:"癞疝,犹癀疝,言高肿也"。张志聪谓:"癞癃疝者,阴器肿而不得小便也"。综上所述,癀与癞同,癀疝的主要症状,男子为阴囊、睾丸肿,女子为少腹肿。又有肺风疝、心风疝、肾风疝、脾风疝、狐风疝之名,原文中仅有脉象,无症状。《素问·骨空论》载:"任脉为病,男子内结七疝"。后世各家对七疝之说不一:《诸病源候论》七疝为厥、癥、寒、气、盘、胕疝、狼疝;《儒门事亲》七疝为寒、水、筋、血、气、狐、癞疝;《灵枢·注证发微》七疝为狐、癞、心、肝、脾、肺、肾疝;张景岳谓"云七疝者,乃总诸疝而言,如本篇《素问·四时刺逆从论》所言者六也,邪之脏腑病形篇所言者一也,盖以诸经之痛所属有七,故云七疝,若狐癫冲厥之类,亦不过为七疝之别名者"。各家虽提出各种不同的疝名,但论述的主要症状,基本上都是《内经》中所说的三类。

三、体会

从以上对《内经》中病名的粗浅探讨可以看出,《内经》已提出了相当多的病名,是中医病名由来的主要依据。不少病的命名是很有意义的。如疟疾之名,姚止庵谓"疟者邪正分争之病,邪乘正虚,寒热交攻,止而复作,最为暴疟虐,故病名疟也",是形容病症表现暴疟而命名,疟疾之名沿用至今。西医也应用这个病名,但中医所谓的疟疾病名,包括病症较多,除西医所指的疟疾外,还指其他一些有寒热的病证。又如痿病之名,历代各家皆谓痿者,四肢痿弱无力,若痿弃不用之状。指出痿病的特征是四肢痿弱不用,使人提到这病名,就可联想起这病的特征。其他如痹、疝等病的论述较详,据其不同的病变部位和症状表现的不同,又提出了不少痹和疝的病名,说明在病证分类学方面,《内经》已初具规范。但是,由于《内经》是一部以中医基础理论为主的,且是内容包括多方面的综合性著作,不是讨论每一种疾病的专书,其中虽对疟、厥、痹、痿等病有专篇论述,然像这样对一种疾病较全面论述的专篇不多,多数病名是在论述基础理论,或病机,或脉象,或针刺治法时提到的,不是对每一种疾病的症、因、脉、治全面的讨论。所以,有的只有病名,没有症状;有的虽有症状,亦比较简单;有的同一类症状有两个不同的病名;有的一个病名,有几类不同的症状,如前面叙述的厥和伏梁等病名。以上这些情况,可能是《内经》这部古典著作,并非出于一个人的手笔,或者由于年代长久,其中有错简脱漏。另外,由于历史条件的限制,当时对有些疾病的认识不够,后来各家在《内经》的基础上有所发展。在病名方面有突出成就的为张仲景和巢元方。张仲景的《伤寒论》《金匮要略》对《内经》中的一部分病名补充了症、因、脉、治,特别是治法方药,并提出了不少新的病名,且为辨病和辨证相结合树立了典范。巢元方著《诸病源候论》把隋代以前和当时各种病名证候分门别类,使之条理化、系统化;列出来大量证候,分六十七门,一千七百三十九论,包括内、外、妇、儿等科的各种疾病,在证候分类学方面有较大的发展;其中除沿用《内经》《伤寒论》《金匮要略》病名之外,又提出了不少新的病名。后世历代各家著作对病名的阐述亦有不断地发展,但是上述《内经》中病名的一些复杂情况仍存在。如有些病名比较笼统,有的论述症状简略,不易与其他类似病症相辨别,有的对一个病的整个发展演变过程缺少系统的论述。这些问题为临床上诊断病名带来了困难,易引起混淆,不利于中医诊治水平的提高。当前各中医医院和综合性医院里的中医病房收治患者,皆要求书写中医病史,要有确切的中医诊断病名。一份病史虽在四诊记录和辨证分析等方面写得比较好,但如果诊断病名不确切,则不能说是一份甲类病史。多年来的临床实践体会到,对比较复杂的疾病,要下一个确切的中医病名,有时比较困难。因此,统一病名,确定诊断标准,是目前中医临床工作中迫切需要解决的问题,建议有关方面组织力量,收集资料,进行整理,结合临床实际情况,对每一种疾病要有统一的病名和诊断标准,每个病名的概念要明确,要突出每个病的临床表现和病理演变过程中的特点,以及与类似疾病相鉴别的要点,统一诊断标准,有利疗效的评定,有利于相互交流经验,有利于中医事业的发展,这是继承中医学的重要工作之一。

《内经》平衡观的初步探讨

《内经》中的平衡观与整体观一样,是中医学基本观点之一,这是古人在长期实践中积累大量经验的基础上所形成,对指导中医临床诊治有重要意义。兹就《内经》中的平衡观作初步的探讨。

一、人体内保持相对的动态平衡是健康的必要条件

《内经》是我国最早的一部医学专著,它总结了汉以前的医学理论和治疗经验,确立了中医学的理论体系。《内经》中贯穿着阴阳五行学说,而平衡观亦体现在阴阳学说之中。阴阳学说认为,阴阳是代表一切事物矛盾的双方。阴阳包括了所有的一切,人体上没有一处无阴阳。《素问·宝命全形论》曰:"人生有形,不离阴阳"。阴阳矛盾的两方面,既对立又统一,不断运动着,相互资生,相互依存,相互制约。《内经》以此来解释生理、病理情况,《素问·生气通天论》曰:"凡阴阳之要,阳密乃固,两者不和,若春无秋,若冬无夏;因而和之,是谓圣度……阴平阳秘,精神乃治",指出人体必须保持阴阳的平衡,才能维持正常的生理状态。《素问·生气通天论》曰:"是以圣人陈阴阳,筋脉和同,骨髓坚固,血气皆从,如是则内外调和,邪不能害,耳目聪明,气立如故",是说机体内外环境调和,维持阴阳平衡,外邪就不能伤害。《素问·六微旨大论》曰:"亢则害,承乃制,制则生化……害则败乱,生化大病",指出机体必须使内外环境的相互关系协调,保持相对的平衡,才能进行正常的生理活动,反之,若相互关系由于各种因素而导致发生紊乱,则相对的平衡被破坏,就出现病理状态。《灵枢·终始》曰:"所谓平人,不病,不病者,脉口、人迎应四时也。上下相应而俱往来,六经之脉不结动也,本末之寒温之相守司也,形肉气血必相称也,是谓平人",是说人体能适应自然界的变化,而体内功能和谐,即能维持阴阳的相对平衡者,是正常的人。由此可见,阴阳的平衡是身体健康的必要条件,如果这种平衡一旦受到内外致病因素的破坏,就可导致阴阳的偏胜偏衰,甚至破裂而产生疾病,甚而导致死亡,就是《素问·阴阳应象大论》所说的"阴胜则阳病,阳胜则阴病""阳胜则热,阴胜则害",《素问·生气通天论》云:"阴阳离决,精气乃绝"。

古人强调要善于摄生,维持阴阳的平衡,以保持正常的生理活动,抵御外邪的侵袭。《素问·上古天真论》曰:"和于阴阳,调于四时""虚邪贼风,避之有时,恬淡虚无,真气从之,精神内守,病安从来",是说能适应内外环境的变化,维持阴阳的平衡,病无从生,可以健康长寿。《素问·四气调神大论》曰:"阴阳四时者,万物之始终也,死生之本也,逆之则灾害生,从之则苛疾不起",指出如不能适应内外环境的变化,以维持阴阳的平衡,就要发生病变。《素问·评热病论》曰:"邪之所凑,其气必虚",是说外邪得以入侵,是由于正气虚,正气虚就是体内阴阳失去平衡的表现。以上皆说明人体正常的生理活动,必须维持阴阳的平衡。

二、平衡是相对的动态平衡

古人认为天地间万物是一个整体,都不是孤立的,任何事物之间,都是相互作用,相互影响的,是运动不息的。《素问·天元纪大论》曰:"然天地者,万物之上下也,左右者,阴阳之道路也",说明宇宙处在永恒运动中。《素问·六微旨大论》曰:"出入废则神机化灭,升降息则气立孤危,故非出入,则无以生长壮老已,非升降,则无以生长化收藏",亦指出没有运动就没有变化,也没有生命,以此观点认识疾病的变化。《素问·灵兰秘典论》曰:"恍惚之数,生于毫氂,毫氂之数,起于度量,千之万之,可以益大,推之大之,其形乃制",说明疾病的发展,由微至著,由小到大,由简单到复杂。《灵枢·百病始生》曰:"是故虚邪之中人也,始于皮肤,皮肤缓则腠理开,开则邪从毛发入,入则抵深,深则毛发立,毛发立则淅然,故皮肤痛。留而不去,则传舍于络脉,在络之时,痛于肌肉,其病时痛时息,大经乃代",指出病邪侵入由浅而深,病变由表而里,以上皆是动态观点。人体的正常生理活动,必须在运动中维持相对的平衡,《素问·灵兰秘典论》曰:"凡此十二官者,不得相失也",指出各脏腑之间的活动,必须维持相对的平衡,才能使各脏腑的功能协调而进行正常的生理活动。然这种平衡不是静止不变的,而是动而不已的。机体不断受内外环境的影响而阴阳之间运动消长,不断的破坏平衡,又由于阴阳之间运动消长而不断取得新的平衡,因而这是相对的动态平衡。机体为了维持阴阳的平衡,对内外环境的影响,有自动调节的能力,《灵枢·五癃津液别论》曰:"天暑衣厚则腠理开,故汗出……天寒则腠理闭,气温下行,水下流于膀胱,则为溺与气",说明机体为了维持正常温度的稳定而采取调节措施,以适应外界环境的变化。但机体自动调节的能力是有一定限度的,如内外环境的变化超过了机体自动调节能力的限度,或自动调节能力低下(正气虚),则就不能维持相对的动态平衡而产生病变。

三、平衡观是辨证论治的核心

辨证论治是中医诊治疾病的特点,以四诊为手段,通过望、问、闻、切将所采集的资料,运用中医理论加以综合分析而形成一套治病的规律。辨证主要是根据患者表现的异常状态,辨别邪正盛衰和各脏腑系统功能失调的情况,病变的主要所在和发展趋势,权衡阴阳的偏盛偏衰。论治主要是按照辨证,得出调整恢复机体内阴阳平衡的治疗方法。《素问·至真要大论》曰:"谨察阴阳所在而调之,以平为期""必先五胜,疏其血气,令其调达,而致和平",指出调治的目的,是为了达到平衡。《素问·阴阳应象大论》曰:"观权衡规矩,而知病之所主",是说根据临床出现的症状,量病之轻重缓急浅深来分析它们失衡的病机而治之。《素问·阴阳应象大论》曰:"审其阴阳,以别柔刚,阳病治阴,阴病治阳",指出应根据阴阳的偏盛偏衰情况,而损其有余,补其不足,以调整阴阳的平衡。《素问·至真要大论》曰:"治诸胜复,寒者热之,热者寒之,温者清之,清者温之,散者收之,抑者散之,燥者润之,急者缓之,坚者软之,脆者坚之,衰者补之,强者弱之,各安其气,必清必静,则病气衰去,归其所宗,此治之大体也",这亦是提出针对偏盛偏衰的不同情况,采用不同的治法,使病气衰退,无有偏胜,以恢复平衡。从《内经》以上的论述中可以看出,辨证论治的核心是祛除各种致病因素,恢复或重新调整各脏腑系统的功能,消除阴阳偏盛偏衰的病理现象,以达到新的相对的动态平衡,从而消除病变,恢复健康。

四、平衡观在临床诊治中的体会

病理情况下促使机体恢复相对的动态平衡,这是辨证论治的核心,在临床诊治中是深有体会的。辨证论治的治法不少,处方用药千变万化,但总的目的是调整机体内部病变所引起的不平衡状态,使机体维持相对的动态平衡,以恢复机体正常的生理活动。中医的辨证论治有不少长处,在临床上有不少病例以西医药治疗未能取得效果,而以中医辨证论治获效。现举两个例子。

一个70岁的女性患者,患右上肺大叶性肺炎,发热,咳嗽,胸痛,经用青霉素治疗,肺部炎性病变渐消散,白细胞已降至正常,但是发热仍不退,在38℃左右。后来改用庆大霉素、链霉素治疗,发热仍不退,乃请中医诊治。患者每日下午发热,口干,咳不多,舌光红,脉细数。按辨证属于阴虚发热,给予滋阴退热之剂。服药5剂热退。继续扶正调理,肺部炎症完全消失而病除。这病例是由细菌感染引起的肺炎,用抗生素治疗已取得一定的疗效,但发热持续不退,继续用抗生素治疗未能获效,这是什么原因? 按中医辨证,认为是阴虚发热,对于这种发热,病邪已不是主要矛盾,而是由于病邪侵入导致机体内部的功能紊乱,阴阳平衡失调所致。所以继续用抗生素以去除病原的方法未能使其热退,以中医辨证论治原则,补偏救弊,调整机体内部阴阳的平衡,发热等症状即消除。临床上有些情况,致病因素去除,局部病变好转,机体内部的平衡状态很快得到调整而渐恢复,病即趋痊愈;但有些情况则不同,因各种因素(体弱、年老、素有某些慢性疾患等)致病因素虽已去除,局部病变也已控制,但是机体内部的不平衡状态未能纠正,因而患者仍有不少症状,这个病例即属此情况。

又如一个甲状腺功能亢进患者,经外科手术治疗后第2天出现两手拘挛,两上肢阵发性抽搐,检验血钙4.8 mg(正常值8.8 mg),经钙剂、镇静剂治疗旬日未见好转,乃请中医诊治。患者两手拘挛,两上肢抽搐阵作,汗出多,咳嗽音哑,口干引饮,纳呆,大便干燥,小便短少,舌光红,脉细数。辨证为阴液不足,筋脉失于濡养,虚风内动,肺阴亦虚而清肃失司,给予养阴润肺,息风舒筋之剂。服药3剂抽搐减少,又服3剂抽搐停止,两手不拘挛,其他症状亦好转,继续调理旬日而病除。这病例可能由于甲状腺手术切除时影响到甲状旁腺的功能,致血钙降低而出现两上肢抽搐症,但是用钙剂治疗未见好转。中医不以钙剂治疗,以辨证论治原则调整机体内部的平衡而获效。

从这两个病例治疗情况来看,辨证论治的观点与西医的治疗观点不同,不在于病原因子(细菌、病毒)或不在于局部致病因素,主要是以整体的总的联系去观察分析不平衡的所在,而采取损有余、补不足的方法,调整其不平衡状态,使症状消除而病除。《素问·至真要大论》曰:"谨守阴阳所在而调之,以平为期",其核心思想是平衡观,这是辨证论治的特点。

平衡观是在整体观基础上提出来的,贯穿在阴阳学说之中。现代医学亦十分重视平衡观,认为正常的生理功能,必须维持各方面的平衡。如内分泌系统功能的正常,须要各内分泌腺体保持相对的平衡,其中任何一个内分泌腺功能低下或过高,都将导致内分泌系统的失调,破坏了相对的平衡而致功能紊乱。现代研究示,细胞内有两类环核苷酸,即环磷酸腺苷(cAMP)和环磷酸鸟苷(cGMP)二者是细胞内重要调节物质,相互调节,相互制约而维持机体内在的平衡,如两者之间比例失调,就要导致病变发生。其他如电解质的平衡,酸碱的平衡等,皆说明生理上维持平衡的重要性。《内经》在二千多年前就提出相对的动态平衡观,这是非常可贵的,这种平衡观至今仍是中医辨证论治的核心思想,对指导临床诊治有重要意义。

对《伤寒论》和《金匮要略》中病名的探讨

《内经》是中医病名的主要由来依据,《伤寒论》和《金匮要略》中的病名在《内经》的基础上有了进一步发展,对《内经》中一部分病名,补充了症、因、脉、治,并又提出了不少新的病名。后世各家所应用的病名,除《内经》以外,主要是根据《伤寒论》和《金匮要略》,因此仲景的书是研究病名的主要著作之一。张仲景不仅奠定了辨证论治的基础,并创立了辨病与辨证相结合的规范。本文主要对《伤寒论》和《金匮要略》中的病名作粗浅的探讨。

一、补充了《内经》中一部分病名的症、因、脉、治

《伤寒论》和《金匮要略》中的病名有一百多个,其中一部分病名与《内经》中的病名相同。这些病名阐述了症、因、脉、治,概括有以下类别。

1. 风水和石水 《内经》对风水论述了病因和症状,但叙述症状不详,且无治法方药。《金匮要略》中则对风水症状论述较详,其谓"视人之目窠上微拥,如蚕新卧起状,其颈脉动,时时咳,按其手足上陷而不起者,风水",并指出风水除浮肿外,并且有骨节疼痛,脉浮等表证,提出用越婢汤等发汗利水的方药。石水在《内经》中仅有脉象,无症状。《金匮要略》中对石水补充了症状"腹满不喘",但也未提出理法方药。《金匮要略》中又提出了皮水和正水之名,对正水论述简略,对皮水的症状和理法论述较详,主要症状为水肿,与风水的不同点是无表证,提出防己茯苓汤等治疗皮水的有效方药。同时又提出五脏水的病名,由五脏受水气侵凌致功能失常而出现一系列症状而命名。魏念庭谓:"盖水邪亦积聚之类也,切近于其处,则伏留于是脏,即可以脏而名证,水附于心则心水也"。《金匮要略》对水气病的论述较详而对证治有较大的发展,特别是提出的理法方药,如越婢汤、防己黄芪汤、防己茯苓汤等,至今仍是临床上治疗水肿的有效方剂。

2. 中风 《内经》中载"痱""仆击""偏枯"等。《灵枢·热病》曰:"痱之为病也,身无痛者,四肢不收,智乱不甚,其言微知,可治,甚则不能言,不可治也。"《灵枢·九宫八风》曰:"其有三虚而偏中于邪风,则为击仆偏枯矣。"《医学纲目》谓:"其猝然仆倒者,经称为击仆,世又称为卒中风也"。《内经》中又有暴厥、薄厥之名,其中一部分亦包括了中风病症。《金匮要略》对中风有专篇论述,在辨证方面有较大的发展。按邪入部位和程度的不同而分中络、中经、中腑、中脏。中经络主要为肌肤不仁,肌体沉重不能举动,半身不遂;中脏腑主要为神识不清,口噤气粗或口张息微,肢体强痉或瘫软。这种辨证方法至今仍在临床上广为应用。《伤寒论·太阳病》中亦有中风之名,这是指外感风寒的表虚证,与《金匮要略》中所说的中风病是完全不同的两种病症。

3. 黄疸 《内经》中名黄疸者主要指面黄、目黄、溺黄赤、爪甲黄、齿垢黄。黄疸的形成主要是湿热相搏而致。《金匮要略》在《内经》论述黄疸的基础上有较大的发展,提出谷疸、酒疸、女劳疸、黑疸之名,分别列出黄疸的主要症状:谷疸寒热不食,食即头眩,心胸不安,身体尽黄,小便不通;酒疸心中懊侬而热,不能食,时欲吐,身黄,小便不通;女劳疸日晡寒热、身黄、额上黑、腹满、大便黑;黑疸原文谓"膀胱急、少腹满、身尽黄、额上黑,足下热,因作黑疸",症状与女劳疸相似。《诸病源候论》指出"夫黄疸、酒疸、女劳疸,久久多变为黑疸",这是符合实际情况的。黑疸是由黄疸日久而成,《金匮要略》中提出的茵陈蒿汤、栀子大黄汤、茵陈五苓散是治疗黄疸的主要方药,至今仍用之有效。

4. 血痹与胸痹、心痛 《内经》中对血痹、胸痹只提到脉象,无症、因、治。《金匮要略》中则对血痹和胸痹阐述了症、因、脉、治。这些论述至今仍是临床上诊治血痹和胸痹的主要依据。心痛,《灵枢·邪气脏腑病形》曰:"心脉……微急,为心痛引背,食不下"。《灵枢·厥病》曰:"真心痛,手足青至节,心痛甚,旦发夕死,夕发旦死",对心痛的症状和该病的严重性论述颇为确切。《金匮要略》中论心痛与《内经》基本相同,并提出了治疗方药,其云"心痛彻背,背痛彻心,乌头赤石脂丸主之",这是重症;又云:"心中痞,诸逆心悬痛,桂枝生姜枳实汤主之",这是轻症。对胸痹与心痛的区别,王渭川谓:"疼痛在心窝以上的称胸痹,疼痛在心窝包括胃部的称心痛"。

5. 痹病　《内经》中有专篇论述,包括痹的多种病症。《金匮要略》中以肢体关节疼痛为主的痹病只提到湿痹,同时也提出了风湿病和历节病病名。风湿病主要为一身疼痛,历节病是由于疼痛遍历关节,故名历节。

6. 蛔虫和蛔厥　《灵枢·厥病》有"蛟蛕"之名,蛕与蚘同,蚘为蛔的异体字。蛕的主要症状:心腹痛、往来上下行、病有休止、吐涎。《金匮要略》中论述蛔虫病症状与《内经》相同,但又提出蛔厥之名和治法。《伤寒论·厥阴病》中亦有相同的原文。蛔厥的主要症状为吐蛔而手足厥冷,蛔厥的治疗用乌梅丸。乌梅丸是治疗蛔厥的有效方药,至今临床上仍广泛应用。现代实验研究表明,乌梅丸对蛔虫起麻痹作用,故服乌梅丸后须继续服驱虫剂,使蛔虫排出。

7. 肺胀　《灵枢·胀满》中提到肺胀之名,主要症状为"虚满而喘咳"。《金匮要略》中论述肺胀又称咳嗽上气,上气即指气急喘逆,主症除喘、咳外尚有烦躁,对肺胀的治疗提出多张有效的方子,主要是治疗外邪犯肺、内有痰饮所致的咳喘。如外有表邪,内有水饮用小青龙加石膏汤,寒饮郁肺用射干麻黄汤,痰热蕴肺用越婢加半夏汤,水饮内盛用泽漆汤。

8. 奔豚　《灵枢·邪气脏腑病形》有奔豚之名,但只有脉象、症状。《金匮要略》论述奔豚的症、因、治。奔豚的主要症状,从少腹起,上冲咽喉,发作欲绝。此外,可有腹痛,寒热往来等兼证。病因由于惊恐情志刺激,或汗后感寒阴寒内结,治疗前者用奔豚汤,后者用桂枝加桂汤。

9. 消渴　主要症状为口渴多饮、多尿、消谷善饥。《内经》中除有消渴之名外,尚有肺消、膈消、消中之名。后代各家对消渴多有注释,吴昆谓:"消渴饮水善消而渴不已",肺消之症,饮一溲二;膈消,张景岳谓:"膈消者,上焦烦饮水多而善消也";消中,吴昆谓"积热之久,善食饥,名曰消中,病因多为积热所致,也由于心移寒于肺者"。《金匮要略》对消渴论述不多,根据《内经》中论述的症状,提出了治疗方药,如肾气丸、白虎加人参汤。

10. 淋　《内经》中对淋的病因提出是由于热,但未叙述症状。《金匮要略》对淋证的症状描述十分确切,其云"淋之为病,小便如粟状,小腹弦急,痛引脐中"。

11. 霍乱　《素问·天元正纪大论》提出霍乱之名,主要症状为吐利。《灵枢·五乱》论述病机为"清浊相干……乱于肠胃,则为霍乱"。《伤寒论》有辨霍乱病脉证并治篇,对霍乱的证治论述较详,并提出霍乱主症除吐利外,或有发热头痛、恶寒身痛。

12. 疟 《金匮要略》论疟内容不多,基本根据《素问·疟论》的内容,阐述瘅疟与《内经》相同,温疟则有所不同。《素问·疟论》曰:"先伤于风,后伤于寒,故先热而后寒,不以时作,名曰温疟"。《金匮要略》曰:"温疟者,其脉如平,身无寒,但热,骨节疼烦,时呕"。《金匮要略》无寒疟之名,而提出牝疟和疟母之名。牝疟与《素问·疟论》中的寒疟相类似,疟母在《内经》中未提到。《金匮要略》对疟病的治疗,牝疟用蜀漆散,疟母用鳖甲煎丸,对瘅疟未提出治法。《金匮要略》对温疟提出用白虎加桂枝汤。

从以上的对照可以看出,《内经》中提出的病名,《金匮要略》和《伤寒论》对其中多数病症的证、因、治作了阐述和补充,特别是治疗方面提出了不少有效的治法方药。

二、提出了一部分新的病名

《伤寒论》主要讨论热病,以三阳三阴病名为主。《伤寒论》中论述三阳、三阴病,虽与《素问·热论》中的三阳病与三阴病的病名相同,但症状不完全相同。仲景对三阳、三阴病的论述十分细致,并在其中提出了一部分新的病名,在"太阳病篇"中提出中风、伤寒、温病、风温、蓄水、蓄血、阳微结之名。"阳明病篇"中除上述的中风外,又有中寒、固瘕、谷疸、脾约之名;少阳病篇中有热入血室之名,三阴病中有除中、脏厥、蛔厥之名,又提出了误治的病症,如大结胸、小结胸、寒实结胸、痞、风温、藏结、火逆、发黄,及病后复病的阴阳易、劳复之名。其中伤寒之名是指麻黄汤证,不是广义的伤寒病;中风是指桂枝汤证,不是《金匮要略》中所说的中风;风温是指误治后所致之证,不是后代温病学说中所谓的风温。有些病名的提出是为了与相类似的病症辨别,如蛔厥的提出是为了与脏厥相辨别。

《金匮要略》主要讨论杂病,其中一部分病名除与《内经》中相同外,也提出了不少新的病名。有以下几类。

1. 以主要症状命名 如痉病、腹满、黄汗、阴吹、阴狐疝、转筋、浸淫疮、积聚、狐惑、远血、近血等。

2. 以病因命名 如宿食、皮水、正水、五脏水、痰饮、悬饮、支饮、金疮、谷疸、酒疸、女劳疸、黑疸。

3. 以病变部位命名 如肺痿、肺痈、肠痈、趺蹶、手指臂肿等。

4. 以病机命名 如脏躁、转胞、阴阳毒、百合病、中暍、中风、虚劳、肝着、脾约、穀气、疟母。

另外,有肺中风、肺中寒、肝中风、肝中寒、心中风、心中寒、脾中风之名。其所述的症状,与《素问·风论》中的五脏风的证候不同,所谓中风、中寒既不是《伤寒论》的中风、中寒,也不是"中风历节篇"中的中风。这篇内容似有脱简,按五脏来讲缺脾中寒、肾中风和肾中寒。

《伤寒论》和《金匮要略》所提出的病名,主要论述每一病症的症状、脉象和治法方药,对病机讨论较少。

三、辨病与辨证相结合的规范

仲景强调辨病与辨证相结合,如《伤寒论》篇目名"辨太阳病脉证并治",《金匮要略》篇目名"中风历节病脉证治"等明确提出先辨病,次辨脉、证,然后论治。如太阳病先提出脉浮、颈项强痛而恶寒的主症,进而辨太阳病的中风和伤寒的不同脉证,然后确定治法方药。中风属表虚证,用桂枝汤,伤寒属表实证,用麻黄汤。《金匮要略》论述中风病先与痹病鉴别,其云:"夫风之为病,但半身不遂,或但臂不遂者,此为痹,脉微而数,中风使然。"指出中风当半身不遂,仅手臂局部不遂者为痹病,继而辨中经络和中脏腑的不同,其云:"喎僻不遂,邪在于络,肌肤不仁,邪在于经,即重不胜,邪入于府,即不识人,邪入于脏,舌即难言,口吐涎",指出辨中络、中经、中腑、中脏的不同症状。又如呕吐涎沫为主的肺痿病,先与肺痈鉴别,进而辨肺痿的虚热证和虚寒证。辨病与辨证相结合,即辨别每种疾病本质的不同,又区别每个患者的不同情况,和病变过程中不同阶段的不同表现。如痰饮病,其本质是由于水饮潴留所致,饮为阴邪,提出以温药和之的治疗原则。根据饮停部位而有四饮之分。每一种饮病又有不同的证候,应给予不同的治法方药。如内有停饮而外感寒邪,咳逆倚息不得卧,用小青龙汤;支饮在肺,痰涎壅塞不得息,用葶苈大枣泻肺汤。张仲景这种辨病与辨证结合的方法是中医药的一个重大发展,为后人临床诊治树立了规范。

四、体会

1. 现在一般认为中医只辨证不辨病,这是片面的　从《内经》《伤寒论》和《金匮要略》来看,古人是十分重视辨病的,不但要辨病,同时要辨证。辨证体现了中医特色,一般情况下辨证论治是临床诊疗的主要方法。同病异治、异病同治即采取辨证论治原则,但历代医家也同时重视辨病。喻嘉言谓:"故治病必先识病,识病然后议药。"辨病与辨证相结合,更能确切地了解疾病的变化转归,治疗更能适合病情,可取得较好的效果。辨病必然要有病名。张景岳谓:"凡诊诸病,必先正名",喻嘉言谓:"依经断为何病者,名正则言顺,事成如律度也"。可见,在临床诊治中病名的重要性。

2.《伤寒论》和《金匮要略》中的病名是在《内经》的基础上进一步发展　《伤寒论》和《金匮要略》不但补充《内经》中一部分病名的症、因、脉、治,且又提出了不少新的病名,对所提出的病名,较详细的论述其脉、症和治法方药,其辨证论治原则和所提出的治法方药,是中医学中的精华所在,历代医家奉为圭臬,至今仍为指导临床实践的主要依据。但由于历史条件限制,这两部著作的病名,仍存在一些问题,对有些病名的症状论述简略,如湿痹、风湿、历节,三者皆以肢体关节疼痛为主症,但对三者的区别点,论述不明确;同一病名所指病症不同,如《伤寒论》的中风,是两种不同病症。因此,中医的病名有必要进行一番整理,使之规范化,以提高辨病与辨证论治的水平。

论湿和痰饮

湿与痰饮皆是致病的重要因子。历代医家对此论述较多。湿与痰饮属同类,在临床皆可见舌苔白腻或白滑,脉濡或滑。但湿与痰饮各有不同的发病原因和症状,且湿与痰饮为病,多与风、寒、暑、瘀血、毒等结合为患。因此形成的病症甚多。兹将临床上常见湿和痰饮的病症的辨证论治分述如下。

一、湿和痰饮的概念和形成的原因

湿乃外感六淫之邪的一种,但不仅是外感之邪,亦有内生致病者。张景岳谓:"凡肌表经络之病,湿由外而入者也,饮食血气之病,湿由内而生者也。"提出外湿和内湿两类。外湿指外感六淫之邪的湿,与地理气候环境有关,如江南梅雨季节,阴雨连绵,空气中湿度高,或久处雾霾潮湿之地,或涉水淋雨,或汗出沾衣,不及时更衣等因素,湿气由表而入。内湿由于嗜食生冷瓜果、膏粱厚味,致脾胃损伤,运化功能失常而气不化水,湿从内生。

痰饮为病理产物,痰与饮虽属同类,但有不同。张景岳谓:"痰饮为水液之属,凡呕吐清水及胸腹膨满,吞酸嗳腐,渥渥有声等证,此皆水谷之余停积不行,是即所谓饮也。若痰有不同于饮者,饮清澈而痰稠浊。"

在病变中,痰又可分两种:一种是呼吸通道的黏液;一种是见不到的痰,滞留在经络脏腑,或随气而循经络滞留四肢百骸、五官、九窍、皮肉筋脉无处不到,形成各种病症。《类证治裁》曰:"痰则随气升降遍身皆到,在肺则咳,在背则冷,在胸则痞,在胁则胀,在肠则泻,在经络则肿,在四肢则痹,变幻万端,昔人所谓怪症多属痰"。痰的病症甚多,除上述咳、呕可见到痰液外,其他病症是无形之痰导致的,不仅是内科的病症,外科常见的瘰疬、流痰等皆是无形之痰所致。从以上论述中可以看出,所谓有形之痰,是指由于痰的病因而出现的症状,如黏稠痰,稀薄痰,白痰,黄痰,脓痰等,无形之痰是指由于痰的原因所致的各种病症,但是观察不到有形之痰。

体内正常的水液代谢与脾的运化、肾的气化、肺的宣肃密切有关。《素问·经脉别论》曰:"饮入于胃,游溢精气,上输于脾,脾气散精,上归于肺,通调水道,下输膀胱,水津四布,五经并行",维持机体正常的生理功能。若脾肾肺功能失常,水液代谢就发生障碍而产生内湿和痰饮。古人明确提出痰饮的形成与津液有关。张景岳谓:"痰即人之津液,无非水谷之所化。此痰亦既化之物而非不化之属也,但化得其正,则形体强,荣卫充,而痰涎本皆血气,若化失其正,则脏腑病。津液败而血气即成痰涎"。内湿和痰饮虽皆由于水液代谢失常引起的病理产物,但在临床上表现不同,部分痰饮是可见到有形液体,内湿和无形之痰则是见不到的,只能从临床症状表现观察其特性。

二、湿与痰饮病变的症状

湿与痰饮的病变虽皆与脾肺肾功能失常有关,但侧重点各有不同,湿病以脾运化功能失常为主,痰饮病以肺的宣肃功能失常为主。由于病变有不同,症状亦各异。在病变中情况是多种多样的,湿与痰可以同时存在;湿与痰饮并可与其他病因,如风、寒、热、暑、毒、瘀等互结为患。

湿与痰饮在病变中阻滞经络脏腑气血,而致气滞血瘀,由此一起湿阻气滞,痰瘀互结等病变。临床上可由多种病因同时致病,但主次有不同。如湿热蕴结为患,有的偏于湿重,有的偏于热重。痰瘀互结为患,有的偏痰多为主,有的偏于瘀阻为主。在临床上须仔细诊察脉症,辨清哪一种病因为主,哪一种病因为次,采取不同的治法方药,才能切合病情而取得疗效。

湿的症状由湿的特点决定。湿的特点是黏滞重浊,胶结缠绵,难以速化,因而病程较长。外感湿邪的主要症状有恶风发热,身重肢体酸楚肿胀,或关节疼痛,屈伸不利,难以转侧,头重如裹,昏昏欲睡,舌苔白腻,脉濡等。

内湿的主要症状有胸脘痞闷,纳呆泛恶,口腻,腹胀,大便溏泄,肢软无力,头胀身重,舌苔白腻,脉濡缓。湿邪蕴阻日久可以化热,或在夏季,暑必夹湿而有湿热症状,舌苔黄,口渴不欲饮,小便短赤,大便溏泄或便秘等。

痰的主要症状有咳嗽痰多,胸部痞闷,或背部一片冰冷感,恶心呕吐,心悸,眩晕,癫狂,皮肤麻木,关节疼痛肿胀,皮下肿块或溃破后经久不愈,舌苔白滑或厚腻,脉象滑。饮的主要症状,随饮之停聚部位不同而出现不同的症状,如饮停胃肠,肠中辘辘有声为痰饮;饮在四肢肌肉为溢饮;饮停在肺,咳喘气逆不能平卧为支饮;饮留胸胁,咳唾引痛,为悬饮。

三、湿的辨证治疗

对湿证的辨证治疗,明代张景岳谓:"湿热之病,宜清宜利……寒湿之病,宜燥宜温。"将湿证概括为湿热和寒湿两类。但临床上湿病每多与其他病邪结合为患,且患者病变的部位不同。因此,湿的病症是多样的,兹将临床上常见证型的辨证治疗简述如下:

（一）湿热证

1. 湿热蕴阻中焦　胸闷脘胀，或胁痛，口苦黏腻，小便短赤，大便不爽，舌苔黄腻，脉濡数，可见于胆囊炎、胆石症、急性肝炎等病。治以清化湿热，可用胃苓汤、黄连解毒汤加减，常用厚朴、枳壳、白豆蔻、黄连、黄芩、茯苓、滑石。若面目皮肤发黄，加茵陈、山栀、制大黄。

2. 湿热蕴阻下焦　小便频数不爽，短赤灼热感，或不禁淋沥而出，小腹胀满，口苦腻，口干不欲饮，舌红苔黄腻，脉数，可见于急性尿路感染，前列腺炎，妇女盆腔炎、阴道炎等病。治以清利湿热，可用八正散、三妙丸加减，常用萹蓄、瞿麦、滑石、山栀、大黄、乌药、车前草、黄柏、土茯苓。

3. 湿热壅盛　症见通身浮肿，小便短少，烦渴，腹部胀满，大便干结，口苦，舌苔黄腻脉沉数。多见于肝硬化腹水、急性肾炎等实热证。治以通腑利水清化湿热，可用疏凿饮子加减，常用生大黄、牵牛子、大腹皮、槟榔、马鞭草、赤苓、猪苓、车前子、泽泻、商陆、枳实、生山栀、黄芩等。又可见发热，下利赤白黏冻，腹痛里急后重，肛门灼热感，小便短赤，舌红苔黄腻脉濡数，见于急性痢疾。治以清热解毒化湿导滞，可用葛根芩连汤、白头翁汤、芍药汤加减，常用黄连、黄芩、制大黄、广木香、槟榔、枳实、白芍、甘草、白头翁、秦皮等。

（二）寒湿证

1. 寒湿困脾　感受寒邪或食生冷不洁之品，腹痛肠鸣，下利水样，纳呆，泛恶呕吐，畏寒，肢节酸痛，舌苔薄白或白腻，脉濡缓，常见于急性胃肠炎。治以散寒化湿，可用藿香正气散，常用紫苏、藿香、苍术、荆芥、防风、制半夏、陈皮、厚朴、生姜、大腹皮、茯苓等。

2. 寒湿内阻　症见脘腹胀满，纳少便溏，舌淡胖苔白腻，脉沉缓，常见于慢性肠炎、肠功能紊乱等症。治以温中散寒除湿，可用厚朴温中汤（李东垣方），常用厚朴、干姜、白术、砂仁、茯苓、甘草、广木香、青陈皮。

3. 寒湿阻滞肝胆　症见目黄，皮肤发黄晦暗，舌苔白滑，脉沉细，常见于慢性肝炎、肝硬化等病。治以温阳健脾祛寒化湿，可用茵陈术附汤加减，常用熟附块、白术、干姜、茵陈、茯苓、甘草、红花、桃仁、泽兰叶。

4. 阳虚寒湿滞留　症见肢体浮肿，脐以下肿甚，脘腹胀满，纳呆便溏，小便短少，舌淡胖苔白腻，脉沉细，常见于慢性肾炎、甲状腺功能减退等病。治宜温阳祛寒，健脾利湿，可用真武汤、五苓散加减，常用熟附块、桂枝、肉桂、干姜、苍术、白术、茯苓、泽泻、厚朴、枳壳。

5. 寒湿滞留肠中　症见下利白色黏冻，腹痛，里急后重，身困头重，畏寒，舌淡苔白腻，脉濡缓，可见于慢性痢疾、慢性结肠炎。治以温中散寒化湿，可用附子理中汤、厚朴温中汤加减，常用熟附块、苍术、白术、厚朴、广木香、煨肉果、炮姜炭、茯苓、砂仁、枳壳。

（三）风湿证

1. 风湿在表　症见颈痛项强，腰背肢节肌肉酸痛，或恶风发热，舌苔白，脉浮，可见于颈椎病、风湿性关节炎等。治以祛风胜湿，疏通经络，可用羌活胜湿汤加减，常用羌活、独活、防风、藁本、川芎、甘草、蔓荆子、白芷。或夏令季节暑湿伤表，恶风发热、肢体酸重疼痛，头昏胀，胸闷泛恶，口腻，渴不欲饮，咳嗽流涕，舌苔薄黄，脉濡数，见于夏季感冒。治以解表清暑化湿，可用香薷饮加减等，常用香薷、厚朴、藿香、佩兰、连翘、制半夏、白豆蔻、陈皮、杏仁、茯苓。

2. 风湿痹阻肢体　肌肉关节酸痛肿胀，游走性，活动不利，苔白腻或薄黄，舌尖红，脉缓或数，见于风湿性关节炎等。治以祛风化湿通络，宣痹止痛，可用防风汤、宣明论方加减，常用防风、羌活、独活、防己、威灵仙、苍术、桂枝、赤芍、黄芩、秦艽、甘草、赤茯苓。

3. 湿浊毒瘀蕴阻　症见面色灰暗，神疲乏力，或腰酸，头晕，颈痛，皮肤痒，纳呆泛恶，夜尿多，大便溏薄或秘结，舌质淡暗，舌形淡胖或瘦小，舌苔薄腻或白腻、黄腻，脉多弦或细，多见于慢性肾功能衰竭。该病多表现为正虚邪实，一般在病变进展时多邪实证为主，即湿浊毒瘀蕴阻明显，治宜祛邪为主，常以利湿泄浊解毒化瘀，用土茯苓、制大黄、王不留行、黄连、黄芩、制半夏、陈皮、莪术、桃仁、紫苏、卫矛、虎杖等，一般可配合扶正之品；气血两虚者加黄芪、当归、党参、白术、灵芝等；阳虚者加熟附块、葫芦巴、仙灵脾；阴虚者加生地、知母、玄参。

四、痰饮的辨证治疗

（一）痰证的辨治

张景岳谓："不知痰之为病，必有所以致之者。如因风因火而生痰者，但治其风火，风火息而痰自清也。因虚因实而生痰者，但治其虚实，虚实愈而痰自平也。"指出痰是由其他致病因素在病变中产生的，故治疗须针对产生的病因，并结合外痰与内痰的不同，而辨证施治。外痰以治肺为主，病久须结合治疗脾肾。

1. 外痰一般有以下几类。

（1）风邪犯肺：辨证属风寒者，咽痛，咳嗽，痰稀薄色白，舌苔薄白，脉浮紧，见于感冒、急性支气管炎等。予宣肺化痰，可用杏苏散、三拗汤加减，常用紫苏、杏仁、前胡、桔梗、甘草、麻黄、陈皮、荆芥、制半夏。辨证属风热者，咳嗽，痰黏稠色黄，或咽痛，苔薄黄尖红。治以疏风清热，银翘散加减，常用荆芥、牛蒡子、桔梗、薄荷、杏仁、甘草、象贝母、金银花、连翘。

（2）痰湿内阻：咳久，痰多色白，胸脘痞满，舌苔腻，脉滑，多见于慢性支气管炎。可用涤痰汤、平胃散加减，常用制半夏、陈皮、厚朴、苍术、制南星、茯苓、甘草。若背部有冷感加桂枝、干姜、细辛。

（3）肺阴亏虚：症见咳嗽少痰，咽干口燥，舌红少苔，脉细数，见于慢性支气管炎、肺结核等病。可用沙参麦冬汤加减，常用北沙参、麦冬、全瓜蒌、甘草、川贝母、炙紫菀、桑叶、玉竹。

（4）痰饮壅肺：咳喘日久，痰多稀薄或稠黏，胸部满闷，气急不能平卧，舌苔白滑，脉滑数，见于慢性支气管炎、肺气肿等。治以泻肺涤痰，葶苈大枣泻肺汤、三子养亲汤加减，常用甜葶苈、炙白苏子、白芥子、莱菔子、枳实、厚朴、制半夏、陈皮、茯苓。

（5）热痰蕴肺：咳嗽，咽痛，咯吐脓痰，或有恶寒发热或壮热不退，见于肺脓肿、支气管扩张症等。治以清热解毒，祛痰排脓，鱼桔汤、如金解毒散、黄芩汤加减，常用黄连、黄芩、鱼腥草、桔梗、金银花、甘草、冬瓜仁、生苡仁、象贝母、桃仁。

2. 无形之痰　是指留于脏腑、经络、皮肉、筋骨，多与其他病邪结合为患而形成的多种病变，一般分以下几类。

（1）痰湿蕴阻证

1）痰湿阻滞肢体经络：肢体局部麻木或关节酸痛肿胀，活动不利，舌苔白腻，脉滑，见于类风湿性关节炎等。治以化痰利湿通络，防风涤痰汤加减，常用制南星、白芥子、茯苓、苍术、防风、泽泻、防己、生薏苡仁。

2）痰湿蕴阻中焦：脘腹痞满，纳呆泛恶，肢体沉重，倦怠嗜睡，舌淡苔腻，脉细滑，常见于慢性胃炎、胃下垂等。治以燥湿化痰，平胃散、二陈汤加减，常用厚朴、苍术、制半夏、陈皮、白豆蔻、茯苓、枳壳、石菖蒲。

3）痰湿内阻心胸：胸闷气短或心前区疼痛，舌苔薄腻质较暗，脉细，常见于冠心病等。治以通阳化痰，瓜蒌薤白半夏汤，常用桂枝、薤白头、全瓜蒌、制半夏、郁金、丹参、茯苓、川芎。

4）痰湿蒙蔽清窍：神志模糊，或时明时昧，半身不遂，舌苔白腻，脉细滑，常见于脑血管病变，治以豁痰开窍，苏合香丸、涤痰汤，常用制半夏、制南星、枳实、茯苓、石菖蒲、炙远志、郁金、苏合香丸等。

（2）痰气互结证

1）痰气结于咽喉：咽喉部如有物梗阻，吐之不出，咽之不下，舌苔薄腻，脉细滑，见于梅核气、慢性咽炎等。治以理气化痰、四七汤加味，常用厚朴、制半夏、茯苓、紫苏、桔梗、制香附、象贝母、陈皮。

2）痰气郁结，蒙蔽神明：精神抑郁，表情呆滞，多愁，喜怒无常，常见于神经官能症。治以疏肝理气，化痰解郁，逍遥散加减，常用细柴胡、制香附、制半夏、茯苓、郁金、远志、石菖蒲、合欢花、陈皮、当归、白芍、甘草。

（3）痰瘀互结证

1）痰瘀阻滞清窍：颈痛、眩晕、健忘或神志模糊，舌苔白腻质暗红或有瘀点，脉弦滑，常见于脑梗死、脑震荡等。治以化瘀涤痰开窍，用川芎、赤芍、红花、当归、天麻、石菖蒲、郁金、僵蚕、桃仁、远志、陈胆星、三七粉、琥珀等。

2）痰瘀阻滞心胸：胸闷隐痛或突发性绞痛，心悸气短，苔薄舌质暗红，脉细或不匀，见于冠心病等。治以活血祛瘀，化痰宽胸，可用丹参饮加味，常用丹参、川芎、赤芍、延胡索、全瓜蒌、桃仁、红花、三七粉、制半夏、砂仁。

3）痰瘀阻滞肺胸：咳喘痰多，胸闷隐痛，舌苔薄腻质暗红，脉滑数，见于慢性支气管炎、肺气肿、肺源性心脏病等。治以泻肺化痰瘀，可用葶苈大枣泻肺汤、苏子降气汤加减，常用葶苈子、桃仁、当归、炙白苏子、枳壳、制半夏、红花、制大黄、郁金、全瓜蒌。

（4）风与痰结合为患

1）外感风邪与痰阻滞经络：面部一侧瘫痪，口眼㖞斜，肢体活动正常，舌苔白，脉滑，见于面神经瘫痪等。治以祛风化痰通络，常用炙僵蚕、白附子、制南星、全蝎、防风、制半夏、茯苓、蝉蜕。

2）肝风内动挟痰上扰：头晕目眩，胸闷泛恶，肢体麻木或半身不遂，舌强语謇，或突然昏倒，口吐涎沫，并抽搐，舌苔白腻，脉弦滑，见于脑血管病变，癫痫等。治以平肝息风，化痰祛瘀，常用天麻、钩藤、陈胆星、制半夏、丹参、白蒺藜、茯苓、炙远志、羚羊角。若口苦，大便秘结，舌苔黄，加黄连、大黄、黄芩。

（5）痰火为患

1）肝火挟痰上扰：头晕头痛，面红目赤，胸闷烦躁，口干苦，便秘溲赤，舌苔黄腻，脉弦滑，可见于高血压病等，治以泻火化痰，龙胆泻肝汤加减，常用龙胆草、黄芩、山栀、丹皮、甘菊花、胆星、象贝母。

2）心火与痰内扰：胸闷、心悸、易惊、失眠多梦、口舌生疮、舌苔薄黄尖红、脉细数，可见于冠心病、口腔溃疡等。治以清心化痰宁神，常用黄连、山栀、竹茹、制半夏、郁金、石菖蒲、茯苓、丹参、淡竹叶、甘草。

3）痰热内闭：起病急、神志不清、半身不遂、肢体强痉或抽搐、鼾声痰鸣、舌红苔黄、脉弦滑，可见于脑血管病变等。治以清热涤痰，息风开窍，用安宫牛黄丸吞服，常用羚羊角、钩藤、黄芩、丹皮、天竺黄、胆星、远志、竹沥、石菖蒲、郁金。大便秘结者，加生大黄。

（二）饮证的辨治

1. 痰饮　饮停于胃，心下痞满，胸胁支满，胃中有振水声，脘腹畏寒喜暖，背寒，呕吐痰涎，头昏目眩，大便溏薄，舌苔白滑或白腻，脉滑或沉弦，见于胃下垂或胃肠功能紊乱等。治以温中健脾，化饮和胃，用苓桂术甘汤，常用桂枝、茯苓、白术、甘草、制半夏、陈皮、生姜。若下利而仍感心下痞满，或水走肠间，辘辘有声，腹满，大便秘结，小便不利，舌苔黄腻，脉沉弱，治以逐饮利水和胃，己椒苈黄丸、甘遂半夏汤加减，常用制甘遂、生大黄、川椒目、防己、葶苈子、枳实、制半夏。

2. 悬饮　饮停胸胁，咳嗽，胸胁胀闷痛，气促不能平卧，转侧时痛甚，病侧胸廓饱满，叩之音浊，或有发热，舌苔白腻或黄腻，见于渗出性胸膜炎。治以泻肺逐饮，常用葶苈子、桑白皮、桃仁、白芥子、枳壳、郁金,另吞服控涎丹或十枣丸,亦可用生大黄、炒牵牛子研末吞服。若寒热往来,或不恶寒,汗出热不解,咳嗽、胸胁痛,心下痞硬,口苦咽干,泛恶,舌苔薄腻或薄黄,脉弦数,治以和解清化,常用柴胡、黄芩、全瓜蒌、制半夏、桔梗、郁金、甘草、黄连、茯苓、枳壳。

3. 溢饮 肢体疼痛,沉重浮肿,畏寒,或咳喘痰多白沫,胸闷,舌苔白滑,脉弦紧,可见于慢性支气管炎、肺源性心脏病等。治以发散风寒,温肺化饮,小青龙汤加减,常用麻黄、桂枝、细辛、生姜、制半夏、赤苓、猪苓、泽泻。

4. 支饮 咳逆喘满不得卧,痰多白沫量多,面浮跗肿,舌苔白滑或白腻,见于慢性支气管炎、肺气肿、肺源性心脏病等。治以温肺化饮,降气平喘,常用麻黄、桂枝、细辛、干姜、制半夏、炙苏子、泽漆。若动则喘甚,怯寒肢冷,少腹拘急,小便不利,治宜温胃化饮,常用熟附块、桂枝、茯苓、紫菀、炙苏子、炙冬花、泽泻。若呕吐涎沫多者,加吴茱萸、干姜、制半夏、陈皮。

谈闭证和脱证

闭证和脱证是临床上常见的两种危急的证候,很多疾病在濒危时,往往出现这两类证候,若不及时救治则趋于死亡。

闭证是邪闭于内属实证,脱证是正气虚脱为虚证,但闭证和脱证是可以转化的。一部分脱证是由闭证转化而来,由于病邪急剧而以闭证的症状出现,随着病情进展,正不御邪而转化为脱证。这是"热极生寒"正不胜邪的变化结果,但也有邪闭于内而直接导致死亡则仍属闭证。寒可以化热,热可以转寒,正气充实,可以使病邪衰退,病邪势盛,可致正气耗伤而虚衰。闭证和脱证是寒热变化,邪正消长过程中发展到严重的一个阶段,阴阳矛盾已有各走极端的趋势,继续发展下去,或正不胜邪或邪无从出,或亡阳无阴,或独阴无阳,阴阳离绝,皆可以导致死亡。

一、闭证

闭证在历代著作中未列为一门病症,在中风门中危重患者有提到闭证和脱证。一般内伤杂病出现闭证,多归于厥证门中。外感温热病病重者亦多见闭证,如温病热邪逆传心包而出现神昏谵语。闭证由于病因不同,临床表现不一,如中风中脏腑者,突然昏倒,神志不清,气粗,喉中痰鸣;邪热闭肺,出现高热,喘促;热结胃肠,出现腹满胀痛,大便闭结等,由于外感六淫及疫疠之邪盛和内生痰、瘀、浊邪,严重阻滞,致气机升降出入逆乱,脏腑功能为之闭塞。其中引起闭证的原因如下。

1. 热病邪盛 邪热深入营分,或逆传心包及阳明腑实证等引起神昏谵妄,腹满痛,大便秘结等。

2. 邪热不得外透　热病邪热应向外透发,若复感受风寒或冷敷等不良刺激致邪热内闭,如麻疹麻毒内陷而成闭证。

3. 阳亢气逆　平素肝阳上亢,肝火内盛而有面赤、头晕、耳鸣等证,若情绪激动,致气血逆乱并趋于上而猝然昏倒如中风,或痰饮内阻,或伤食积滞,或肝气郁结,加之恼怒气逆而致痰厥、食厥、气厥等闭证。

4. 卒中邪毒　如吸入某种毒气而猝然昏倒。

二、脱证

脱证,临床主要表现为面色苍白,冷汗淋漓,四肢逆冷,神志淡漠或烦躁不安,脉微欲绝,病情危急。清代徐灵胎谓:"脱之名,惟阳气骤越,阴阳相离,汗出如珠,六脉垂绝一时急迫之证,方名为脱"。脱证的形成,凡外感六淫疫疠之邪盛,或伤津、失血、汗、吐、下太过,或剧烈疼痛、中毒等致脏腑功能严重受损,正气衰竭皆可出现脱证。

脱证的原因一般有以下几类。

1. 因病邪过盛,病势急剧,正气不能御邪。

2. 因患者素体虚弱,尤其是过度劳累而致发病,或病延日久,正气虚弱,复感受外邪而致病情增剧。

3. 治疗不当,如发汗,攻下过度而致汗漏不止,泄下不禁等。

4. 失血过多。

5. 严重中毒。

内闭外脱证,即实证和虚证同时存在,如邪热闭肺,或热结胃肠,一方面见胸闷咳喘,或腹满胀痛,大便秘结等实证,同时出现肢冷汗多,脉细微等虚证。闭证和脱证的病机,常同时并存,可转化,互为因果,形成恶性循环。内闭外脱证的病情是比较严重的,多由于邪毒盛,病势急,正气虚弱不能抵御邪毒所致。

闭证可发于起病初期,亦可发于病变发展过程中,少数闭证病例未发展成脱证即死亡。脱证多发于疾病的较后阶段,亦可发生于疾病早期或发展过程中。闭证和脱证的主要脉症鉴别如下(表2)。

表2　闭证和脱证的主要脉症鉴别

	闭　证	脱　证
脉　象	滑数或伏(重按有力)	脉微弱
舌　苔	舌苔腻,热病则舌苔黄,质红	舌苔少,舌质淡红
面　色	青紫或潮红	苍　白

续　表

	闭　证	脱　证
形　体	牙关紧闭	口张目合
	两手握紧	手撒肢冷
	肢体僵直	蜷　卧
	呼吸气粗	气息微弱
	无汗出	汗出肢冷

闭证若邪热内闭,出现神昏烦渴而同时有恶寒肢冷,脉伏(重按有力)无汗,这是真热假寒证。若属内闭外脱者,则汗多,脉细弱。

温热病的闭证常见的有此三种:① 热入心包;② 胃热乘心;③ 痰湿蒙蔽。特将主要脉症列表如下,便于临床上鉴别(表3)。

表3　温热病的常见闭证证型

	热入心包	胃热乘心	痰湿蒙蔽
脉　象	细数或弦数	沉实	沉伏或滑数
舌　苔	舌红绛少苔	苔黄燥厚腻	白腻或垢腻
神　志	昏迷或有痉厥	谵妄或烦躁	时明时昧时昏迷
发　热	高　热	高热或潮热	发热不高
腹　部	无满痛	硬满痛	无满痛
大　便	可有便秘	秘结或热结旁流	秘结或溏薄

三、闭证和脱证的治疗

闭证的治疗,主要以祛邪为主,根据各病症的不同,治用不同的治法方药,因引起闭证的病症甚多,本文不再一一论述,重点讨论脱证的治疗。

脱证的治疗主要原则是扶正固脱,脱证有阴脱和阳脱两种情况:阴脱即阴液耗竭,口干唇燥,舌少津,发热烦躁,汗多,手足尚温,尿少,脉细数。阳脱即亡阳,汗多身冷,畏寒,脉微欲绝,神志不清,气息微弱,阳脱是由阴脱发展而成,但阳脱并非皆是由阴脱发展而来的,有的病例直接出现阳脱情况,病情更危重。阴脱治以益气养阴生津敛汗,用生脉散、增液汤加甘草、黄芪、山萸肉;阳脱治以回阳固脱用参附汤加肉桂、干姜、甘草、龙骨、牡蛎、山萸肉。现有参附针剂,加入葡萄糖溶液中静脉滴注,必要时中西医结合救治。

内闭外脱证虚实夹杂,一方面积极攻邪,一方面治予扶正,阻止病情进一步恶化。在病变中邪正双方是不平衡的,治疗时要分清矛盾的主次。若邪毒盛而脱证不重,则采取攻邪为主,佐以扶正,若脱证明显者,则宜扶正固脱为主,佐以祛邪。

预后:闭证经治疗后汗出厥回,神清,脉象渐趋缓和者是邪势减退,正气来复之象,为病情好转;若汗出淋漓不止,发热骤降,脉象微弱,是病情恶化。闭证转变为脱证,脱证经救治后,汗出渐止,四肢转温,脉象渐有力,神清,是正气来复之兆,病情有所好转。

四、病案举例

案例1:患者,男性,25岁。

病史:因恶寒发热,咳嗽胸痛一天,下午突然昏倒而来院急诊,住院后神志渐清醒,但烦躁,面色苍白,脉微不易摸到,测血压为零,汗出肢冷,体温不升。经检查左下肺语颤增强,肺底部有湿性啰音、管样呼吸音,胸部X线片透视为左下肺炎,实验室检查白细胞明显升高。住院后抢救,静脉滴注升压药后血压渐上升,但第二天血压又降至零。乃以中医药治疗。患者面色苍白,汗多,四肢尚温,咳嗽痰少,气促,大便秘结,小便少,舌苔厚腻,脉微而数。

中医辨证:邪毒伤肺,邪盛而正气虚弱,正不御邪,形成内闭外脱情况。

治则:益气固脱,清肺化痰。

处方:人参10 g(另炖),麦冬12 g,五味子10 g,桑白皮15 g,黄芩10 g,鱼腥草30 g,甘草6 g,地骨皮15 g,前胡10 g,杏仁10 g,桔梗6 g,煅牡蛎60 g。药后第二天,血压升至70/50 mmHg,汗出减少,精神较好,口干引饮,大便仍不解,咳嗽咯出铁锈色痰,苔薄质较红,脉细数较前有力。正气渐复,邪热未清,治疗宜着重清肺化痰。方用北沙参15 g,桑白皮15 g,黄芩10 g,鱼腥草30 g,杏仁10 g,象贝母10 g,金银花30 g,连翘15 g,甘草4 g,全瓜蒌20 g,冬瓜仁15 g。服3剂后,汗止,大便解,小便多,咳减少,自觉情况好转,舌红渐淡苔薄,脉细缓,血压恢复正常(110/70 mmHg)。又服2天,一般情况继续好转,但仍感胸部隐痛。前方再加丝瓜络10 g,郁金10 g。再服药5天,症状消除,胸部X线片复查左下肺炎大部分消散。

案例2:男性,25岁。

病史:发热咳嗽,右侧胸痛,咳出铁锈色痰2天住院治疗。入院后患者面色苍白,精神较弱,汗出淋漓,肢冷。查体:血压50～60/30 mmHg,右上肺呼吸音减低,有湿性啰音。X线片胸部透视为右上肺炎,实验室检查:白细胞2.9×10⁹/L。住院当晚按脱证治疗,以别直参10 g,煎汤灌服。第二天汗出减少,四肢转温,血压升至110/80 mmHg,咳嗽,痰内带血,口干,苔薄腻,脉细。

中医辨证：正气渐复,邪热蕴肺。

治则：扶正而清肺化痰。

处方：党参30 g,北沙参15 g,桑白皮15 g,黄芩10 g,鱼腥草30 g,金银花30 g,甘草5 g,杏仁10 g,象贝母10 g,陈皮10 g,冬瓜仁15 g。服药2天,汗少,咳嗽减轻,但纳呆,腹中不适,大便溏薄,小便少,苔薄腻,脉细。痰湿内阻,胃肠运化欠佳。前方去北沙参、桑白皮、冬瓜仁,加枳壳10 g,左金丸3 g,又服药2天,腹中适,咳少,脉缓有力,血压正常,舌苔薄黄。再以清肺化痰为主,用黄芩10 g,黄连4 g,鱼腥草30 g,桑白皮15 g,金银花30 g,甘草4 g,陈皮10 g,冬瓜仁15 g,象贝母10 g。服药1周,症状消解,胸部X线片复查,右上肺炎消散。

按语：以上两个病例来就诊时皆出现汗多肢冷,神萎,脉微细弱,血压明显下降,已属脱证,但尚未到达阳脱程度,经用生脉散为主治疗后,脱证情况渐好转,然后再着重于祛邪,使病情好转。

吴尚先外治学术思想探讨

吴尚先是一位清代医家,原名安业,又名师机,约生于公元1806～1886年,浙江钱塘人,后迁居山东泰安。他在医学上敢于创新,擅长外治,著有《理瀹骈文》一书,原名《外治医说》,系统地对外治法进行整理总结,是重要的外治专著。所列外治法二十余种,收集经方、时方、单方、验方数千首,治疗范围包括内、外、妇、儿等各科,内容十分丰富,在中医外治方面有较大的贡献。兹就吴氏外治学术思想作粗浅的探讨。

一、外治与内治的理论相同

吴氏谓："外治之理即内治之理,外治之药亦即内治之药,所异者法耳,医理药性无二,而法则神奇变幻。"意思是外治的理论与内治相一致,外治的药物与内治的药物亦是相同的,所差异的只是使用方法不同而已。外治可分两大类：一是针灸、推拿、拔火罐等不用药物的治疗；一是使用药物的治疗。吴氏所论的外治重点是用药物的一类。药物外治早在《内经》中已有记载,如《灵枢·寿夭刚柔》篇载治寒痹以药熨之,《金匮要略》中载治狐惑病肛门蚀烂用雄黄熏等。后来历代医家亦提出了不少药物外治法,但专门论述外治的著作很少,散见于各家方书中,对外治的理论亦很少专门讨论。吴氏提出"外治之理即内治之理,外治之药亦内治之药"的理论,使药物外治法不但有了理论依据,并且为外治扩大了范围。外治和内治的理法方药相同,所不同者,仅是使用方法上的差异,所以凡是内治的方药皆可用来外治,这使方药扩大了用途,增加了手段,吴氏并说："外治必如内治者,先求其本,本者何? 明阴阳,识脏腑也。"指出外治必须和内治一样,按照治病必求其本的原则,辨明阴阳脏腑的不同情况,根据辨证论治方法进行外治,这对外治提出了一定的要求。外治不仅是针对浅表局部病症的,也是从整体出发的。吴氏主张外治必须"先列辨证,次论治,次用药",并重视经络与脏腑的关系,脏腑病变可在所主的经络部位出现症状,通过所在经络穴位敷贴药物,可达到治疗脏腑病变的目的。这些论点对指导临床外治法有重要意义。

二、三部分证论治

吴氏谓:"人一身有上中下三部而皆以气为贯,上焦心肺居之,中焦脾胃居之,下焦肝肾,大小肠膀胱居之……上焦如雾,中焦如沤,下焦如渎……嚏法泄肺者也,可以散上焦之雾,通天气而开布宗气以行呼吸,坐法泻肾者也,可以决下焦之渎,通地气而流行卫气以司开合;炒、熨、煎、抹与缚之法,理脾胃者也,可以疏中焦之沤,通天气地气而蒸腾营气,以化精微""自纵言之则上中下为三部,自横言之,则又以在表在里,在半表里为三部。嚏法治上者即可以治表,坐法治下者即可以治里,炒、熨、煎、抹与缚之法治中者即可以统治表里与半表里"。吴氏提出三部分证论治对指导临床上外治有一定的意义。外治主要用药于浅表局部,对穴位刺激通过经络脏腑而起作用,就上中下三焦不同病变情况而采用不同的外治方法,则针对性比较强,并可在病变就近部位直接起作用而取得较快的疗效。

三、外治用药的特点

吴氏虽说:"外治之药亦即内治之药"但外治用药有其一定的特色,尤其是外敷膏药必须配以芳香刺激之品,有通窍走窜之功,促使药性从皮肤进入体内而起作用。吴氏对此亦有论述,其谓"膏中用药,必得气味俱厚者,方能得力",又谓"膏中用药味必得通经走络,开窍透骨,拔病外出之品为引,如姜、葱、韭、蒜、白芥子、花椒,以及槐、柳、桑、桃、蓖麻子、凤仙草、轻粉、穿山甲之类药不可少";同时应加热,"膏药热者易效,热性急而凉性缓也";并常用酒醋调制外治药,酒醋作为调剂不但是外治药的引剂,其本身亦有治病之功,酒能活血化瘀,祛风通络,醋能软坚消结,散瘀止痛。另外,外治可以多种疗法配合,吴氏谓"每门以膏为主,附以点、熏、擦、熨、烙、掺、敷之药佐之。"多种外治法综合运用可以提高疗效。

四、外治是一种利多弊少的疗法

吴氏强调外治的效用,并认为有些外治法的作用比内服药作用快,其云:"上用嚏,中用填,下用坐,尤捷于内服"。内服药有一定的不良反应,其云:"自来相戒,误人非毒药也,所见不真,桂枝下咽,承气入胃,并可以毙,即一味麻黄,一味白术,一味熟地,用不得当,贻害无穷"。而外治则无禁忌,"且治在外,则无禁制,无窒碍,无牵制，无黏滞"。对"不肯服药之人，不能服药之症"是一种治疗手段。吴氏虽强调外治，但也不轻视内治，他说："所以与内治并行，而能补内治之不及者此也"，又谓"总之内外治皆是防世急，而以外治佐内治，能两精者乃无一失"，吴氏上述的论点是有道理的。

我们临床实践体会，外治对一部分病症取效迅速，便于观察，禁忌证少，一般无副反应。少数患者在用药局部有反应，但多数是比较轻的，即使用药后产生不良反应，也可随即停止用药，不像内服药出现反应，不可能将服下的药取出。所以，外治法虽不能说完全无弊，但可以说弊不多，是利多弊少，但必须指出，外治对浅表局部病症作用较好，对里证、全身性病症须结合内治。目前内科病症的治疗，多数以口服药内治为主，给药途径比较单调，治疗手段不够，外治法是一项有效地治疗手段，外治配合内治是提高临床疗效的重要措施。因此，外治法应当发掘继承、整理提高，这是发扬中医特色的一个方面。

怎样提高辨证论治水平

辨证论治是中医药的精华，是中医诊治疾病的主要方法，是中医的特色和优势。辨证论治的重点是辨证。证与症不同，症是指单一的症状和体征，证是指疾病发展过程中某一阶段的病理变化出现的一组症状，古代也有将证作为一种病。如《内经》中所谓的"厥证""痹证""淋证"等。辨证是以中医学理论为指导的辨证方法。常用的辨证方法有：八纲辨证、气血津液辨证、脏腑辨证、病因辨证、经络辨证、六经辨证、三焦辨证、营卫气血辨证。多年来，勤读书，勤临证，博采众长，总结经验，继承创新，对提高辨证论治水平有以下几点经验体会。

一、辨证与辨病相结合

历代名医学家十分重视辨病，清代徐灵胎谓："欲治病者，必先识病之名。能识病之名，而后求其病之所由生。明其所由生，又当辨其生之因各不同，而病状所由异，然后考虑其治之法。"病是指一种疾病的基本矛盾。证是指疾病发展过程中，具有内在联系的、在不同阶段的、不同类型的病理变化，可表现在外的症状，是该阶段的主要矛盾。病的基本矛盾，多以证的主要矛盾所表现，病和证是密切相关的。辨病是寻找疾病的基本矛盾，提出根本的治法；辨证是对疾病发展过程中不同类型的、某一阶段中出现的主要矛盾，提出相应的治法。古人早已提出辨病与辨证相结合。如《伤寒论》《金匮要略》所谓"辨病脉证并治"，将病与证结合在一起。伤寒病的基本矛盾是由于外感风寒，病初起时邪在表，可分为表虚证和表实证两种类型：表虚证表现为发热、恶风、汗自出，用桂枝汤以调和营卫；表实证表现头痛、发热、恶寒、无汗出,用麻黄汤以解表发汗。又如风水病的基本矛盾,是由感受风邪而致水气泛溢肌肤而浮肿,具有表虚证和表实证的不同,表虚证用防己黄芪汤以固表利水,表热实证用越婢汤发散水气而清热。

病证结合,一般强调辨证论治,但历代医家也不忽视辨病的重要性。病有病名,中医的病名虽有诸多问题,但有不少病名,对临床诊治有指导意义。如痰饮病,《金匮要略》中提出总的治则"以温药和之",这是针对痰饮为阴寒之邪,阻碍了脏腑的气化功能,治宜辛温化饮,是治疗痰饮病的基本之法。但痰饮滞留在不同的部位,形成不同证候,如痰饮、支饮、溢饮、悬饮各有不同的表现。在治疗方面,除以"温药和之"的方针外,还须结合证的不同表现,采取不同的治法方药。

二、辨证要抓主症和主要矛盾方面

一个患者往往有许多症状和体征,旧病加新病或几种疾病同时存在,病情变化多端,情况错综复杂,但其中必有一种主症。在临床诊治时要善于抓住主症,这有利于辨证和取得疗效。一般情况下,疾病的主症即是疾病的基本矛盾,但在有些情况下不一定是病变的基本矛盾,如中毒性肺炎休克状态,中医辨证为邪盛正衰,正不胜邪而出现的脱证,这时的主要矛盾不是肺部的炎性病变,而是正不胜邪的脱证,治疗应首先治理这危及生命的主症。因此,在诊疗时首先要抓住主症,在复杂的病变中找到了主症,也就找到了解决矛盾的焦点,在论治时可避免在许多症状面前毫无头绪,无从下手之苦。

八纲辨证是辨证的提纲,《医学心悟》谓:"病有总要,寒、热、虚、实、表、里、阴、阳八字而已,病情总不外此,则辨证之法,亦不出此",指出八纲在辨证中的重要性,寒与热、虚与实、表与里、阴与阳皆是矛盾对立的两个方面,疾病的矛盾是复杂的,寒热夹杂,表里同病,虚实兼有,阴证和阳证并存。辨证时应抓住矛盾的主要方面,才能论治确当。

如有一例男性,40岁,患慢性肾炎已3年,平时腰酸乏力,尿蛋白(++),病久正气亏虚,近感受风邪而恶寒发热、无汗、头痛,咳嗽少痰,胸闷纳呆,小便短赤,大便干,舌苔薄尖红,脉浮数。尿常规:尿蛋白(+++),尿红细胞(+)。旧病加新病,表里同病,目前根据临床表现为风热表证,是矛盾的主要方面。治宜辛凉解表,以银翘散加减。服药3天,表证渐解,热退,咳嗽减少,但出现泛恶呕吐,腹胀痛阵发性增剧,大小便少,脉迟,血压升高,血肌酐升至530 μmol/L,尿素氮29.7 mmol/L。由于新感外邪促使原有肾病急剧恶化,经治表证渐解而里证成为矛盾的主要方面,由于湿浊邪毒壅滞,升降失常而出现上述症状,病情危重,以实证为主。先予通腑泄浊,清化湿热邪毒,除内服药外,并以生大黄煎汤保留灌肠,丹参针剂静滴,经治疗后大便通畅,每天3~4次,脘胀痛缓解,小便亦增多,其他症状也好转,血压正常,血肌酐、尿素逐渐下降,但脉仍迟,由于浊邪阻遏,心气不足所致,是虚实夹杂,再用生晒参煎汤代饮,扶正而清化,情况日渐好转而病情得到缓解。

该病例病变发展过程是比较复杂的,根据临床表现不同,按辨证抓住主要矛盾和矛盾的主要方面,治疗取得疗效。

三、宏观与微观相结合

中医四诊望、闻、问、切是宏观的方法,近代以来,随着科学技术的迅速发展,医学也随之发展。中医学应与时俱进,博采众长,吸取现代微观的科技方法和手段,使中医宏观所不能了解的病理变化,通过微观检查,可得到进一步了解。并可观察到中医药治疗后微观变化的情况,微观与宏观相结合,优势互补,有助于提高诊疗水平。如肾病中有一部分患者发病隐匿,无明显症状,舌苔脉象也无明显异常,但检验尿中有蛋白或红细胞,或血中肌酐、尿素氮、尿酸、血胆固醇、三酰甘油升高,仅凭宏观是无法知道的。这些微观情况,可按中医辨证分清虚实来进行治疗。多年来的临证体会:肾病的形成主要由于各种原因导致脾肾功能失常而精微下泄,正气损耗,属虚证,治以扶正为主;血中肌酐、尿素氮、尿酸增高,这由于脾肾功能失常而不能升清降浊而病理产物滞留于内,属实证,治以祛邪为主,临床上这种思路辨证治疗可取得一定的疗效。

四、辨证论治与专方专药结合

专方专药是针对疾病的基本矛盾而设立的方药,在历代各家的著作中有不少的专方专药,如《金匮要略》中治疗肠痈的大黄牡丹汤、治疗胸痹的瓜蒌薤白白酒汤、治疗奔豚的奔豚汤等,这些专方都针对病的基本矛盾。辨证论治与专方专药结合,既可治疗病的基本矛盾,也可对在病变过程中出现的各种"证"进行治疗,但由于患者病程各有不同,在病变过程中辨证论治和专方专药的重点各有不同。临床治疗有时重点在病,有时重点在证。如肺痈,是肺部有脓肿,咳嗽、胸痛、咯吐脓痰、高热不退,辨病明确,治疗重点在病,以祛邪为主,清热解毒,祛痰排脓。用治疗肺痈的专方复方鱼桔汤,可取得较好的疗效。但另一种情况,辨病重点治疗未能取得疗效,则应该以辨"证"治疗为重点。如有一例肺痈患者用多种抗生素针对病进行治疗,但疗效不好,病情未见好转。后由中医按辨"证"治疗为重点。中医认为患者年龄比较大且病程比较长,正气耗伤明显,正虚邪盛,应以扶正祛邪法。在辨病治疗的基础上重用扶正补气托毒之剂。病情逐渐好转。不仅临床症状消除,肺部脓肿逐渐消散而痊愈。专药是一种治疗各种病和各种证、症的有效药物,这些药物经各医家临床应用取得经验及现代药理研究发现新的效用。学习各家的经验对常见病、证和症,选择1~3味药物作为专药应用。如治疗高尿酸症常用虎杖、川萆薢、秦皮;糖尿病用黄连、黄芩、黄芪;尿结石用金钱草、川牛膝、海金沙;血尿用参三七、琥珀、血余炭;治疗尿路感染用黄柏、土茯苓、生地榆。辨证论治和专方专药结合,可以提高疗效。近年来中药现代化药理研究取得不少进展,发现了不少新的效用,但在临床应用时应按照辨证论治原则和历代各医家的用药经验,以减少不良反应。

五、随症加减

同一病症,由于每个患者各有不同情况,如病证的轻重不同,病程的长短不一,年龄性别的差异,或原有多种慢性疾病等。这些不同情况,可以出现各种不同症状,每个患者虽辨病、辨证相同,但在论治时,对患者出现的各种兼症,需要予以兼顾,随症加减。如临床上,常见的脘部不适、纳呆,应加用理气和胃之品;又如慢性肾病有血瘀情况,用活血化瘀之品等。在《伤寒论》中,小柴胡汤证论述较详。其中"若胸中烦而不呕者,去半夏、人参,加瓜蒌实;若渴,去半夏,加人参、瓜蒌根;若腹中痛者,去黄芩,加芍药;若胁下痞硬,去大枣,加牡蛎;若心下悸,小便不利者,去黄芩,加茯苓;若不渴,外有微热者,去人参,加桂枝;若咳者,去人参、大枣、生姜,加五味子、干姜"。文中论述各个不同症状,须随症加减,这是古人的临床经验,值得学习。多年来临床诊治体会,除须病证结合和专方专病结合外,随症加减也是不可缺少的。

六、标本兼顾,急则治标,缓则图本

标本问题是辨证和辨病中的一个重要方面,《内经》早已提到,《素问·标本病传论》曰:"病有标本,刺有逆从……知标本者,万举万当,不知标本是谓妄行",指出掌握了标本治疗才能确当,标本所指的范围甚广。《珍珠囊·补遗药性赋》曰:"以身论之,外为标,内为本,气为标,血为本,阳为标,阴为本,六腑属阳为标,五脏属阴为本。以病论之,先发病为本,后传变为标,病有标本者,本为病之源,标为病之变",辨明标本,可避免论治失误。临床上一般应标本兼顾,急则治标,缓则图本。如慢性肾衰皆为本虚标实证,本虚为脾肾亏虚,气血阴阳皆虚,脏腑功能衰退,标实为湿浊邪毒瘀血阻滞为主,治疗宜标本兼顾;但在病变过程中,本虚与标实的程度有不同,病变在进展时多表现邪实为主或新感外邪,治宜急则治标,以化湿泄浊,祛瘀解毒或清解外邪为主,佐以扶正调理;病情在相对平稳阶段多表现本虚为主,治宜缓则图本,以调补脾肾,益气养血为主,佐以化湿泄浊,祛瘀解毒。一般慢性疾病皆有本虚标实的情况,辨证论治首先注意标本问题,分清缓急,则可避免治疗失误。

组 药 的 应 用

组药是三种功能相同或不同的药物进行组合,目的是增强治疗的效用。据多年来临床体会,辨证方与组药相结合,对提高临床疗效有一定的作用,将常用的组药介绍如下。

一、丹参、桃仁、莪术

丹参,性凉,味苦,入心、肝、心包经,功能活血祛瘀,养血安神,治月经不调,产后瘀滞、腹痛、心腹痛、肢体麻痛、心悸怔忡、失寐。现代研究表明,丹参能改善心脑血管,治疗心绞痛、缺血性中风、慢性肝炎、慢性肾功能不全、多发性周围神经炎等。

桃仁,性平,味苦,入心、肝、大肠经,功能活血祛瘀,润肠通便,活血通滞,治闭经、痛经,产后瘀滞腹痛,癥瘕,脐痛,肠痈,便秘。研究表明,桃仁能抗凝和抗血栓形成,改善微循环。

莪术,性温,味苦、辛,入肝脾经,功能破血祛瘀,消积散结,活血滞经闭,治产后瘀滞、腹痛,癥瘕积聚,食积脘腹胀痛。现代研究示,莪术有活血化瘀、抗肿瘤等作用,可治血管栓塞性脉管炎、冠心病等。

上述三药皆有活血祛瘀作用,组合应用能有效地改善血行,消除瘀血。经验用量:丹参30 g,桃仁10 g,莪术10 g。

二、泽兰、马鞭草、泽泻

泽兰,性微温,味苦辛,入肝、脾经,功能活血祛瘀,利尿消肿,治经闭,经行腹痛,产后瘀滞,腹痛,肝硬化腹水。

马鞭草,性凉,味苦,入肝、脾经,功能活血通经,清热利水,治痛经、闭经,水肿,小便不利,跌仆损伤。

泽泻,性寒,味甘淡,入肾、膀胱经,功能利水渗湿清热,治小便不利,肿满泄泻,痰饮头晕。现代药理研究有利尿、降血脂作用,可用以治疗尿路感染、高脂血症、脂肪肝、尿毒症。

上述三药组合有活血祛瘀、利水之功,可用于治疗胸腹水、肾积水、肾囊肿、关节腔积液等。经验用量:泽兰30 g,马鞭草30 g,泽泻10 g。

三、金钱草、海金沙、石韦

金钱草,性微寒,味微甘、微苦,入肝、胆、肾、膀胱经,功能利水通淋,清化湿热,治湿热淋、石淋。现代研究表明,金钱草有利胆和利尿排石作用,可治疗胆囊炎、胆结石和尿路结石。

海金沙,性寒,味甘淡,入膀胱、小肠、脾经,功能利水通淋,清热解毒,治热淋、石淋、湿热黄疸、尿血、带下。

石韦,性寒,味苦、甘,入肺、肾、膀胱经,功能利水通淋,清肺化痰,治淋证、水肿、小便不利,痰热咳喘。现临床用于治疗急性肾炎、肾盂肾炎,尿路结石,慢性支气管炎。

上述三药皆有利水通淋之功,组合应用治疗尿路结石有一定的效用。经验用量:金钱草30 g,海金沙30 g,石韦30 g。

四、威灵仙、延胡索、白芍

威灵仙,性温,味辛、咸、微苦,入膀胱经,功能祛风除湿,通络止痛,祛风湿痹痛,肢体麻木,骨鲠咽咳,近代临床用于治疗脊椎肥大症,胆石症,尿石症等。

延胡索,性温,味辛、苦,入心、肝、脾经,功能活血化瘀,行气止痛,治胸痹、心痛、脘腹疼痛、腰痛、痛经、跌打损伤,现代临床用于治疗慢性胃炎,枕大神经痛,痛经,心律失常有一定的疗效。

白芍,性微寒,味苦、酸,入肝、脾经,功能养血敛阴,柔肝平肝,缓急止痛,治月经不调,经行腹痛,胁肋脘腹痛,头晕头痛,四肢挛痛,自汗盗汗。

上述三药皆有止痛作用,组合应用可以治疗多种疼痛病症,如脘腹痛、胁肋疼痛,四肢肌肉、关节疼痛,并可以治疗尿路结石或胆结石绞痛。经验用量:威灵仙10 g,延胡索10 g,白芍15 g。

五、仙灵脾、沙苑子、肉桂

仙灵脾,性温,味辛、甘,入肾、肝经,功能补肾壮阳,强筋健骨,祛风除湿,治阳痿遗精,尿频失禁,肾虚咳喘,腰膝酸软,风湿痹痛。

沙苑子,性温,味甘、微苦,入肝肾经,功能补肾固精,益肝明目,治头晕耳鸣,眼花,小便频数,淋漓不尽。

肉桂,性热,味辛、甘,入肾、脾、心、肝、胃经,功能补火助阳,引火归源,散寒止痛,温通经脉,治肾阳不足,畏寒肢冷,腰膝酸软,小便不利或频数,浮肿尿少,治湿热蕴结膀胱,气化不行,小便不利,常与黄柏、知母配合应用。

上述三药皆有温阳补肾之功,常用于治老年人肾阳虚衰而尿频、尿失禁或淋漓不尽。经验用量:仙灵脾30 g,沙苑子10 g,肉桂3 g。

六、菟丝子、覆盆子、益智仁

菟丝子,性微温,味甘、辛,入肝、肾经,功能补肾,固精缩尿。治遗精,小便频数,腰膝酸痛。

覆盆子,性微温,味甘、酸,入肝、脾经,功能补肝肾,固精缩尿。治阳痿早泄,遗精,尿频、遗溺。

益智仁,性温,味辛,入肝、脾经,功能温脾肾,摄涎唾,缩尿固精,治肾虚遗尿、尿频,遗精,口多唾涎,脾胃虚寒,腹痛,吐泻。

上述三味皆有益肾、固精、缩尿,治虚证尿频、遗尿、遗精、滑精、唾涎。经验用量:菟丝子30 g,覆盆子15 g,益智仁10 g。

七、牛蒡子、桔梗、甘草

牛蒡子,性寒,味辛,入肺、胃经,功能清利咽喉,疏风清热,透疹,治外感风热,咽痛,咳嗽,风热疮疡,麻疹初起,疹出出不畅。

桔梗,性平,味苦,入肺经,功能宣肺祛痰,排脓,治咳嗽、咽痛,音哑,肺痈。

甘草,性平,味甘,入心、肺、脾、胃经,功能益气补脾,缓急止痛,调和诸药,解毒,止咳。治气短乏力,纳少便溏,脘腹疼痛,四肢挛急疼痛,咳嗽、咽痛,痈肿,疮毒。甘草多与其他药物配合,可治疗多种病症,是临床上最常用的一味药。

上述三药配合有宣肺祛痰、利咽。治咽炎有一定的效用,慢性咽炎可用桔梗、甘草、西青果,煎汤代饮,长期应用,可改善症状。经验用量:牛蒡子10 g,桔梗6 g,甘草5 g。

八、珠儿参、牛蒡子、白茅根

珠儿参,性微寒,味甘、微苦,功能清热养阴,散瘀止血,消肿止痛,治热病烦渴,咽喉肿痛,阴虚肺热咳嗽、咯血,血尿。

牛蒡子见上。

白茅根,性寒,味甘,入肺、脾、膀胱经,功能清热利尿,凉血、止血,治热病烦渴,吐血、衄血、尿血,小便不利,水肿。

上述三药组合,治疗慢性咽炎,血尿。经验用量:珠儿参10 g,牛蒡子10 g,白茅根30 g。

九、白术、黄芪、山茱萸

白术,辛温,味苦、甘,归脾胃经,功能健脾益气,燥湿利水,治神疲乏力,食少便溏,水肿,小便不利,气虚自汗,胎动不安。

黄芪,性温,味甘,入肺、脾经,益气升阳,固表止汗,利水消肿,托毒生肌,治内伤劳倦,肺虚咳嗽,脱肛、子宫下垂,自汗、盗汗,水肿,痈疽不溃或久溃不敛。

山茱萸,性微温,味酸,入肝、肾经,功能补益肝肾,收敛固脱,治眩晕,耳鸣,腰膝酸软,遗精、滑精,小便频数,汗出不止。

上述三药,合用健脾益气,补肾固精,可治疗慢性肾炎、蛋白尿,病久者须坚持治疗一段时间,并可用芡实、莲子煮粥食用,可取得一定的疗效。经验用量:白术10 g,黄芪30 g,山茱萸10 g。

十、熟附块、桂枝、茯苓

熟附块,性热,味辛、甘,入心、脾、肺、肾经,功能回阳救逆,补火祛寒,治阳虚内寒,心阳欲脱,腹冷脉微,阴寒水肿,风寒湿痹。

桂枝,性温,味辛甘,入膀胱、心、肺经,功能解表散寒,温通经脉,通阳化气,治风寒表证,肢体痹痛,温通经脉,四肢厥冷,小便不利。

茯苓,性平,味甘淡,入心、脾、肺、肾经,功能利水渗湿,健脾和胃,宁心安神。

治小便不利,水肿胀满,纳呆泄泻,心悸不安,痰饮,咳逆。

上述三药配合,温阳化气利水,治水肿小便不利有较好的效用,对肾病水肿,病久正虚,可配伍黄芪、泽泻,以增强疗效。经验用量:熟附块6 g,桂枝10 g,茯苓15 g。

十一、决明子、泽泻、生山楂

决明子,性凉,味甘、苦,入肝、大肠经,功能清热明目,润肠通便,治风热目赤肿痛,大便秘结。

泽泻,性寒,味甘、淡,入膀胱、肾经,功能利水渗湿,治小便不利,泄泻,痰饮眩晕。

生山楂,性微温,味酸、甘,入脾、胃、肝经,功能消食积,化瘀滞,治食积,脘腹胀痛,泄泻痢疾,血瘀痛经,经闭、虚寒腹痛,恶露不尽。

上述三味药,现药理研究有降脂、降压作用,决明子亦有抗凝作用,山楂有化瘀作用,泽泻有利水作用。三药组合可用来治疗高脂血症、高血压、脂肪肝。经验用量:决明子30 g,泽泻10 g,生山楂30 g。

十二、乌药、制香附、瞿麦

乌药,性温,味辛,入肺、脾、肾、膀胱经,功能行气止痛,温肾散寒,治脘腹胀痛,胸胁满闷,痛经,尿频,遗尿。

制香附,性平,味辛、微苦,入肝、三焦经,功能疏肝理气,止痛调经,治胁肋、脘腹、乳房胀痛,月经不调。

瞿麦,性寒,味苦,入心、小肠、膀胱经,功能清热利水,破血通经,治小便不利,湿热淋,尿结石,闭经。

上述三药,治尿路感染,日久湿热不清,小腹部不适,小便短而不爽。经验用量:乌药10 g,制香附10 g,瞿麦30 g。

学习历代名医成才之路
——坚持自学

学习中医除学校教育和拜师学习外,应加强自学。坚持自学,是成才必不可少的条件。因此必须要培养自学的能力,变被动学习为主动学习。自学不是权宜之计,而要一生奉行,才能有所成就。自学主要是掌握好读书方法,历代名医的读书方法值得借鉴学习。下面作扼要的论述。

一、专与精,博与粗

专就是要集中精力,专研一门学科;精就是要精读本学科的经典著作。中医应精读本学科的经典著作,如《内经》《伤寒论》《金匮要略》《神农本草经》等。所谓精读是要一字一句读懂弄通。这些著作是中医学的理论基础,把它读懂弄通,就可以为以后读其他著作打下基础。一个人的精力有限,要学有所成,应摘要而攻。中医学历代书籍甚多,汗牛充栋,不可能都去读通。一般的书是只需粗读,浏览一下,不必深究,但其中的精华也须精读,对做学问有益。

博就是要博览有关与本学科直接或间接的书籍,如历代名医大家的著作:《备急千金要方》《外台秘要》《肘后备急方》《河间六书》《东垣十书》《丹溪心法》《儒门事亲》《本草纲目》《景岳全书》《证治准绳》《瘟疫论》《温热经纬》《温病条辨》等。又如文、史、哲等方面与中医药有关的著作,亦须博览,为本专业吸取营养,拓展视野和思路,有利于本专业的发展。多读书,可以使知识面广,能增强自己的分析和鉴别能力,但是时间和精力有限,全无目的、漫无边际的读书,是不可取的,要选择与中医药有关的书籍粗读,其中精华部分可进行精读。

二、善于记忆,勤写笔记

读书能记住,才能掌握好知识。记可分为两种:一是强记,即机械记,要靠重复背诵,年轻时代主要靠强记;一是追记,即理解记,要靠联想,年龄大些,主要靠理解记,背诵与理解记不能偏废。对经典中最基本的东西,一定要熟读背诵,所谓"书读百遍,其义自见"。年龄大记忆力减退,可将学到的东西进行整理分类,如药物和方剂,数量比较多,可将其归类整理出共性和个性,在记住共性的基础上,重点记每种药物和每张方剂的个性,这样便于联想记忆。

读书写笔记是帮助领会和记忆文献内容的一种方法,也是积累资料的一种方法。边读边写,可以做到眼到、心到、手到。怎样写笔记? 一般是摘录原文,写提纲,写心得体会和疑难问题。对读过的内容要明确主要讲的是什么? 抓住书中的要点,加深理解,便于记忆。做摘记,对一些论述命题、定理、公式警句、事例、数字、引文、例证、新观点、新材料进行摘抄、摘记,最好做卡片,可以科学分类,以便查阅。卡片主要可以为今后写作提供资料。摘记要尽可能记得详尽,书中的主要论点、核心内容、重要的数据和结论不要遗漏。一般内容则可以概要摘抄。卡片须写明资料名称、作者、出版时间、出处,图书要写清楚页数、版本等。另外可写综合笔记,把不同书籍和若干资料中相同的内容综合到一个题目下,或专题下便于研究,可以加深对某一问题的理解和记忆。几种版本的书都是讲一个内容,但讲的深浅和重点不同,有的几个作者的观点不尽一致,可以把它们的内容综合在一起,看看有哪些相同,有哪些不同。阅读完一本书、一篇文章后自己要有所收获和体会,要用自己的话把它记录下来,这可以巩固学习效果,检验学习情况。在做笔记时发现对某一问题理解不深,不够清楚明白,可回过头来再读一读原文。如果感到书中有讲得不够恰当的地方,可在笔记中记下来。作为今后继续学习的线索。

三、多加思考,深究其理

论语谓"学而不思则罔"。思考是揣摩、探究、学习前人的经验成就,不能止于此,要有所发展,就必须独立思考。对前人的理论进行一番思考,哪些是对的,哪些是错的,哪些是可以效法的,哪些是不值得学的,经过反复思考,深究其理,探明源流,这才有益。

临床上诊治患者必须多加思考,通过望、闻、问、切获得患者资料,加以综合分析,探究其病因病机,采取切合病情的理法方药。对于复诊患者,要对上次方药是否对路,哪些症状得到改善,哪些情况有变化或者药后哪些不适,了解这些情况后思考设法改进,争取获得疗效。

在工作中要不断总结经验并写文章。在动笔之前要把文章的中心思想和它的论点论据以及表达的方法、层次、安排等都尽量考虑成熟,形成腹稿,这样可以在写作的时候减少阻碍,才可比较快的完成。

思考要抓紧一切时间,古人有三上,即马上、枕上、厕上。构思,有人枕上构思,略有所得立即起床记下来,甚至一夜起来二三次。思考是一种艰苦的劳动,为了思考一个问题许多科学家常常忘却一切,到了入迷的境地。

四、勤奋学习,谦虚多问

要做好学问,必须勤奋好学,尤其是学医者,勤奋学习,使自己的医术精湛,才能治病救人。如不刻苦学习,医术粗疏,这是对患者不负责任。每个人天资有一定的差别,资质愚钝不要紧,只要坚持专心学习,争分夺秒,利用一切时间进行学习,要口勤、手勤、笔勤,熟读背诵,翻阅文献,做好笔记,多写论文,古人说"勤能补拙",是可以取得成就的。

任何一种学问,绝对意义上的无师自通是没有的。自学难免遇到思而不解之惑,攻而不破之谜,这需要请教师友,因而凡有从师学习的机会,尤当珍惜。从师是为了求学问,学问是要学而问的,而且要不耻下问。"三人行必有吾师""谦受益,满招损",要恭恭敬敬请教有学问的人,学术的疑点难点,精微之处,往往一经指点,茅塞顿开。

五、学习理论,联系实际,不断总结经验

学中医药理论是为了治病,从书本上学到的理论,要到临床上去检验,看它是否正确,是否需要修改补充,实践是检验真理的唯一标准。在实践中必然有成功和失败,从实践中的成败来认识所学,要学用结合,学以致用。读书和临床要不断总结正反两方面的经验。经过一段时间进行一次阶段性的检讨,吸取哪些教训,发现哪些值得进一步探讨的问题。只有不断总结经验,用临床实践的资料综合分析,上升为理论,反过来指导实践,这样可以不断提高自己的学术水平。

自学要有自信心,要有计划,要有时间保证,充分利用和抓紧时间,争分夺秒,要有有关的工具书和参考书,切忌浮躁,不专心,只是浮光掠影的浏览一下,这是学不到东西的。自学而有所收获,必须要勤奋努力,所谓"不经一番寒彻骨,焉得梅花扑鼻香"。

我们要有雄心壮志,不要认为要成为专家是不易办得到的,只要立志勤奋好学,是可以学有所成的,我们学中医的要成为专家,是为了继承整理发扬中医药,为了救死扶伤,为人民服务。

肾病的防治和饮食调理

肾病是常见病,近年来随着高血压、糖尿病、高尿酸血症发病率增多,肾病亦随之增多,肾病早期患者大多无特殊不适,不少人在体检时发现有血尿、蛋白尿、高血压、高血脂、高尿酸而来就诊。由于肾病起病隐匿,未能及早诊治以致部分患者病情不断进展发展成为慢性肾功能衰竭。因此,对肾病应及早防治,下面谈几点应注意的问题。

(1)每年定期检验尿常规,是否有血尿、蛋白尿及血常规和肾功能检查,经常测血压;

(2)高血压、糖尿病、痛风、高血脂患者须2～3个月检查一次,以便及时发现肾脏受损情况;

(3)平时要保持良好的生活习惯,所谓"起居有常,饮食有节",特别应注意清淡,少食膏粱厚味,自感腰酸头晕,纳呆乏力或有贫血,小便尿色异常或泡沫多等应及时就医;

(4)原有肾病而患其他疾病就诊时,须将患肾病情况告诉诊治医生,以避免应用有害肾脏的药物。

慢性肾病是比较难治的疾病,病程长,病情易反复,中医药治疗肾病有一定的特色,病证结合、辨证论治和专方专药结合,对一般病例的血尿、蛋白尿、水肿有一定的疗效。对肾病用激素治疗有不良反应者,可结合中医药治疗,可减轻不良反应,在激素撤减时,以中医药调治,可减少病情反复。

对慢性肾功能衰竭中医药可改善症状,延缓病情的进展,长期治疗部分病例能维持病情稳定。慢性肾病病程长,病情易反复,除药物治疗外,患者自身要注意保养,生活要规律,劳逸结合,不宜过度劳累,并应注意保暖,避免受凉感冒,心理要保持平衡,对自己的病要有正确的认识,避免不必要的躁急不安,到处去求医,杂药乱投,与病无益。另一方面也不要心不在意,不重视自己的疾病,不注意身体保养,生活不规律,过度劳累,饮食不节,这也是对病不利的。

中医认为饮食问题的关注对治疗肾病至关重要,饮食适当有利于肾病的治疗,可帮助病情缓解;饮食不当,可促使肾病发展。平时饮食宜清淡,血尿患者忌辛辣之品,荤素要搭配,荤菜、鱼肉、鸡鸭等宜少吃,蔬菜水果可多吃一些,伴有糖尿病的患者水果不宜多吃。下面介绍对肾病有益的一些蔬菜、水果供参考。古人谓"不时不食"是有道理的,平时吃时令菜比较好。

一、春季可食

1. 荠菜　味甘,性平,有清热解毒,利尿止血,降压作用,可治乳糜尿、痢疾,对肾病水肿、高血压有益。

2. 马兰(马兰头)　又名路边菊,紫菊。马兰营养丰富,含有蛋白质、脂肪、碳水化合物、钙、磷、铁以及维生素A、C等,既是佳蔬,又可入药。马兰味甘,性平微寒,有清热消炎,凉血止血和利尿之功,可治疗肾炎血尿,并对高血压、咽炎、扁桃体炎有治疗作用,但对慢性肾衰血钾高者因马兰含钾较多不宜食。

3. 芹菜　味甘微苦,性凉,有平肝润肺,清热利尿,降压镇静,健胃通便之功,对肾病高血压、尿酸高有益。芹菜叶含维生素、胡萝卜素等比较多,食用时不要把叶丢弃,烹调时不要时间过长。

4. 莴笋　味甘苦性凉,有通经络,通乳汁利尿之功,莴笋中有丰富的维生素U可以治疗胃溃疡病,且含铁较多可以治疗贫血。

二、夏季宜食

1. 冬瓜　味甘性凉,有清热利尿化痰作用,亦能消肿减肥,对肾病有益。

2. 茄子　味甘性寒,清热凉血,活血化瘀,利尿消肿之功。紫茄子含有丰富的维生素P,具有软化血管作用,防止毛细血管破裂,降低血液中胆固醇,对肾病高血压、胆固醇高、动脉血管硬化有益。

3. 黄瓜　味甘性寒,有清热解毒,利尿消肿之功。对肾病水肿有益,并能降胆固醇,且能美容减肥,生黄瓜含丰富的维生素C也可治坏血病。

4. 西红柿(蕃茄)　味甘酸,性微寒,有生津止渴,健胃消食,平肝凉血,清热解毒之功,并有利小便消肿作用,可治疗肾病水肿,蕃茄中维生素P含量较高,对防治血管硬化和高血压有益,还可调节甲状腺功能,对甲亢患者有益。

5. 卷心菜　又名包菜,洋白菜。味甘,性平,和胃止痛。卷心菜含多种维生素,特别有维生素U,可防治胃、十二指肠溃疡,含有粗纤维可降低胆固醇,防止动脉粥样硬化,对高血脂、高血压患者有益,亦可减肥。

6. 苦瓜　味苦性凉,清热解暑。研究发现苦瓜含类似胰岛素物质,有降血糖的作用,对糖尿病患者有益。

三、秋季宜食

1. 山药　味甘性平,健脾益肾,摄精止泻。山药中含有黏蛋白,能保持血管弹性,预防动脉粥样硬化并有减肥作用,是长寿食品。

2. 藕　味甘性寒,鲜藕有凉血化瘀止血之功,治尿血、便血、鼻血;熟藕健脾益胃,滋阴养血之功,治鼻衄、尿血、便血。藕节有止血之功。

3. 百合　味甘微苦性平,滋阴润肺,清心宁神。百合加红枣煮汤作点心,与芹菜同炒作为菜肴,对肾病有益。

4. 芋头　味辛性平,健脾益气,消肿散结。可以治疗淋巴结肿大。

5. 甘薯　又名蕃薯、地瓜。味甘性平,健脾益气,清热化湿,通便抗癌,可防治肠癌、乳房癌,有抑制胆固醇在动脉内沉积,防止动脉硬化。红薯可防止肝、肾中结缔组织萎缩,防止胶原病发生。

6. 白萝卜　味甘辛性凉,消滞化痰,顺气宽中解毒,可用于食积腹满,咳嗽痰多,对高血压有一定防治作用。

7. 胡萝卜　味甘辛性平,有营养健胃作用。胡萝卜含有胡萝卜素通过消化转化为维生素A,可提高机体免疫功能,并可防癌,可减轻癌症患者的化疗反应。防止汞中毒,降血压,吃胡萝卜时不要削皮,皮内含有大量营养素。

8. 马铃薯　又名土豆,味甘性平,和胃健脾,益气通便。土豆中含钾多,含钠少,对心脏病、肾脏病因利尿而失钾者有益,并可降胆固醇,增加血管弹性有利预防动脉硬化,并有减肥作用。

四、冬季宜食

1. 大白菜　味甘性温,调和胃肠,通利大小便,消肿,解酒消食。白菜中含有丰富的钙对老年骨质疏松有利,并含锌多,对促进儿童生长发育,创伤愈合有益。大白菜并有抗癌作用。

2. 荸荠　味甘性寒,清热利尿,解毒,降血压。治热淋、咽喉肿痛,温病消渴,高血压,湿热黄疸。

3. 慈菇　味甘性寒,功能解毒通淋,有一定的降尿酸作用,对尿酸血症有益。

4. 黑木耳　味甘性平,有益气补血,化瘀止血,治气血亏虚者,黑木耳可阻止胆固醇、甘油三酯沉积在动脉内膜上,可防治动脉粥样硬化,并有一定的消结石、排结石作用。

5. 黄花菜　又名宣草,金针菜,味甘性平,有凉血止血,利尿,下乳汁,安神明目之功。但新鲜的黄花菜含有毒的物质不能食,宜加工成干品食用。

6. 核桃肉　味甘性温,功能补肾益精,温肺定喘,治腰脚软弱,遗尿,尿频遗精,石淋久咳喘。研究发现核桃有较高的营养价值,含有蛋白质、脂肪、碳水化合物,并含有多种微量元素和多种维生素,核桃中含的维生素B,可防止细胞老化,记忆力、性功能减退,含维生素E有延缓衰老的作用。在临床上核桃对肾虚证是有益的食物。冬季食核桃可增强御寒能力,但核桃含脂肪,一次不宜多食,以免影响消化。

7. 栗子 味甘性温,功能养胃健脾,补肾强筋,活血止血。孙思邈称栗子是"肾之果",对肾虚证有益,可治肾虚腰膝酸软、尿频。现代研究发现栗子含有糖、蛋白质、脂肪及钙、磷、铁、锌和多种维生素,维生素C、维生素B和胡萝卡素含量高。栗子含不饱和脂肪酸,对防治冠心病、动脉硬化、高血压等有一定的作用。栗子生食不易消化,熟食多吃易致腹胀不适,故一次不宜多食。

以上所述,蔬菜对肾病治疗有一定的帮助,但对每种菜不宜食用过多,并应注意食用方法,不少新鲜蔬菜中含钾量比较多,如土豆、芹菜、竹笋等,对慢性肾功能衰竭、血钾升高患者则暂不宜食或少食。在吃粮食方面,肾病患者宜食玉米,玉米味甘性平,含有甘油三酯、谷固醇、卵磷脂、维生素E等,可降低胆固醇,软化血管,对防治动脉硬化、高血压、冠心病有益。玉米中含丰富的硒,有防癌作用。玉米须有利尿、利胆、降血糖作用,对肾病水肿有利。

水果方面,肾病患者可食猕猴桃、葡萄,猕猴桃味甘酸性寒,有清热消炎,利水通淋,生津止渴,可治咽炎。猕猴桃含大量维生素C,可减少自由基生成和促干扰素生成,增强机体免疫力和抗癌能力。葡萄味甘性平,益气补血,解渴利尿,葡萄中有天然抗胆固醇物质和天然的抗真菌化合物,能降低血小板凝聚力和胆固醇,对防止血管硬化、脑梗死、脂肪肝等有作用,对肾病患者亦有益。

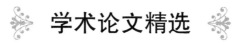

学术论文精选

慢性粒细胞性白血病（病例讨论）

患者男性，66岁，农民，因右肋下痛、面部浮肿而于1978年1月29日住院治疗。患者诉右肋下痛2个月余，近2周来下肢浮肿，经门诊治疗，用利尿剂后下肢肿退，但面部有浮肿，头晕乏力，食入后脘腹部不适，胸闷痛，大小便尚可。既往有胃痛及关节疼痛史。

查体：发育正常，营养一般，精神尚好，慢性病容。血压130/80 mmHg，浅表淋巴结未扪及，头部五官无特殊，两眼睑轻度浮肿。胸廓对称，胸骨柄处有轻度压痛，心率68次/分，心律齐，无明显杂音。两肺呼吸音清晰。腹部平坦、柔软、无压痛，肝在肋下1 cm，无触痛，脾未扪及。四肢无畸形，下肢无凹陷性浮肿，活动如常。

实验室检查：血红蛋白66%，红细胞295万/mm³，血小板68万/mm³，白细胞38万/mm³，中性粒细胞90%，淋巴细胞10%。小便中白细胞1～2个/HP，红细胞2～4个/HP，蛋白少许。大便正常。肝功能，谷丙转氨酶，麝香草酚浊度试验、锌浊度、碱性磷酸酶皆在正常范围内。血蛋白电泳正常。血尿素氮17.5 mg%。肌酐1.7 mg%。胸透两肺清晰，左心室较扩大，主动脉弓增宽。胃肠透视，胃Ⅰ度下垂，胃及十二指肠未见明显器质性病变。心电图正常。

入院后周围血象中白细胞继续升高，最高达7.64万/mm³，并出现左移。乃作骨髓穿刺，骨髓象报告：有核红细胞增生明显旺盛，红细胞形态染色未见明显异常，血小板3、5成堆，粒细胞系统增生极旺盛，早幼粒及中幼粒高于正常，细胞形态未见明显异常。为了确定诊断和治疗方案，组织中西医讨论。

综合西医发言：根据本例的临床表现，应先考虑以下几种疾病：① 慢性肝炎，本例患者主诉右肋下痛2个月余、食入后脘部不适、头晕乏力。体检肝在肋下1 cm，类似慢性肝炎的表现，但一般慢性肝炎即使在非活动期，至少有1～2项肝功能化验出现程度不同的异常，本例化验肝功能多项皆在正常范围内，因此，慢性肝炎的诊断依据不足。② 慢性肾炎，患者浮肿而小便中有少量蛋白及红白细胞，慢性肾炎似不能排除,但患者血压不高,化验血肌酐、尿素氮皆正常,酚红排泄试验亦正常,后来化验小便即正常,慢性肾炎的依据亦不足。③ 冠心病,患者胸闷痛,胸透左心室扩大,年龄较大,考虑有否冠心病存在,但患者无心绞痛发作情况,心电图检查正常,心脏听诊无明显异常,冠心病的诊断亦难成立。排除以上几种疾病,根据周围血象和骨髓象的变化,可诊断为慢性粒细胞性白血病(简称慢粒)。慢粒的临床症状表现无特殊性,根据上海第二医学院瑞金医院(现上海交通大学医学院附属瑞金医院)报告,慢粒的诊断标准应符合: ① 周围血象白细胞计数 > 1.5 万 $/mm^3$,本例入院初为 3.8 万 $/mm^3$,以后高达 7 万 $/mm^3$。② 血常规中呈典型的粒细胞左移,原粒+早幼粒小于 10%,淋巴细胞小于 15%。本例粒细胞明显左移,原粒细胞 0.5%,早幼粒细胞 5%,加起来 $< 10\%$,淋巴细胞 8%,小于 15%。③ 骨髓象中粒细胞系统以中间阶段增生为主,但原粒+早幼粒小于 15%,嗜碱细胞增多。本例骨髓象中原粒+早幼粒为 13%,小于 15%,中幼粒增生为 15.5%,晚幼粒为 7.5%,杆状核为 14%,分叶核为 34%,嗜碱细胞则不增多。④ AKP 积分消失或低于 20 分,但需排除合并感染和应用激素等因素。⑤ pH 染色体阳性,但阴性也不能完全排除诊断。上述两项因条件限制,本例未做。⑥ 脾肿大,但脾不肿大的慢粒也可存在。本例脾不肿大。按照以上诊断慢粒的标准,本例情况是基本上符合慢粒诊断的。关于慢粒的治疗,西医用化疗和放射治疗,中药当归龙荟丸对慢粒有一定的疗效,成都中医学院等研究当归龙荟丸对慢粒的有效成分是青黛。还报告牛黄解毒片对慢粒亦有效。本例可先用中医药治疗。

综合中医发言:本例的临床表现,在中医学中似属于"虚劳"范围。虚劳的范围甚广,《医宗金鉴》对此论述颇为精要,其云:"虚者,阴阳、气血、荣卫、精神、骨髓、津液不足是也,损者,外而皮、脉、肉、筋骨,内而肺、心、脾、肝、肾消损是也。成劳者,谓虚损日久,留连不愈而成五劳、七伤、六极也。因复感者,谓不足之人,阳虚复感外寒,则损从皮毛肺始,阴虚更生内热,则损从骨髓肾始,内伤饮食劳倦,则损从肌肉脾始,此虚损成劳之因。"《内经》谓:"久视伤血,久卧伤气……",指出过劳则伤。又云:"精气夺则虚",说明精气消耗而不复可致虚损。又云:"邪之所凑,其气必虚",指出正气虚而外邪侵入。外邪侵入与正气相争,必然导致正气受损,因而正气更虚,如虚损日久不愈则成虚劳。一般虚劳疾患是以虚为主,但在虚劳的发展过程中,情况是复杂的,因正虚易遭致外邪入侵,感受外邪后就可出现邪实的症状,故大多数在病程中表现为虚中夹实,不过虚与实在程度上有所不同,有些情况下,以正虚为主,邪实为次;有些情况下,邪实为主,正虚为次。本例患者为农民,年老劳伤太过,正气虚损而致邪毒侵入,邪正相争而致正气更虚损,临床表现,头晕、乏力、面色少华,为气血虚。浮肿、纳呆、食入脘部不适、舌苔较腻,为脾虚运化不健而湿阻气滞。右肋下痛,胸闷痛,舌质较暗红,舌背青筋明显,为气滞血瘀。入院后有不规则发热,苔腻中黄,口干不欲饮,有湿阻化热之象,脉细较滑,证属正虚邪实,虚中夹实。

虚劳治法,《内经》提出"损者益之,劳者温之,形不足者温之以气,精不足者补之以味"的原则。《难经》对虚劳以五损立论,治法比较具体,但皆是以补为原则。《金匮要略》对虚劳的治疗,不仅用补的方法,并用祛邪的方法,如薯蓣丸的扶正祛邪法,大黄䗪虫丸的祛瘀生新法,这对虚劳的治疗有所发展。后来历代医家在治疗虚劳方面又有进展,然总的原则,不外乎扶正祛邪法,多数论述着重于补虚方面,补虚以调补五脏、阴阳、气血为主。学习各家经验,治疗像慢粒这类疾病的虚劳表现,仅用补虚方法是不够的,必须扶正与祛邪兼顾。本例辨证是正虚邪实,虚中夹实,治疗应采取扶正祛邪、攻补兼施的方法。扶正应以补气养血和健脾为主,可用当归补血汤、四君子汤。祛邪以清化湿热、理气、活血化瘀,可用当归龙荟丸、越鞠丸、膈下逐瘀汤加减。

治疗经过:经中西医讨论决定,以中医药治疗为主,根据中医辨证,给补气、养血、健脾和清化湿热,理气祛瘀之剂。用党参12 g,黄芪15 g,白术12 g,茯苓12 g,赤芍12 g,丹参15 g,枳壳9 g,制香附9 g,甘草5 g,另青黛6 g,分3次吞服。服药1周,有不规则发热,苔腻中黄,口干不欲饮,周围血象白细胞继续升高,乃加用牛黄解毒片,每次4片,每日4次,服药后脘部不适,恶心,偶有呕吐,大便溏薄,每日5～6次,但血常规中白细胞计数有所下降。因服药反应,患者一度不能坚持服青黛和牛黄解毒片,特别是青黛粉难服,患者不愿服。停药2天,结果血常规中白细胞又上升,后来设法改进青黛剂型(开始时吞服粉剂,因难吃而装入胶囊吞服,但服胶囊后胃中感积滞不适,于是改为糖浆,吞服较易,然服后恶心欲吐。因此,又设法做成片剂,吞服较方便而反应较少),并于中药煎剂中加和胃之剂(即上方中加半夏10 g,陈皮10 g,佛手6 g),说服患者坚持服下去,这样连续服药3周,血常规中白细胞下降至2.7万/mm³,但幼稚细胞仍有11%,于是再服腰黄,每日1 g,分3次吞服。服药10天,白细胞下降至1.16万/mm³,幼稚细胞降至2%。右肋下痛及胸闷痛消失,发热亦渐退清。继续服药2周,血象中白细胞降至0.8万/mm³,幼稚细胞消失,乃停服腰黄。中药煎剂仍按原方加减,青黛和牛黄解毒片逐渐减量。观察1月,患者一般情况好,血常规中白细胞计数维持在5 000～8 000/mm³之间,复查血红蛋白为74%,红细胞381万/mm³,血小板9万/mm³,皆较入院时有所增高。至4月25日复查骨髓象,有核红细胞增生正常,巨核细胞及血小板数目正常,粒红系统细胞数目正常,形态无异常,结合前次骨髓象情况,为慢粒缓解期。之后,牛黄解毒片改每次2片,每日3次,青黛日服4～5 g,剂量减少后,除大便稀薄而次数较多外,患者无其他不适。至1978年5月12日出院,出院后继续给小剂量青黛和牛黄解毒片,并以补养气血,健脾化湿之中药煎剂调理,门诊随访已5个月。患者一般情况良好,复查周围血象中白细胞维持在7 000/mm³左右。

[叶景华.1978.右肋下痛,面部浮肿,头晕乏力.新医学杂志.(72): 38-40.]

肾结核并发肾功能衰竭治验1例

患者,女,27岁,农民,因恶寒发热3天,右腰部酸痛、恶心呕吐、小便短少,下腹部胀满而于1980年1月8日住院。

患者于1979年3月因血尿经本院外科诊为右肾结核,须手术切除,患者拒绝手术,且又未坚持抗结核治疗。

入院体检:体温40℃,血压130/90 mmHg,面色萎黄,颧红,消瘦,舌质淡红苔薄,脉细数。心尖区有Ⅱ级收缩期杂音,两肺呼吸音较低,腹部胀满,肠鸣音减弱,右下腹有压痛及移动性浊音,肝在肋下0.5 cm,质软无压痛,脾未扪及,右肾区有叩击痛,余未见阳性体征。

实验室检查:血红蛋白34%,RBC177万/mm³,WBC2,600/mm³,血沉65 mm/h,血肌酐2.6 mg%,尿素氮85 mg%,CO_2CP 33.6vol%。尿蛋白(++),红细胞3~5个/HP,白细胞60~80个/HP。血、尿培养皆阴性,胸部X线片透视两肺上部陈旧性结核,心电图报告窦性心动过速。

住院后经科室病例讨论及外科会诊,诊断为肾结核、膀胱结核、结核性腹膜炎、肺结核,继发感染,氮质血症、酸中毒。病情危重,以中西医结合抢救。西药用异烟肼、PAS、青霉素、链霉素抗感染及纠正酸中毒等。待发热稍退,腹部仍胀满疼痛,以胃肠减压及服中药大黄片后,大便解,矢气多,腹胀减。小便不通,经导尿管导出脓尿,并有血块。泛恶纳少,口干,舌淡红少苔,脉细数无力,中医辨证湿浊内蕴而气阴两亏,治以养气阴而清热解毒,孩儿参30 g,石斛10 g,天花粉15 g,半枝莲30 g,黄连3 g,制大黄6 g,毛冬青30 g,鹿衔草30 g,枳壳10 g,佛手5 g,每日1剂,治疗旬日后发热渐退,一般情况好转,血中肌酐1.7 mg%,尿素氮48 mg%。

至1月18日导尿管拔除后又发热、烦躁、泛恶,小便未能自解,腹胀甚,大便不多,口腔查到霉菌,于是再行导尿,导出小便浑浊有腐烂组织,停用青霉素,继续用抗结核药。舌光,脉细数,中医辨证虽气阴不足,但此时邪热湿浊蕴阻为主,宜祛邪为主,改用通腑清解之剂:生大黄6 g,枳实10 g,槟榔10 g,蒲公英30 g,土茯苓30 g,萹草30 g,龙葵30 g,黄连5 g,野蔷薇花10 g,广木香5 g,青皮、陈皮各10 g。药后大便量多,小便导出亦较多,腹胀稍减。前方再加养气阴之品:孩儿参30 g,金石斛10 g。至1月23日腹胀又甚,烦躁,气促,肠蠕动音消失,经胃肠减压,肛排气未见好转,乃给大黄片10片,消胀合剂(广木香、砂仁、枳壳、槟榔、陈皮、生谷麦芽)100 mL,从胃管中灌入。另用大黄片20片溶于250 mL温开水中保留灌肠。经以上处理排矢气7~8次,解大便腥臭稀薄量多,随即腹胀顿减,发热亦渐退,但血中尿素氮又升至52 mg%,中医辨证仍属邪盛正虚,继续给清解通腑,养气阴之剂,另用皮尾参煎汤代茶,西药停用PAS,改利福平。

　　至2月4日,口腔内有溃疡,仍有霉菌,一般情况较差,给以大蒜针剂静滴及支持疗法,中药仍以前法,病情日趋好转,经治疗月余,低热退,纳增,大便通畅,拔除导尿管后小便能自解,尿液变清,无腹胀。复查血肌酐1.6 mg%,尿素氮32 mg%,病情缓解,于1980年3月5日出院,继续以抗结核治疗和扶正调理。至1982年4月29日复查,一般情况良好,寐食佳,体重较入院时增加15 kg。

　　总结:本病例由于肾结核未能及时治疗而病变播散,导致多脏器有结核病变,并有继发感染,出现肾功能衰竭,病情复杂而危重,经中西医结合抢救而得到病情缓解。西药以抗结核、抗感染及补液输血等支持疗法,中医药以扶正祛邪,一方面以补养气阴,一方面清热解毒、通腑利小便、理气消胀。中西医结合取长补短收到了较好的效果。

　　[叶景华,王哲身.1984.肾结核并发肾功能衰竭治验1则.中西医结合杂志,(8): 500.]

清灵流动轻可去实
——《柳选四家医案》风水案赏析

　　"旬日内遍体俱肿,肤色鲜明。始也,原有身热,不慎风而即止,亦无汗泄,诊脉浮紧,气喘促,小便闭,舌白,不思饮。证系水湿之邪,藉风气而鼓行经隧,是以最捷。倘喘甚气塞,亦属至危之道。治当开鬼门、洁净府为要着。麻黄五分,杏仁三钱,赤苓三钱,苏子二钱,桂木五分,薏仁三钱,紫菀七分,椒目五分,浮萍一钱五分,大腹皮一钱五分。外用麻黄、紫苏、羌活、浮萍、生姜、防风各五钱,闭户煎汤遍体熨,不可冒风。"(《柳选四家医案·肿胀门案》)

　　从案中病史和症状的叙述来看,该病例属于较典型的风水病。风水之名《内经》中早有记载,如《素问·水热穴论》曰:"勇而劳甚,则肾汗出,肾汗出逢于风,内不得入于藏府,外不得越于皮肤,客于玄府,行于皮里,传为胕肿,本之于肾,名曰风水" 即是。《金匮要略》则有了详细的论述,并提出了治法方药。如治风水有表邪并里热者,用越婢汤以发越水气而清里热;治风水汗出表虚者,用防己黄芪汤以扶表利水;治风水有表寒证者,用麻黄加术汤以发散风寒而去湿。这些方剂至今仍是治疗风水的常用方。风水的病因,是由于感受风邪。该病例"始也,原有身热,不慎风而即止,亦无汗泄",说明病由外邪侵入所起。风邪犯肺,肺失宣肃,不能通调水道,下输膀胱;三焦气化失常,肾不主水,致水湿泛滥,溢于肌肤而遍体俱肿,小便闭。肺气不能肃降而喘促,病甚则水气凌心射肺,可出现喘甚气塞之危候。处方用麻黄、浮萍、杏仁、紫菀以解表发汗,宣肺利水,用薏苡仁、赤苓、椒目、大腹皮以利水渗湿。为何用桂木,张寿颐论桂枝曰:"其效在皮……无皮为木,而晚近来或用其木,毋乃嗜好之偏"。按照病情,该方的桂木,似以桂枝为宜;桂枝一方面佐麻黄以解肌发汗，一方面通阳以助利水药的作用。用苏子以降气平喘。并外用中药煎汤熨，以助解表祛风，发越水气之功。该方用药十分确切，正如柳宝饴谓"立方清灵流动，颇得轻可去实之旨"。本人参照此治法方药曾治疗1例急性肾小球肾炎并发心力衰竭，取得疗效。

陈某，男，10岁。浮肿半月。初起面部浮肿，继而四肢亦肿；咳嗽1周，肿势日渐增剧，小便短少；近4天来气急日甚而来院急诊就医。检查：体温正常，全身浮肿，神清，烦躁不安，呼吸急促，血压20.5～17.3 kPa（154/130 mmHg），心率152次/分，心浊音界扩大，两肺有湿性啰音，腹饱满，肝在肋下2.5 cm，下肢有凹陷性浮肿。胸部X线片透视见两肺纹理增粗模糊，心影略扩大。血常规：白细胞17.5×10^9/L（17 500/mm^3）。尿常规：尿蛋白（++），红细胞3～5个/HP，白细胞2～3个/HP，颗粒管型1～2个/HP。诊断为急性肾小球肾炎并发心力衰竭、肺水肿。在急诊室进行抢救、对症处理后，请中医诊治。

问诊：浮肿已半月，日渐增剧而遍身皆肿，咳嗽1周，近4天来气急不能平卧，小便短少，头痛，纳呆，恶心，大便尚可。

望诊：头面四肢浮肿、腹部饱满，精神委顿，舌苔薄、质正常。

闻诊：呼吸急促而气粗，咳声不爽。

切诊：腹软无压痛，四肢有凹陷性浮肿，脉细如丝而疾。

证属风水。风邪与水气相搏，水势泛滥，不但溢于肌肤，而且凌心射肺，肺气壅塞，宣肃无权，三焦气化失常，水道不利，以致出现肿甚喘急的危候。治以祛风宣散，泻肺利水。用麻黄3 g，浮萍草6 g，杏仁10 g，紫菀9 g，甜葶苈9 g，桑白皮9 g，赤苓、猪苓各9 g，冬瓜子、冬瓜皮各9 g，车前子9 g。服药1剂。翌日住入病房，除用青霉素、利血平、B族维生素、维生素C外，未用其他药物，继续以中医药治疗为主。据患者家属代诉，昨服药后小便3次，量多。大便1次。今晨起咳嗽气急较减，脉细数较有力，舌苔薄，浮肿仍不退。继续服原方2剂，咳嗽气急渐减，情况好转，但肿尚明显，血压18.7～14.7 kPa（140/110 mmHg）。前方去麻黄、浮萍草，加泽泻9 g，玉米须15 g，大腹皮9 g，前胡9 g。服药2剂，小便量多，浮肿渐退，血压降至13.9～9.33 kPa（104/70 mmHg）。尿检尚有尿蛋白（+），尿红细胞8～10个/HP。前方去葶苈子、前胡，加茅根15 g。又服药5剂，肿退，咳甚少，一般情况好，舌苔薄，脉缓，尿检正常。改进健脾益肾之剂以固本，用党参9 g，白术9 g，生地、熟地各10 g，淮山药9 g，茯苓9 g，泽泻9 g，茅根15 g。服药3剂病愈出院。

该病例是风水病的重症，来院急诊时经对症处理后，接着即以中医药治疗为主，治疗方法和用药，主要参考了柳氏医案。本病例的第一张处方，大多数药味与柳氏医案的处方相同。因喘急甚，故减去椒目、桂木，用葶苈子、桑白皮以泻肺平喘利水。服药后即见小便增多、咳减、喘平、肿退，疗效较明显。从中深切体会到古人经验之宝贵，应很好继承发扬。关于用麻黄、紫苏等煎汤遍身熨，这是一种外治法，可以疏解肌表,促使发汗,使表邪外解,并借以发越肌表之水气,对风水治疗是一种较好的辅助方法,但必须注意室内温度,并要护理得当,否则易再感外邪。

[叶景华.1987.清灵流动·轻可去实——《柳选四家医案》风水案赏析.上海中医药杂志,(5):40-41.]

复方鱼桔汤治疗肺脓肿34例

我们以中医药治疗肺脓肿,开始时用单方治疗,继而改进采用复方治疗,在中医理论指导下,制订出复方鱼桔汤,经过多年来的临床实践观察,复方鱼桔汤对肺脓肿是有疗效的,现将临床观察的34例情况总结如下。

一、复方鱼桔汤的组成情况

复方鱼桔汤是在单方鱼腥草、桔梗的基础上,参照如金解毒散(黄芩、黄连、黄柏、山栀、桔梗、甘草)和千金苇茎汤(苇茎、桃仁、薏苡仁、瓜瓣)加减组成。主要用鱼腥草30g,桔梗15g,黄连10g(研磨装入胶囊后服),黄芩15g,金银花30g,甘草4g,桃仁10g,生薏苡仁30g,冬瓜仁30g,象贝母10g,鲜芦根30g。根据患者不同情况,随症加减。病久或年老体弱者加生黄芪15g,党参15g或沙参15g;气急痰壅者加桑白皮、甜葶苈;胸痛者加广郁金、丝瓜络;咯血者加白及、黛蛤散;热退咳浓痰减少,空洞不易闭合者,减清热解毒之品,加黄芪、合欢皮、北沙参。一日服药两剂。病情稳定后改每日一剂。

二、病例情况

(一)一般资料

患者以男性居多,有21例,女性13例,年龄以中年较多,12岁以下儿童7例,13～20岁4例,21～40岁9例,41～60岁14例;职业:工人12例,农民13例,学生9例;病程:治疗前病程,半个月以内16例,半个月至1个月12例,1～2个月3例,2～3个月2例,3个月以上1例。

症状:本组病例大多数有肺脓肿的四个主要症状,发热、咳嗽、咳脓痰、胸痛,所有病例有不同程度的发热,多数在38℃以上,其中16例发热至39℃以上,所有病例均有咳嗽,大多数病例咳吐脓痰有臭气,少数病例咯黄色黏痰或泡沫痰,及痰内带血,多数病例在病侧有胸痛。

实验室检查:血常规中有白细胞多数增高,在1万/mm^3以上的27例。2万/mm^3以上的2例,少数病例在1万/mm^3以下,血沉降多数增达1小时在50mm以上的11例,100mm以上的17例,少数病例在50mm以下。

X线片检查:所有病例皆经X线片检查,确诊为肺脓肿,病变部位以右肺居多,右肺上部11例,中部5例,下部6例。左肺上部4例,中部3例,下部5例。

(二)疗效观察

本组病例经服药后发热可下降为有效的标志,热退快的2～3天,一般须1周左右,少部分病例须为2周,一部分病例给药后咳嗽反增剧,咯出大量浓痰,至后咳嗽渐减少,胸痛亦渐减轻,咳嗽消除时间较长,须待浓痰排清后,咯出泡沫痰,咳嗽才逐渐消除。血常规中白细胞增高和血沉增速的病例,随着肺部病情好转而逐步恢复至正常,但白细胞降至正常较快,血沉降至正常比较慢,须要待肺部病变明显消散。

治疗后X线片复查,有效病例一般肺部病变空洞内液平先消失,随之炎性病变渐消散,空洞闭合,最后炎性病变完全消散,残留纤维阴影,一般须1个月左右。

(三)疗效评定

痊愈(临床症状消失,白细胞和血沉恢复正常,X线片检查肺部病变完全消散,或残遗少许纤维阴影)21例,占61.8%;好转(临床症状显著减轻或基本消失、白细胞和沉降率有所降低,但未完全正常。X线片检查肺部病变有所好转)6例,占17.6%;无效(给中药1周,临床症状无好转,白细胞和血沉仍高,X线片检查肺部未好转)7例,占20.6%,总有效率为79.4%。

三、讨论和体会

肺脓肿属于中医的"肺痈"病。中医对"肺痈"的诊疗,历代各家积累了不少经验和治法方药,继承前人的经验,指导临床实践是有意义的。肺脓肿的形成,中医认为主要由于外邪犯肺,邪热壅阻肺络。经久不治,致肺叶腐败而形成脓肿。因此,在治疗上须清热解毒,祛痰排脓,只有清解蕴结的热毒,使肺叶不再受热毒燔灼而腐败成脓,同时应祛痰排脓,使已形成的脓痰及时排出,脓痰不排出,不但腐不去新不生,且滞留在肺叶,可助长热毒鸱张。在这理论指导下,制订了复方鱼桔汤,用鱼腥草、黄连、金银花、黄芩以清热解毒;用桔梗、冬瓜仁、生薏苡仁、象贝母等以祛痰排脓。鱼腥草和桔梗是治疗肺脓肿的要药,古人早已应用。明代缪希雍《神农本草经疏》谓:"鱼腥草统治痰热痈肿,发为肺痈吐脓血之要药";桔梗治肺痈《金匮要略》中有桔梗汤。鱼腥草和桔梗具有清热解毒,祛痰排脓作用,但单方药力不够,对病重者疗效不够理想,因此组成复方,增强清热解毒,祛痰排脓作用。从本组病例治疗观察来看,复方鱼桔汤对肺脓肿是有疗效的。肺脓肿是一种比较严重的疾病,不可能不药自愈,所以经复方鱼桔汤治疗有效病例,其效果是不容置疑的。肺脓肿的治疗,自抗生素问世以来,有了很大的进步,但也不是所有的肺脓肿病例用抗生素皆能取效,我们临床观察有一部分肺脓肿病例用抗生素治疗不效,而用中医药治疗取得效果。例如患者,女性,32

岁，农民，住院号177007。因高热左侧胸痛一周余而于1993年5月8日住内科治疗。患者于4月28日起全身疼痛，胸闷不适，2天后恶寒发热，干咳，胸闷痛，胸痛随呼吸而增剧，数日来医院诊治，胸部X线片透视左肺有片状密度增深阴影，诊断为肺炎，经予青霉素治疗1周，发热不退，咳嗽胸痛未见好转，再次X线片胸部透视左肺野心影后方可见一个圆形密度增深阴影，诊断为肺脓肿而住院治疗。住院后每日用青霉素160万U，链霉素1g，分次肌肉注射用药2天，高热不退，改用青霉素钠480万U，分2次静脉滴注，并同时用庆大霉素32万U，分2次静脉滴注，连续用药3天，仍高热、咳嗽、胸闷痛，乃转我病区以中医药治疗。患者体温40.1℃，汗出多而热不退，左侧胸痛咳嗽，咯少量黏稠痰，有臭气、纳少，口干引饮，大便秘结，小便短赤，舌苔黄腻，脉滑数。心率112次/分，无明显杂音，左肺中部可听到管样呼吸音，语颤较强，无明显啰音，腹软，无明显压痛，肝脾未相及，四肢无异常，胸部X线片示左侧肺门有一个圆形密度增深阴影，大小约5cm×5cm，其密度匀，伴有液平和透亮区存在。白细胞计数6800/m³，中性粒细胞81%，血沉136 mm/h，诊断为肺脓肿。给予清热解毒，祛痰排脓法，复方鱼桔汤：鱼腥草30g，桔梗15g，黄连10g，金银花30g，甘草3g，鸭跖草30g，冬瓜仁30g，生薏苡仁30g，象贝母10g，桃仁10g，芦根30g，丹皮10g，广郁金10g，每日给药2剂，分4次给。另用黄连6g，研磨装入胶囊，分4次给药，在给中药治疗的第一天并用大黄粉10g，溶于200 mL温开水灌肠，解出大便甚多，经中医药治疗3天，咳嗽咯痰量增加，每日有400 mL左右，痰如脓样而臭气甚，热势渐减，体温早退暮升。继续用前方减去鸭跖草，加陈皮10g。继续服药3天，热退，咳嗽咯脓痰少，臭气亦减，胸痛较前轻，纳食渐增，舌苔黄腻渐化，舌质红，脉象趋缓和。前方去丹皮，加南沙参15g，又服2天，胸部X线片透视见肺脓肿周围炎症较前吸收，但液平尚存在，血沉减至70 mm/h。继续服原方，仍每日2剂，又服1周，咳嗽少，已无痰咳出，胸痛消失，纳食旺，一般情况好，舌苔中光，脉缓，肺部无异常体征，再次胸部X线片示肺脓肿明显好转，空洞已不明显，无液平，周围炎症少许，血沉减至30 mm/h，白细胞计数4700/m³，中性粒细胞62%，病情明显好转。改每日服药一剂，又服药5天，一般情况好，舌质较红，苔薄中仍较光，脉缓。前方减清解之品，去黄连、金银花、郁金，加黄芪15g，党参15g，合欢皮30g，继续服前药旬日，胸部X线片复查示左肺脓病已基本消失，仅见少许残留阴影，血沉20 mm/h，于1983年6月13日病愈出院，出院后隔2月来门诊复查，X线片胸部透视肺部完全正常。

该病例应用抗生素时间不能算短，剂量也不能算小，但未能控制病情发展，后停抗生素，用复方鱼桔汤治疗，较迅速地控制了高热，排出大量浓痰，病情较快的好转而治愈，疗效是比较显著的。由此可见，在抗生素广泛应用的今天，中医药治疗肺脓肿在临床上仍有一定的实用意义。

[第四届亚洲农村医学暨初级卫生保健会议论文汇编，1998.]

手术后低热不退的诊治经验

临床上术后发热的病例有两种情况：一种是由于术后感染所致，如创口局部化脓，或并发其他感染而发热，用抗生素后基本都能控制发热；另一种情况是感染已基本控制，局部创口已渐愈合，血常规正常，但仍发热不退，虽用多种抗生素治疗未能取效，而以中医药调治却能取得较好疗效。这些病例的发热，多表现为早轻暮甚、迁延不解，按中医辨证可概括分为三型：一为正气亏虚为主，主要为阴亏或气阴两亏，大多由于手术后气血津液损耗所致。一为湿热瘀阻滞为主，由于手术后脏腑功能失常，湿邪、瘀血等不能清除所致。一为正气虚而湿热瘀阻滞不解所致，这型病例临床较多。多年来对手术后发热用抗生素无效的病例，体会到其不是在于病邪鸱张，而是由于正气虚亏或余邪不清，脏腑功能失常，导致机体内部的不平衡所致。治疗应以扶正祛邪、调理脏腑功能，使机体内部趋于平衡，则可热退病愈。

案例1：术后正虚

患者，女，33岁，住院号62372。患者因血吸虫病肝硬化、脾肿大住院作脾脏切除术。术后发热弛张不退在38～39℃之间，经用多种抗生素及支持疗法2周，发热仍不退，乃以中医药治疗。发热早轻暮甚38.2～39.1℃，左胁下隐痛，口干，纳呆，大便干燥，小便短赤，舌红少苔，脉细数。证属阴虚潮热，治以滋阴退热。处方：生地15 g，地骨皮12 g，白薇10 g，青蒿15 g，玄参9 g，广郁金10 g，银柴胡6 g，丹皮10 g，甘草4 g，连翘15 g。服药5剂，发热渐退，下午发热最高为37.5℃，口干减，舌红转淡，但仍少苔，脉细。原方去生地、玄参，加太子参12 g，金石斛10 g。又服药3剂后，热退，舌有薄苔，脉细缓，纳可，大小便正常。继续服补养气阴之剂调理1周，病愈出院。

案例2：术后湿热瘀滞

患者，男，74岁，住院号107276。因上腹部疼痛持续增剧并呕吐胆汁及咖啡样物，急诊手术治疗，证实为十二指肠溃疡穿孔并发弥漫性腹膜炎。术后创口愈合尚好，但持续发热在38℃左右，用多种抗生素治疗3周发热仍不退（在38℃左右）。乃停用抗生素，以中医药治疗。发热不退，纳尚可，大小便无异常，但舌质暗红，苔腻，脉缓。脉证无明显虚象，由湿热瘀阻滞所致，治以清化湿热瘀滞为主。处方：青蒿15 g，黄芩10 g，厚朴6 g，蒲公英30 g，红藤30 g，赤芍12 g，青皮、陈皮各10 g，败酱草30 g，赤苓、猪苓各12 g。服药2剂，发热渐退，舌苔腻渐化。继续服药3剂，热退清，腻苔化，舌质转淡红，纳旺，大小便正常，一般情况好。又调理5天出院。

案例3：正虚邪阻

患者，男性，10岁，住院号25760。因患急性阑尾炎住院手术，术后创口有感染，后来渐好，但仍有不规则发热，在38～39℃之间。用抗生素治疗1周余，发热仍不退。乃停用抗生素以中医药治疗。患者不规则发热已19天，不恶寒，夜寐汗出，口干引饮，纳可，大小便无特殊，舌苔根腻、尖红，脉数。证属术后气阴虚而湿热阻滞，治以和解清化湿热。处方：细柴胡6g，黄芩9g，太子参10g，白薇9g，连翘15g，山栀10g，丹皮9g，地骨皮12g，陈皮6g，赤苓、猪苓各9g。服药3剂，发热退，其他症状亦好转。再以扶正清化，用太子参12g，银柴胡6g，青蒿9g，白薇9g，地骨皮12g，茯苓9g，陈皮10g，又服5剂，病愈出院。

［叶景华.1993.手术后低热不退的诊治经验.中医杂志，9（10）：532.］

中西医结合治疗结核性渗出性胸膜炎37例

结核性渗出性胸膜炎在临床上并不少见，中医药治疗本病对改善症状，促使胸水吸收疗效颇佳。现将我们治疗37例结核性渗出性胸膜炎情况，总结如下。

一、一般资料

本组37例中，男22例，女15例；年龄：13～20岁3人，21～30岁11人，31～50岁11人，51～60岁7人，60岁以上5人；症状：T37℃以下的9人，37～38℃15人，38～39℃12人，39℃以上的1人，恶寒21人，出汗22人，咳嗽36人，气急20人，胸痛29人，胸闷12人，纳呆34人，口干31人，大多数患者咳嗽少，痰多的4人，咳血1人，便秘11人，小便短赤11人；舌：苔薄白11人，白腻10人，薄黄12人，黄腻4人，舌质淡红8人，质红29人；脉象：细9人，弦8人，数14人，滑7人。实验室检查：白细胞多数不高，计数在$8 \times 10^9/L$以上的10例。血沉多数增速，20～30mm/h 9人，31～50mm/h 12人，51～70mm/h 4人，71～100mm/h 9人，100mm/h以上的3人。

X线片胸部检查：本组病例皆有胸腔积液，但胸水多少程度不同，积液超过第5后肋的5例，积液超过第7后肋的21例，积液在第8后肋以下的11例。

二、治疗方法

本组病例入院时皆有不同程度的胸腔积液，并多数有恶寒发热、胸肋痛、咳嗽等症状。疾病发展阶段，按外邪侵入形成悬饮治疗，病后期按余邪未清，正虚瘀阻治疗。

1. 疾病发展阶段　恶寒发热或寒热往来，汗出胸肋痛或胸闷，气急，咳嗽少痰，大便干，小便短赤，舌苔薄腻或白腻或薄黄，脉数。治以和解达邪，宣肺逐水。

处方：细柴胡6g，黄芩10g，金银花30g，连翘15g，广郁金、桃仁、前胡各10g，桔梗6g，甘草5g，枳壳10g，茯苓15g，控涎丹或十枣丸3g分2次吞服。壮热不退加黄连3g，生山栀10g，鸭跖草30g；胸痛甚加延胡索、赤芍、丝瓜络各10g；气急甚加葶苈子30g，桑白皮15g。

外敷药：先用Ⅰ方生大黄15g，芒硝30g，大蒜头适量捣烂后敷局部1天后揭去，改用Ⅱ方生大黄、白芥子、黄栀子等量研末，加红花酒精，白蜜调敷局部，一般敷2天后间歇1～2天再重复敷药。

2. 病后期（胸腔积液吸收而胸膜粘连）　发热渐退，胸水渐吸收，有两种情况。

（1）潮热盗汗，颧红，胸肋痛，咽干口燥，咳嗽少痰，舌红少苔，脉细数。治以养阴清热，化瘀通络。处方：北沙参、麦冬各10g，银柴胡6g，青蒿、白薇各15g，川贝母6g，地骨皮15g，玉竹、丹皮、丝瓜络、广郁金、百部各10g。

（2）一侧胸肋痛，咳嗽或呼吸时痛甚，胸闷不适，病程较长，舌苔薄质较暗，脉细弦。予理气活血，化瘀通络。处方：细柴胡6g，枳壳、广郁金各10g，丹参30g，赤芍10g，茯苓15g，制香附、青陈皮、延胡索各10g，太子参15g，甘草5g。西药：常规应用链霉素、雷米封（异烟肼）。

三、治疗结果

本组病例经治疗后均取得一定疗效，发热23例，治疗1周内热退8例，2周内热退8例，3周内热退3例，4周内热退3例，6周内退清1例；咳嗽、胸痛等其他症状消失最短7天，最长的63天，平均为27天。胸水吸收情况：一般胸腔积液量少的吸收较快，本组8例积液量少，出院时吸收最短3天，最长24天，平均为11.4天；中等量以上的胸水吸收时间较长，本组21例出院时吸收最短9天，最长56天，平均为35.26天，出院时胸水明显减少而未完全吸收的8例。痊愈：临床症状消失，X线片检查，胸腔积液完全吸收，血沉减至正常29例，占80.6%；好转：临床症状明显减轻或消失，X线片检查，胸腔积液减少8例，占19.4%。总有效率为100%。

四、病案举例

钱某，男，32岁。因恶寒发热，咳嗽，左侧胸痛2周而住院。2周前恶寒发热，咳嗽咳痰少，左侧胸痛，曾用四环素治疗无效。仍发热汗出不退，左侧胸痛不减，纳呆，口干苦，大便正常，小便短赤。查体：体温38.8℃，热性病容，舌质红苔黄腻，脉数。左侧胸廓饱满，肋间隙增宽，中、下部叩浊音，呼吸音减低，语颤减弱，心率103次/min，腹软无压痛，肝脾未扪及，四肢无异常。白细胞6.7×10^9/L，血沉100 mm/h，胸部X线片检查示：左侧胸腔大量积液。

入院后按中医辨证，邪郁少阳，胸胁停饮。予和解达邪，化瘀逐水剂。用细柴胡、黄芩各10g，金银花30g，连翘15g，鱼腥草30g，甘草4g，广郁金、桃仁、枳壳、赤芍、丹皮各10 g，丹参30 g，十枣丸3 g（吞）；胸腔积液部位外敷药，用链霉素、雷米封抗结核。治疗1周热渐退，服十枣丸后大便增多，2周后热退清，X线片复查胸腔积液减少，咳嗽消失，舌苔腻，纳增，但胸胁部尚有隐痛。前方去金银花，继续服2周，一般情况好，再行X线片复查，胸腔积液已吸收，胸膜增厚粘连、血沉25 mm/h。病愈出院。

五、讨论和体会

结核性渗出性胸膜炎，属中医悬饮、伤寒少阳病、结胸、胸痹等范畴。其病因主要为正气虚弱，外邪侵袭，胸阳不足，肺卫不固，邪阻胸胁，邪正交争，三焦气塞，水饮停聚胸胁而成。病初表现为胸胁疼痛，寒热往来，干咳，继而水饮停聚，上迫于肺，肺失肃降而胸闷气急。渗出液多者按悬饮治疗，逐水为主，十枣汤、控涎丹；寒热往来为主者，按少阳病治疗，和解达邪，小柴胡汤加减；胸胁痛为主者，理气活血化瘀通络，柴胡疏肝散、旋覆花汤加减；病后期须佐以扶正益气或养阴。

本组病例入院时胸腔皆有积液，并寒热往来，按辨证一方面逐水，一方面和解达邪，并以抗结核治疗，取得较好效果，对部分病例改善症状和胸水吸收较快，胸水多少与吸收时间长短有一定关系，胸水多吸收时间较长；胸水少者吸收较短，但也有少数病例胸水虽不多，而吸收较慢。在积液一侧胸部用外敷药，对促使胸水吸收有一定帮助。

［叶景华.1992.中西医结合治疗结核性渗出性胸膜炎37例.辽宁中医杂志，7（26）：24–25.］

恶性肿瘤治验2例

案例1：舌根部恶性混合腺瘤

患者，女，68岁，农民。

病史：一年前起咽部有梗阻感，隔2月吞咽困难、口臭，至某医院诊治，发现舌根部有一3 cm×3.5 cm的肿块，表面有溃疡，肿瘤已侵及右侧咽壁，病理切片报告为舌根部混合恶性腺瘤。因肿块在舌根部不能手术切除，预后很差，估计存活不到1年。曾以争光霉素（注射用盐酸博莱霉素）治疗，因反应太大，患者不能忍受，因此来我院以中医药治疗。患者主诉吞咽困难，口臭，时有黏液吐出，大小便一般，舌苔腻，脉细。

诊断：舌根部恶性混合腺瘤。

中医辨证：痰瘀热毒蕴结，

治则：清热解毒，化痰散结。

处方：山豆根9g，板蓝根15g，草河车（七叶一枝花）15g，生半夏9g，生南星9g，石见穿30g，石上柏30g，半枝莲30g，夏枯草10g，白花蛇舌草30g，蛇六谷30g（先煎），天花粉30g，射干9g，枸橘30g。连续服药3个月，吞咽困难、口臭等症状好转，病久正虚，原方加党参12g，黄芪12g，坚持长期服药，舌根部肿瘤虽未消除，但症状缓解，存活9年。

案例2：食管癌

患者，女，67岁，农民。

病史：因食入作噎、呕吐黏液1月余而来诊治。经X线片检查为食道下段癌。脱落细胞检查找到癌细胞。患者因年龄大不愿接受放疗、化疗，要求服中药治疗。患者腹中知饥，但食入作梗打噎，进食困难，呕吐黏液，甚则食入后少顷即吐出，乏力气短，大便干燥，舌前半少苔、中根苔腻、舌质黯红，脉细滑。

诊断：食道下段癌。

治则：益气养阴，开关降逆。

处方：太子参12g，北沙参12g，生半夏12g，旋覆花10g（包煎），代赭石30g，枸橘30g，急性子30g，威灵仙12g，半枝莲30g。另用紫硇砂0.3g，玉枢丹0.3g，西牛黄0.1g，研末吞，每日3次，用白蜜调，放在口腔内慢慢咽下。

患者服药1月余，症状改善，3个月后X线片复查食道下段病变较前缩小。患者不继续服药，隔3个月又出现食入作梗，乃继续来求治，再给服上方，病情又有好转，纳食不梗，吐黏液减少，每天能进食250g。坚持服上方，以后每隔3月X线片复查一次，病情稳定，维持2年。

【体会】

晚期恶性肿瘤患者多已无法手术切除，化疗又不能忍受，生存期短。但部分恶性肿瘤患者坚持长期以中医药确当的治疗，不但能改善症状，亦能使肿瘤缩小，生存期明显延长。上述两个病例，诊断明确，经中医药治疗取得较好效果，生存期延长。恶性肿瘤患者按辨证多为邪实正虚，晚期患者则正气虚甚而邪实更盛，治疗应一方面扶养正气，一方面攻消肿瘤。但攻与补两个治则的运用，要根据患者不同情况，有的偏重于扶正，有的偏重于攻癌。笔者治疗恶性肿瘤的原则：肿瘤能手术切除者，动员先手术切除，然后以扶正调理；不能手术而全身情况尚好者，以攻癌为主，佐以扶正调理；一般情况较差者，扶正和攻癌并重。晚期已有转移者或术后复发的病例，先以扶正调理为主，改善症状，使其增进食欲，然后扶正与攻癌并进。特别是消化道肿瘤，多数病例有食入作胀，或有恶心呕吐、纳少、大便不爽等症，若不改善这些症状，往往不能坚持长期服中药治疗，因而也难于取得疗效。

［叶景华.1994.恶性肿瘤治验2例.中医杂志，（2）：80.］

大蒜药用研究现状

大蒜不仅是一种常用的蔬菜,而且是防治多种疾病的良药。现就大蒜研究的现状和临床应用情况概述如下。

一、古籍中对大蒜的论述

大蒜又名葫。《本草纲目》载:"在汉代由西域传入,与小蒜有别。"李时珍认为大蒜"其气熏烈,能通五脏,达诸窍,去寒,辟邪恶,消痈肿,化癥积、肉食,此其功也。"根据《本草纲目》记载,大蒜可以治疗水肿、腹痛、泄泻、痢疾、寒热、大小便不通、小便淋沥、转筋、肠毒下血等内科疾患。也可以治疗疔毒、疮痈、丹毒、疣赘、中风、角弓反张、蛇虫蜇伤、喉痹肿痛、牙齿肿痛、鼻渊、食蟹中毒、妇人阴肿等多种疾病。大蒜治疗以上病症多采取外治法,如① 灸法。将大蒜切片贴局部以艾炷灸或与其他药研末做成药饼置患处以艾灸之;② 将大蒜捣烂贴两足心或敷脐部,或用大蒜切片擦局部,或以大蒜煨热切片熨痛处;③ 以大蒜塞耳鼻中治喉痹肿痛;④ 以大蒜捣汁纳鼻中治头痛;⑤ 以大蒜煎汤洗,治妇人阴中作痒。内服方法有:① 以大蒜捣烂温水送下,治中暑;② 煮汁服(以大蒜加水或酒煮)治角弓反张、食蟹中毒,或生捣汁饮治血逆心痛等;③ 以大蒜煨捣和黄连末为丸治肠毒下血,和乳香末为丸治腹痛;④ 醋浸大蒜食,治心腹冷痛,历代医家多用独头蒜,认为效佳。如《名医别录》谓:"葫,大蒜也,五月五日采独子者入药尤佳。"印度医学之父克拉克说:"大蒜除了讨厌的气味外,其价值比黄金、钻石还高。"古罗马学者蒲林尼提出61种大蒜药方,治疗痔疮、溃疡、惊厥、痉挛、气喘、蛇伤、感冒等。中世纪英国曾发生过一场死去数万人的大瘟疫,仅有常吃大蒜者幸免。

二、大蒜的现代药理研究

据现代研究,大蒜的主要成分有大蒜辣素(Allicin)、大蒜新素(Allitrid)、甲基烯丙基化三硫(MATS)、蒜氨素(Alliin)、环蒜氨酸(Cxoloaiin)、蒜氨酸裂解酶(Alliinase),还有多种低聚肽类、胡萝卜素、微量元素硒等。据报道,大蒜有以下主要作用。

1. 抑制病菌、病毒 大蒜为植物广谱抗生素,对多种致病菌和真菌均可抑制和杀灭。如对大肠埃希菌、沙门菌、志贺菌、金黄色葡萄球菌、黄曲霉菌的杀灭可达到100%;对流感病毒、疱疹病毒亦有杀灭作用。有报告大蒜具有杀灭抗药性细菌的能力,在试验中发现新榨的大蒜汁即使稀释到1/250的浓度,对所有的微生物包括抗药性细菌均有杀伤作用。西班牙生物学家大卫格林斯多克等人对大蒜作了长期研究,结果证实它有两种以上天然抗生素,它的活力能抵抗15种有害细菌。苏联医学家在培养基上放10种细菌,然后滴上一滴大蒜原汁,3 min后细菌全部死亡。印度发明一种大蒜合成油,能杀灭蚊虫的幼虫,对家蝇、毛毛虫、蚜虫的杀灭率也较高。

2. 降血脂 Jain等人的动物实验证明,大蒜油对家兔实验性高胆固醇血症有明显抑制作用,并能抑制动脉粥样硬化斑块的形成。Adamu报告对喂饲高蔗糖所致大鼠高血脂,如同时服大蒜油10 mg/kg连续60天,可有效的对抗血脂升高,血清、肝、肾的胆固醇、三酰甘油及肝总脂均维持在正常范围。有报告新鲜大蒜具有延缓脂肪肝发生的作用,喂高脂饲料的大鼠同时给予大蒜,有显著阻止肝中胆固醇和脂肪升高作用。认为大蒜降肝脂的机制是由于大蒜增加了粪酮和酸酮醇的排泄,减少胆固醇和脂肪酸合成的结果。山东省医学科学院报告,大蒜新素具有明显抑制高胆固醇血症引起的血小板聚集作用。实验证明,从大蒜油分离出的丙二烯一硫化物、二烯二硫化物、甲基丙烯三硫化物、二丙烯三硫化物均有抗血小板聚集作用。Moha-mmod报告,大蒜辣素能强烈抑制血浆中血小板的聚集和释放,但在56℃以上或pH值超过8.5后会迅速失效。

3. 抗癌 山东省医学科学院报告,大蒜能明显抑制从胃液中分离出的硝酸盐还原菌的生长和亚硝酸盐的产生。有报告称鲜大蒜汁内含一种氨基酸——亚力新,能抑制人体对亚硝胺的合成和吸收。大蒜还能直接抑制癌细胞。据Criss报告,大蒜中的多肽有抑制Morris肝细胞癌3924生长的活性。大蒜辣素和蒜氨酸能抑制S-180癌细胞的生长,大蒜新素能强烈抑制人体胃腺癌细胞株(SGC)细胞集落形成。大蒜抗癌作用的另一方面能激活体内T淋巴细胞、B淋巴细胞和巨噬细胞的生物活性,增强抗癌免疫力。大蒜中的硒是一种抗氧化剂,能加速体内过氧化物的分解,使恶性肿瘤得不到氧的供给而发挥抑癌作用。硒还能使人体产生较多的谷胱甘肽,谷胱甘肽能抑制肝癌细胞的生长,并使其失去活性。大蒜中含锗量达754 ppm,现代研究锗化物是新发现的抗癌物质。

我国著名大蒜产地山东苍山县的人们习惯吃大蒜,其胃液中亚硝胺含量低于一般人,苍山县的胃癌发病率只有栖霞县的1/12。国内肿瘤学对照研究表明,在5年中平均食蒜量小于2.5 kg的一组人中,患胃癌死亡者13例;食蒜量大于2.5 kg的另一组(人数与前一组相同)人中无1例胃癌发生。日本医学家让晚期乳腺癌患者服用大蒜,生存期延长。

4. 改善心脑血管功能 大蒜含前列腺素A,有舒展小血管、促进血液循环的功能,可防治高血压。以狗猫动物实验,大蒜能降低血压,蒜氨酸能促使人体分解葡萄糖,以利于大脑的吸收,为大脑活动提供所需的能量,所以有人认为大蒜有补脑作用。

5. 抗衰老 Choi等将大蒜的抗衰老作用与人参做比较,发现蒜氨酸体外抗氧化活性优于人参;体内实验证明,大蒜在肝脏抑制过氧化物歧化酶的活性亦优于人参,在脑内的活性则不及人参。近有报道,丹麦科学家发现大蒜可以延缓人体皮肤衰老。他们把皮肤细胞培养在 100 μg/mL 大蒜的营养液中,发现细胞的繁殖时间延长。此外,每个细胞的老化过程减慢,存活时间延长。

6. 降血糖　Jain 实验揭示大蒜可控制喂饲葡萄所致的高血糖,对四氧嘧啶所致糖尿病的大鼠,口服大蒜提取物有降血糖作用;channg 等实验发现大蒜影响其肝糖原的合成,减少其血糖水平,并增加血浆胰岛素水平。

7. 解毒　Hikino 等实验发现大蒜挥发油有明显的抗肝毒性作用。Huh 发现大蒜能增加小鼠肝细胞中谷胱甘肽 s-转移酶的活性,从而提高肝脏的解毒能力。德国营养学家巴姆埃尔沙茨教授《营养学》指出:"人们每天吃的各种蔬菜,如萝卜、白菜、菠菜等,不论是生长在野外还是室内,其叶子表面都黏集了许多人们肉眼看不见的金属粉末。这些化学物质有害于人体健康,但只要人们每天适量吃大蒜,便可把有害物质排出体外。西克纳斯米勒经过反复证明,大蒜有抵御放射性危害的作用。他在试验中首先将细菌进行反射性辐射,然后再撒上大蒜汁,经过若干时间后,通过对细菌体的分析发现,撒大蒜汁的菌体放射性污染造成的损伤减少了 5% 以上,在高级哺乳动物细胞组织中的试验结果也是如此。

三、大蒜的临床应用

1. 肠道感染疾病

(1) 痢疾:用大蒜浸出液灌肠或制成大蒜糖浆口服,或食生大蒜。有报告以大蒜保留灌肠治疗急性细菌性痢疾 130 例,治愈 126 例;以大蒜液保留灌肠并每日以紫皮大蒜一头分三次生食治疗阿米巴痢疾 100 例,治愈率 88%。

(2) 婴儿腹泻:有报告用大蒜注射液治疗 70 例,1~3 天显效 56 例,3 天以上显效 14 例。其中多数患儿用过抗生素和消化药等无效而改用大蒜。

(3) 传染性肝炎:有报告用大蒜低压蒸馏液穴位注射治疗 50 例黄疸型传染性肝炎,有效。

2. 呼吸道感染疾病

(1) 肺炎:有报告以 10% 大蒜糖浆治疗大叶性肺炎 9 例,6 例治愈,3 例效果不满意;有人以大蒜浸剂口服液治疗小儿真菌肺炎 28 例,7~18 天内均痊愈出院。

(2) 百日咳:有报告以 20% 大蒜浸出液加白糖,每次 10~15 mL 口服,治疗百日咳 210 例,有效率 85%;有用大蒜泥敷帖涌泉穴治疗百日咳有效。

(3) 脑膜炎、脑炎:有报告用大蒜制剂口服加注射联合治疗隐球菌脑膜炎 21 例,治愈 8 例,好转 7 例,死亡 6 例;有用大蒜油静脉滴注治疗 16 例散发性病毒性脑炎,多数病例 2 天热退、停止抽搐。

(4) 白喉:用大蒜 3~5 g 置 75% 酒精中 3~5 min,捣烂如泥,取 2 cm×2 cm 消毒纱布垫涂上蒜泥约 1~2 g 贴双侧合谷穴,绷带固定,经 4~6 h 局部可有痛痒及灼热感,8～10 h表面出现水疱,用消毒针刺破拭平,涂以龙胆紫,消毒纱布包以防止感染。一般8～10 h后咽喉病灶明显缩小以至消失,伪膜逐渐脱落,治疗16例均痊愈。

3. 泌尿系感染疾病

(1)尿路感染:有报告以20%大蒜注射液200 mL加入5%葡萄糖500 mL静脉滴注,1天1次,14天为1个疗程。男性患者外加局部用药,20%大蒜液4 mL加1%普鲁卡因2 mL作前列腺内注射,每侧注入3 mL,20%大蒜液10 mL加20%利多卡因2 mL混合经塑料导管注入尿道内,并压迫尿道口10 min,局部用药隔天1次,7次为1个疗程。治疗真菌性慢性尿道感染4例痊愈,男性淋菌性尿道感染25例,痊愈20例,有效2例,无效3例。

(2)前列腺炎:有用大蒜合黄连素直肠内离子导入治疗前列腺炎50例,临床治愈25例,好转21例,无效4例。

4. 霉菌感染　以10%大蒜注射液加入葡萄糖液中静脉滴注,或以10%大蒜糖浆口服治疗各种霉菌感染20例,显效14例,有效5例,无效1例。有报告以大蒜液(大蒜30～40 g,剥皮洗净捣成蒜泥用沸水300 mL浸泡1～2 h)100 mL每日3次,饭后服,服药1周后复查痰无霉菌生长者继续服1周以巩固疗效。治疗重症肺源性心脏病急发期肺部霉菌感染,停用一切抗生素,口服大蒜液后咳、痰、喘等呼吸道症状逐日改善,痰量减少,肺部啰音消失或基本消失,痰培养阴性。一般于7～14天临床治愈,治疗12例皆愈。

5. 肺结核　有人用大剂量熟大蒜治疗19例伴有空洞形成的浸润性肺结核,发现炎性浸润病变吸收明显,特别是对空洞闭合缩小疗效更为明显。另有报道用大蒜吸入法治疗10例肺结核,结果9例显效,1例恶化。

6. 急性阑尾炎　用大蒜与芒硝捣烂如泥敷右下腹2 h后改敷大黄醋糊剂,敷后24 h如不见效可重敷1～2次,治疗急性阑尾炎200余例,有效率92%。

7. 化脓性软组织感染　局部切开后用10%大蒜浸液2/3,加入0.5%～0.75%普鲁卡因溶液1/3冲洗脓腔,并用蒜液纱布条充填,次日更换敷料。观察50例,绝大多数病例经治疗1～2次脓腔创面可完全清洁,无脓性分泌物,逐渐出现肉芽组织,再用油纱布条换敷料1～2次即可愈合。

8. 高脂血症　大蒜油协作组报告48例胆固醇、三酰甘油、β-脂蛋白三项同时升高者,用大蒜精油胶丸,每日3次,日服0.12 g,服30天。结果以降三酰甘油作用为优(平均下降30.2%)其次为β-脂蛋白(平均下降18.7%)和胆固醇(平均下降12.5%)。有报告陈旧性和急性心肌梗死患者服用大蒜油,纤溶蛋白溶解活性均明显增加,57例临床观察有效率66.7%。

9. 萎缩性胃炎　有报告用大蒜素治疗萎缩性胃炎30例。服药30天后可增加胃液酸度,降低胃液亚硝酸盐含量。

10. 其他

（1）慢性铅中毒：有报告对15例铅中毒、19例铅吸收者单纯用大蒜进行排铅治疗，均收到较好效果。

（2）维生素B_1缺乏症：日本研究认为大蒜所含的维生素B_1和人工制造的维生素B_1片治剂不同，这种天然维生素在肠道易于吸收，其吸收量比合成维生素B_1片大10倍，而且不被迅速排出体外，用大蒜治疗维生素B_1缺乏症可获良效。

四、展望

大蒜的部分效用，如抗菌、降血脂等已基本公认，但是国内这方面的药品较少。笔者临床应用大蒜针剂静脉滴注治疗霉菌感染有较好的疗效，但苦于不易购到这类药品，而临床应用不多。药厂如能生产大蒜的各种剂型，有利于临床广泛应用和进一步系统观察研究。

大蒜不仅可治疗多种疾病，且有保健预防疾病的作用。如当前心血管疾病和癌肿是多发病，大蒜对此有防治作用。因此，不仅要生成各种治病的制剂，且应大力开发各种保健品和含有大蒜的食品。

大蒜的最大缺点是臭味重。目前国内外已作了研究，有提出食大蒜后嚼几片茶叶以消除口腔气味。法国研制出无蒜味的大蒜粉对胃无刺激且味鲜美。日本研制的"去异味糖"可去除食大蒜后口中的臭味。国内目前亦有大蒜的除臭和保存技术，但市场上尚少见这类除臭的大蒜产品，需要进一步推广。消除大蒜的臭气有利于大蒜的推广应用。

根据古人的经验和现代的研究，认为大蒜中紫皮独头蒜较白皮蒜的疗效为好。这需进一步研究证实，以便培育出优良品种，多生产有较好效用的大蒜。

大蒜在我国产量甚多，每年有3 000万吨，不少以低价蒜头为原料出口，如将大蒜制成国际市场需要的各种制剂和食品出口，可增加我国外汇的收入。

[叶景华.1996.大蒜：药用研究现状.山东中医学院学报，20（5）：350-352.]

白头翁治疗阿米巴痢疾

阿米巴痢疾是阿米巴原虫引起的肠道感染，主要病变在回肠末段，累及直肠。临床上表现腹痛腹泻，里急后重，大便糊状、带血、黏液、腥臭，每日多次。粪便中可找到阿米巴原虫。乙状结肠镜检查，在直肠和乙状结肠内可见大小不等、散在的溃疡，边缘整齐，周围可见一圈红晕，溃疡之间黏膜正常，全身症状可有恶寒发热等。本病属于中医"痢疾"范围。白头翁性苦寒，有清热解毒，凉血止痢之功，是治疗热毒痢的要药。《伤寒论》谓："热痢下重者，白头翁汤主之。"白头翁汤中以白头翁为君,配黄连、黄柏、秦皮。临床上治疗细菌性痢疾和阿米巴痢疾皆有效。我们以单味白头翁治疗急性阿米巴痢疾取得较好疗效。一般用白头翁30 g,煎汤服2次,病重者同时用白头翁50 g煎汤作保留灌肠,一般3～5天即可治愈,重者1周左右。慢性反复发作者,白头翁合鸦胆子治疗可取得效果。在治疗中,未发现有明显不良反应,不仅临床症状改善较快,且肠腔黏膜溃疡也随之好转。举例如下。

案例1:患者,男,34岁。

病史:因发热腹痛腹泻1天而住院。入院前1天起,怕冷发热,多汗,腹痛,腹泻红白黏液,里急后重,日夜10余次,呕吐2次。查体:体温39.6℃,血压14/10 kPa,急性病容,神清,舌苔腻,脉数,腹软,左下腹有轻度压痛,肠蠕动音亢进。实验室检查:白细胞11.2×10^9/L,大便黏液状,带血。住院后按细菌性痢疾治疗,用抗生素无明显疗效。入院第3天在大便中找到阿米巴原虫,改用白头翁15 g煎汤分3次服。服药2天,大便次数减少到每天2次,大便中未找到阿米巴原虫,其他症状减轻。服药1周,诸症消除。

案例2:患者,男,50岁。

病史:因腹痛腹泻2周入院。入院前2周起腹胀不适,脐周持续性疼痛,继而腹泻,里急后重,大便有红白黏液,初起每昼夜6～7次,后增至10余次,红白黏冻增多,神疲乏力,纳呆。22年前患过痢疾,嗣后,每至秋季复发,曾经各医院治疗,终未根治。查体:体温正常,慢性病容,心肺无特殊,舌苔薄腻,脉较细,腹软,脐周有压痛,左下腹部压痛明显,肠蠕动音亢进。实验室检查:大便脓血状,暗红色,带血及黏液,红细胞(++),白细胞(+),阿米巴滋养体甚多,大便培养2次皆阴性。直肠镜检查:距肛门4～10 cm处有很多点状溃疡,周围黏膜充血,直肠黏膜组织活检为慢性炎症现象,并有轻度嗜酸性粒细胞浸润。入院后,即予白头翁煎汤内服。1周后大便次数减少,但大便中红色黏液甚多,直肠镜复查肠壁病变未见明显好转,加用白头翁煎汤作保留灌肠。又治疗半月,症状减轻,但大便中仍有阿米巴原虫,除用白头翁外,再用鸦胆子0.4 g装胶囊吞服,每日3次。2天后大便减至每日2～3次,大便中红色黏液明显减少,阿米巴原虫未找到,直肠镜复查肠壁溃疡明显好转。又治疗1周,症状完全消失,仅在距肛门5 cm肠壁黏膜处有一小块溃疡瘢痕。停药1周后,再作直肠镜检查,肠壁黏膜已恢复正常,患者一般情况好,体重增加4 kg。

[叶景华.2006.白头翁治疗阿米巴痢疾.中医杂志,(11):811.]